中等职业教育数字化创新教材

供护理、助产专业使用

急救护理技术

（第三版）

主　编　贾丽萍　王海平

副主编　韦锦秀　李　赟

编　者　（按姓氏汉语拼音排序）

崔水峰（昆明卫生职业学院）

霍婷照（太原市卫生学校）

贾丽萍（太原市卫生学校）

李　赟（天水市卫生学校）

李白煜（开封大学医学部）

王海平（阳泉市卫生学校）

韦锦秀（广西河池市卫生学校）

韦寿宏（百色市民族卫生学校）

项　彬（南昌市卫生学校）

杨晓芳（吕梁市卫生学校）

科　学　出　版　社

北　京

内 容 简 介

为适应我国急救医疗服务体系的不断发展和临床急救护理的新要求，根据中等卫生职业教育护理、助产专业的教学计划和教学大纲，编写了本书。其最新颖之处是增设了配套的数字化教学资源，以提高学生的学习兴趣、拓宽视野。全书共10章，涵盖院前急救、基本救护技术、医院急诊科（室）、心脏骤停与心肺脑复苏、重症监护、中毒的紧急救护、常见意外伤害紧急救护、灾害紧急救护、常用急救技术及护理。

本书主要供中等卫生职业教育护理、助产专业学生使用，也可作为医学成人教育教材及临床相关医护人员的参考书。

图书在版编目 (CIP) 数据

急救护理技术 / 贾丽萍，王海平主编 . —3 版 . —北京：科学出版社，2016
中等职业教育数字化创新教材
ISBN 978-7-03-048716-2

Ⅰ. 急… Ⅱ.①贾…②王… Ⅲ. 急救 - 护理 - 中等专业学校 - 教材 Ⅳ. R472.2

中国版本图书馆 CIP 数据核字 (2016) 第 129188 号

责任编辑：张　茵 / 责任校对：王晓茜
责任印制：赵　博 / 封面设计：张佩战

科学出版社 出版
北京东黄城根北街 16 号
邮政编码：100717
http://www.sciencep.com
天津文林印务有限公司 印刷
科学出版社发行　各地新华书店经销

*

2010 年 1 月第　一　版　开本：787×1092　1/16
2016 年 12 月第　三　版　印张：12 3/4
2020 年 1 月第十四次印刷　字数：326 400
定价：29.80 元
（如有印装质量问题，我社负责调换）

中等职业教育数字化课程建设项目
教材出版说明

　　为贯彻《国家中长期教育改革和发展规划纲要（2010—2020年）》、《教育信息化十年发展规划（2011—2020年）》等文件精神，落实教育部最新《中等职业学校专业教学标准（试行）》要求；为调动广大教师参与数字化课程建设，提高其数字化内容创作和运用能力，结合最新数字化技术促进职业教育发展，科学出版社于2015年9月正式启动了中等职业教育护理、助产专业数字化课程建设项目。

　　科学出版社前身是1930年成立于上海的龙门联合书局，1954年，龙门联合书局与中国科学院编译局合并组建成立科学出版社，现隶属中国科学院，员工达1200余名，其中硕士研究生及以上学历者627人（截至2016年7月1日），是我国最大的综合性科技出版机构。依托中国科学院的强大技术支持，我社于2015年推出最新研发成果："爱医课"互动教学平台（见封底）。该平台可将教学中的重点内容以视频、语音及三维模型等方式呈现，学生用手机扫描常规书页即可免费浏览书中配套3D模型、动画、视频、护考模拟试题等教学资源。

　　本项目分数字化教材建设与资源建设两部分。数字化课程建设项目与"爱医课"互动教学平台进行的首次有益结合而成的教材，是我国中等职业层次首套数字化创新教材。2015年10月开展了建设团队的全国遴选工作，共收到全国62所院校575位老师的申请资料，于2016年1月在湖北武汉召开了项目启动会及教材编写会。

（一）数字化教材的编写指导思想

　　本次编写充分体现了职业教育特色，紧紧围绕"以就业为导向，以能力为本位，以发展技能为核心"的职业教育培养理念，遵循"理论联系实际"的原则，强调"必需、够用"的编写标准，以数字化课程建设为方向，以创新教材为呈现形式。

（二）本套数字化教材的特点

　　1. 按照专业教学标准安排课程结构　　本套数字化教材严格按照专业教学标准的要求设计科目、安排课程。全套教材分公共基础课、专业技能课、专业选修课及综合实训四类，共计39种，体系完整。

　　2. 紧扣最新护考大纲调整内容　　本套系列教材参考了"国家护士执业资格考试大纲"的相关标准，围绕考试内容调整学习范围，突出考点与难点，方便学生的在校日常学习与护考接轨，适应护理职业岗位需求。

　　3. 呈现形式新颖　　"数字化"是未来教育的发展方向，本项目39种教材均将传统纸质教材与"爱医课"教学平台无缝对接，形式新颖。它能充分吸引职业院校学生的学习兴趣，提高课堂教学效果。使学生用"碎片化时间"学习，寓教于乐，乐中识记、乐中理解、乐中运用，为翻转课堂提供了有效的实现手段。

（三）本项目出版教材目录

　　本项目经中国科学院、科学出版社领导的大力支持，获年度重大项目立项。39种教材具体情况如下：

中等职业教育数字化课程配套创新教材目录

序号	教材名	主编	书号	定价（元）
1	《语文》	孙 琳 王 斌	978-7-03-048363-8	39.80
2	《数学》	赵 明	978-7-03-048206-8	29.80
3	《公共英语基础教程（上册）》（双色）	秦博文	978-7-03-048366-9	29.80
4	《公共英语基础教程（下册）》（双色）	秦博文	978-7-03-048367-6	29.80
5	《体育与健康》	张洪建	978-7-03-048361-4	35.00
6	《计算机应用基础》（全彩）	施宏伟	978-7-03-048208-2	49.80
7	《计算机应用基础实训指导》	施宏伟	978-7-03-048365-2	27.80
8	《职业生涯规划》	范永丽 汪 冰	978-7-03-048362-1	19.80
9	《职业道德与法律》	许练光	978-7-03-050751-8	29.80
10	《人际沟通》（第四版，全彩）	钟 海 莫丽平	978-7-03-049938-7	29.80
11	《医护礼仪与形体训练》（全彩）	王 颖	978-7-03-048207-5	29.80
12	《医用化学基础》（双色）	李湘苏 姚光军	978-7-03-048553-3	24.80
13	《生理学基础》（双色）	陈桃荣 宁 华	978-7-03-048552-6	29.80
14	《生物化学基础》（双色）	赵勋麓 王 懿 莫小卫	978-7-03-050956-7	32.00
15	《医学遗传学基础》（第四版，双色）	赵 斌 王 宇	978-7-03-048364-5	28.00
16	《病原生物与免疫学基础》（第四版，全彩）	刘建红 王 玲	978-7-03-050887-4	49.80
17	《解剖学基础》（第二版，全彩）	刘东方 黄嫦斌	978-7-03-050971-0	59.80
18	《病理学基础》（第四版，全彩）	贺平泽	978-7-03-050028-1	49.80
19	《药物学基础》（第四版）	赵彩珍 郭淑芳	978-7-03-050993-2	35.00
20	《正常人体学基础》（第四版，全彩）	王之一 覃庆河	978-7-03-050908-6	79.80
21	《营养与膳食》（第三版，双色）	魏玉秋 戚 林	978-7-03-050886-7	28.00
22	《健康评估》（第四版，全彩）	罗卫群 崔 燕	978-7-03-050825-6	49.80
23	《内科护理》（第二版）	崔效忠	978-7-03-050885-0	49.80
24	《外科护理》（第二版）	闵晓松 阴 俊	978-7-03-050894-2	49.80
25	《妇产科护理》（第二版）	周 清 刘丽萍	978-7-03-048798-8	38.00
26	《儿科护理》（第二版）	段慧琴 田 洁	978-7-03-050959-8	35.00
27	《护理学基础》（第四版，全彩）	付能荣 吴姣鱼	978-7-03-050973-4	79.80
28	《护理技术综合实训》（第三版）	马树平 唐淑珍	978-7-03-050890-4	39.80
29	《社区护理》（第四版）	王永军 刘 蔚	978-7-03-050972-7	39.00
30	《老年护理》（第二版）	史俊萍	978-7-03-050892-8	34.00
31	《五官科护理》（第二版）	郭金兰	978-7-03-050893-5	39.00
32	《心理与精神护理》（双色）	张小燕	978-7-03-048720-9	36.00
33	《中医护理基础》（第四版，双色）	马秋平	978-7-03-050891-1	31.80
34	《急救护理技术》（第三版）	贾丽萍 王海平	978-7-03-048716-2	29.80
35	《中医学基础》（第四版，双色）	伍利民 郝志红	978-7-03-050884-3	29.80
36	《母婴保健》（助产，第二版）	王瑞珍	978-7-03-050783-9	32.00
37	《产科学及护理》（助产，第二版）	李 俭 颜丽青	978-7-03-050909-3	49.80
38	《妇科护理》（助产，第二版）	张庆桂	978-7-03-050895-9	39.80
39	《遗传与优生》（助产，第二版，双色）	潘凯元 张晓玲	978-7-03-050814-0	32.00

注：以上教材均配套教学 PPT 课件，在"爱医课"平台上提供免费试题、微视频等多种资源，欢迎扫描封底二维码下载

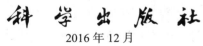

科学出版社

2016 年 12 月

前　　言

　　《急救护理技术》是卫生职业教育护理、助产专业的一门重要的专业方向课程，具有专科性、综合性和实践性的特点。

　　随着我国急救医疗服务体系（emergency medical service system，EMSS）的不断完善，急救手段不断更新。特别是近年来，全球恐怖事件、突发公共安全事件、生产事故、交通事故等发生呈明显上升趋势，给临床急救护理提出了新的更高的要求。按照科学出版社"中等职业教育数字化创新教材"编写会议要求，组织了全国10余所院校多年从事急救医学和急救护理医、教、研工作，且经验丰富的医护专家，精心编写了本教材，供三年制护理、助产专业学生使用，也可作为成人教育教材及临床相关医护人员的参考书。

　　全书共10章，共54学时，其中理论24学时，实践30学时。主要内容包括院前急救、基本救护技术、医院急诊科（室）、心脏骤停与心肺脑复苏、重症监护、中毒的紧急救护、常见意外伤害紧急救护、灾害紧急救护、常用急救技术及护理。

　　本教材以紧急救护实践能力、团队协作能力、评判性思维能力的培养为主线，参考、借鉴国内外同类教材的先进内容，结合护理、助产岗位群要求，凸显其科学性、先进性、创新性、启发性、适用性。突出五个层面的创新：一是以急救护理程序为轴线从整体架构上将知识进行了章节整合，读者更易把握内容主干；二是每章后附自测题，便于学生检验学习效果；三是以"案例"作为切入点，增加了感性认识；四是每项急救护理技术均以三大模块进行阐述，实训指导以七环节分层展现，理论与实践比例达到了4：5；五是增加知识链接、护考链接、护考分析等栏目，以提高学生的学习兴趣、拓宽视野。此教材不但是教师"教"的"协助者"，更是学生"学"的"指导者"。

　　整个教材编写过程中，承蒙参编院校领导和同仁们的大力支持以及参编老师的积极努力和通力合作，并得到了科学出版社相关领导和编辑的鼎力相助。在此致以诚挚的谢意。但由于能力和水平有限，书中难免有疏漏之处，恳请使用本教材的师生、读者和护理界同仁谅察并惠以斧正。

贾丽萍　王海平

2016 年 4 月

目　　录

第1章　绪论···1
　　第1节　概述··1
　　第2节　急救医疗服务体系··3
第2章　院前急救···7
　　第1节　概述··7
　　第2节　院前急救的基本要素和工作模式······································9
第3章　基本救护技术··14
　　第1节　现场基本救护···14
　　第2节　止血··18
　　第3节　包扎··21
　　第4节　固定··27
　　第5节　搬运··29
第4章　医院急诊科（室）···34
　　第1节　急诊科（室）设置与任务··34
　　第2节　急诊科（室）护理工作··39
　　第3节　急诊科（室）管理··45
第5章　心脏骤停与心肺脑复苏··51
　　第1节　心脏骤停··51
　　第2节　心肺脑复苏···54
　　第3节　复苏后的监测与护理···72
第6章　重症监护···76
　　第1节　重症监护病房(ICU)的组织与管理···································76
　　第2节　监护系统··80
　　第3节　各系统功能检测··81
　　第4节　常用重症监护技术··89
第7章　中毒的紧急救护··95
　　第1节　概述··95
　　第2节　常见急性中毒的救护···98
第8章　常见意外伤害紧急救护··110
　　第1节　气管异物梗阻紧急救护··110
　　第2节　中暑紧急救护··113
　　第3节　淹溺的紧急救护··116
　　第4节　触电患者紧急救护··119
第9章　灾害紧急救护···123
　　第1节　概述··123
　　第2节　自然灾害的紧急救护··124

第 3 节　突发公共事件的紧急救护 ································ 130
第 4 节　灾难心理救援 ··· 133

第 10 章　常用急救技术及护理 ··· 138
第 1 节　球囊、面罩通气术 ·· 138
第 2 节　口咽通气管置入术 ·· 141
第 3 节　鼻咽通气管置入术 ·· 143
第 4 节　环甲膜穿刺术 ··· 146
第 5 节　气管内插管术 ··· 148
第 6 节　气管切开术 ·· 152
第 7 节　静脉穿刺置管术 ·· 154
第 8 节　动脉穿刺置管术 ·· 158

实训指导 ·· 162
实训 1　"120"急救中心（站）见习 ······························· 162
实训 2　现场救护技术 ··· 163
实训 3　创伤救护术 ·· 164
实训 4　医院急诊科见习 ·· 165
实训 5　心肺复苏术 ·· 167
实训 6　体外非同步电击除颤技术 ································· 168
实训 7　心电监护技术 ··· 169
实训 8　中心静脉压监测技术 ·· 171
实训 9　急性中毒的紧急救护 ·· 172
实训 10　气管异物梗阻紧急救护技术 ···························· 173
实训 11　淹溺紧急救护技术 ·· 175
实训 12　球囊、面罩通气术 ·· 176
实训 13　口咽通气管置入术 ·· 177
实训 14　鼻咽通气管置入术 ·· 179
实训 15　环甲膜穿刺术 ·· 180
实训 16　气管内插管术 ·· 182
实训 17　气管切开术 ··· 183
实训 18　静脉穿刺置管术 ··· 184
实训 19　动脉穿刺置管术 ··· 185

急救护理技术教学大纲 ··· 187
自测题参考答案 ·· 193
参考文献 ·· 194

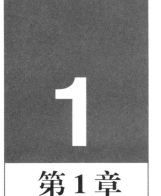

第1章 绪 论

急救护理学是以挽救患者生命，提高抢救成功率，降低伤残率、死亡率，促进患者康复为目的，以现代医学和护理专业理论为基础，研究急危重症患者抢救、护理和科学管理的一门综合性应用学科。

随着人类生活范围的扩大、寿命延长、生活节奏加快、现代化程度的提高以及交通运输多样化等因素，使急症和各种意外事故明显增多，另外，突发公共卫生事件、自然灾害频发，促使急救护理工作越来越受到人们重视。

第1节 概 述

一、急救护理学的起源与发展

（一）急救护理学的起源

急救护理学始于19世纪英、俄、土耳其的克里米亚战争时期，南丁格尔（F.Nightingale）率领38名护士前往战地救护伤员，使前线战伤的英国士兵死亡率由42％以上降至2.2％的出色表现，奠定了她在现代护理学的地位。这充分说明了有效的抢救及急救护理技术的有效实施在急危重症患者抢救中的重要作用。

（二）急救护理学的发展

20世纪50年代初期，北欧发生了脊髓灰质炎大流行，许多患者伴有呼吸肌麻痹，不能自主呼吸，而辅以"铁肺"治疗（图1-1），配合相应的特殊护理技术，效果良好，这是世界上最早用于监护呼吸衰竭患者的"监护病房"。20世纪60年代，随着电子仪器设备的发展，急救护理技术进入了有抢救设备配合的新阶段。心电示波、电除颤器、呼吸机、血液透析机等的应用，使急救护理学的理论和实践也得到了相应的发展和创新。到了60年代后期，现代监护仪器设备的集中使用，促进了重症监护病房（intensive care unit，ICU）的建立。20世纪70年代中期，在国际红十字会参与下，在德意志联邦共和国召开的一次医学会议上，提出了急危重症急救事业国际化、

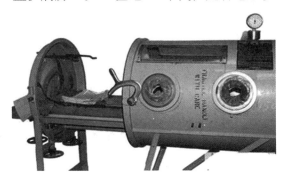

图1-1 最早的"铁肺"

国际互助和标准化的方针，要求急救车装备必要的仪器，国际间统一紧急呼救电话号码及交流急救经验等。

历史长廊

"铁肺"和人工呼吸器

20世纪40至50年代，脊髓灰质炎在世界各地流行，导致许多患者全身瘫痪，因此必须依赖机械呼吸器维持生命。在此之前，已有了筒形呼吸器，这种呼吸器被称为"铁肺"，它是由美国工程师德林克在1929年发明。"铁肺"能把患者的躯干密封起来，箱内的压力变化可把空气输入和排出患者的肺部。："铁肺"曾救了许多人的命，但20世纪50年代后期，正压呼吸器制成后，"铁肺"便被淘汰了。正压呼吸器用一根管子插入患者的气管，把空气输入肺部，而且可以模仿人的呼吸的正常节奏；经过改良后，正压呼吸器还能让肺在每两次呼吸之间休息，并预先把空气增温加湿，能维持患者的生命达数月之久。

我国的急救护理事业，在早期只是将危重患者集中在靠近护士站的病房或急救室，以便护士的密切观察与护理。20世纪50年代，在大中城市建立急救站；70年代开始建立心脏监护病房。80年代各医院相继建立急救中心。1983年卫生部颁布了"城市医院急诊科建设方案"，对急诊科任务、急诊医疗工作方向、组织和管理，以及急诊工作规章制度作了详细的规定。1986年11月，颁布了《中华人民共和国急救医疗法》，从此我国的急救医学、急救护理工作有法可依步入正轨。此后，随着全社会对急救工作重要性认识水平的提高，急救工作迅速发展，成立了全国统一呼叫"120"，由院前急救、急诊科、ICU构成的急诊医疗服务体系初步建立。通讯工具、急救车辆、急救设备极大改善，急救医疗水平大步提高，急诊医疗服务体系越来越健全。2013年国家卫计委颁布了《院前急救管理办法》，从职业管理、机构设置、法律责任等方面作出了详尽规定，于2014年正式实施。此办法的实施进一步规范和推动了我国院前急救工作的开展。

二、急救护理工作范畴

（一）院前急救

院前急救，是指急、危、重症患者入院前的医疗救护，如迅速转移患者脱离事发现场，防止继续性损伤的发生，对危及生命的表现优先进行处理，如大出血的包扎压迫止血、心跳呼吸骤停者的心肺复苏等，及时有效的院前急救，对维护患者生命，防止再损伤，减轻患者痛苦和进一步诊治创造条件，提高抢救成功率，减少致残率均有极其重要的意义。

（二）急诊科救护

急诊科是急危重症患者入院救治的首诊场所，也是急救医疗服务体系的重要环节。急诊科是医院急、危、重症患者最集中、病种最多、病情最复杂和抢救管理任务最繁重的临床一线科室。承担着急诊接诊、急危重症患者抢救、自然灾害和突发事件的救援等任务。

（三）重症监护

重症监护是指由专业医护人员在配备有先进监护和急救设备的重症监护室（ICU），

对危重症患者如心肺复苏术后、休克、昏迷、多器官功能衰竭、严重水电解质紊乱、多发脏器伤等进行的全面监护与治疗。

（四）灾难救援

灾难救援是指对自然灾害（地震、洪水、台风、海啸等）和人为灾害（严重交通事故、中毒、打架斗殴等）所造成的伤亡人员进行紧急救护与援助。灾难救援需动员社会各界力量，有组织、有计划地进行，合理安排救援的人力、物力、财力等，为了进一步提高救援效果，必须得到政府、社会各界的重视、支持和帮助。

（五）急救护理人才培训和科学研究

为适应急救护理工作人才需求，教育部将"急救护理学"列为护理专业的必修课。中等专业学校依据专业培养目标开设了"急救护理技术"。中华护理协会和危重症监护委员会等各级专业协会积极开展专业培训及学术活动，为急救护理人才培养做出了重要贡献。在实际工作中，医疗机构要组织急救护理人员学习急救医学和急救护理学相关专业知识，有计划地组织急救医学讲座，举办急救医学培训班，加强急救护理学研究及信息交流，使急救护理学教学与实践紧密结合，以促进人才培养，提高急救护理人员专业技术水平。

考点：急救护理的范畴

三、急救护理人员的素质要求

1. 良好的思想道德素质　急救护理人员应具备高尚的医疗道德，对患者要有深切的同情心，树立时间就是生命的观念；具有急救意识和应变能力；同时要有团队作战精神，齐心协力抢救患者。

2. 良好的管理与沟通协调能力　护理人员不仅是各项救护措施的执行者，还是急救环境的维护者，急救设备、药品的管理者，急救信息的沟通者及各种关系的协调者。急救期间，护士需要配合医生正确使用各种抢救设备，迅速完成各项操作，保证用药及时、准确、有效。

3. 良好的身心素质　急救人员不仅要有良好的身体素质和较强的心理承受能力，还要保持良好的精神、心理状态和稳定的思想情绪，同时要注意锻炼身体，只有做到身心健康，才能胜任急诊急救工作的需要。

4. 扎实的理论知识和熟练的操作技能　急救护理人员不仅要有扎实的基础和专业理论知识，还应熟练掌握各种急救操作技能，保证急救工作及时有效顺利地进行。

第2节　急救医疗服务体系

急救医疗服务体系（emergency medical service system，EMSS）是集院前急救、院内急诊科诊治、重症监护病房救治和各专科"生命绿色通道"为一体的急救网络。院前急救负责现场抢救和运送救护，急诊科和ICU负责院内救护，它既适应于平时的急救医疗工作，也适应于大型灾害或意外事故的急救。该系统的组成部分既有各自的工作职责和任务，又相互密切联系，是一个有严密组织和统一指挥的急救体系。

一、急救医疗服务体系的组成

良好的急救医疗服务体系不仅应体现急诊的紧急性、连续性、层次性和系统性，还应包括合理高效的急救网络指挥系统、良好的急救硬件设备、专业性较强的急救人员和完善的卫生法律法规。

（一）急救网络指挥中心

我国地市以上城市均建有急救中心，急救中心下设急救站，设立全国统一的"120"急救呼叫通讯指挥网络，在市卫生行政部门的统一领导下，指挥全市"120"呼救的急救任务，最大效能的发挥 EMSS 的系统功能（图 1-2）。

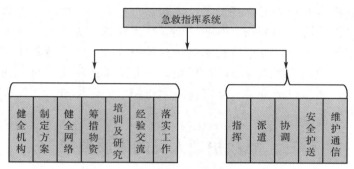

图 1-2　我国院前急救指挥系统功能

（二）急诊科

急诊科实行 24 小时开放，承担急诊患者的紧急诊疗工作，为患者提供院前急救后续专科服务，在我国许多地市医院急诊科还兼负急救站职能。

（三）重症和专科监护

重症和专科监护是指应用现代医学理论、先进的诊断方法和监护技术、由专业化的医护人员对急危重症患者进行连续监测、诊断、强化治疗与护理。系统的、高质量的医学监护和救治，是提高急危重症患者抢救成功率，降低伤残率和死亡率的重要保障。

（四）基层急救医疗服务

乡镇卫生院、社区服务站作为最基层的医疗服务机构，在急救医疗服务体系中发挥着越来越重要的作用，使急救网络更加接近现场，为患者提供更加及时有效的服务。其主要的工作职责包括在急救专业机构的指导下，学习和掌握现场救护的基本知识及技术操作；负责所在社区的防火、防毒、战伤救护等知识的宣传教育工作；在意外灾害发生时，在急救专业人员到达前及时、正确的组织民众开展现场自救、互救工作。

二、急救医疗服务体系的管理

（一）加强政策法规

急救事业是一个庞大的系统工程，有很强的社会协作性，尤其在灾难救援时，社会的有序性被冲击，以社会协作为基础的救援工作必须有法定的功能、秩序的保证。

为使院前急救这一公益性的社会综合性生命安全保障事业的运行有法可依、健康而飞速地发展，促进我国院前急救综合管理规范化、标准化、制度化、科学化，应尽快制定并早日实施"急救法"。

我国的急救医疗服务始于20世纪50年代，1980年10月，卫生部颁布了《关于加强城市急救工作意见》。近些年来，我国急救事业迅速发展，从急救组织建立、体制管理、救治质量等方面给予了政策性和指导性支持，推动了我国EMSS的进程，随着2013年《院前医疗急救管理办法》的落实，结合我国国情，逐步建立起了较为系统、完善的EMSS。有的地市将治安、交警、消防与医疗的报警系统进行整合，建立了联合救援模式。目前，我国二级以上医院均设有急诊科，地市级城市均有急救中心或急救站，统一设立了"120"急救呼救电话与网络指挥系统，综合性大医院均建有重症监护病房，配备有急救专业队伍。

（二）健全急救网络

灵敏高效的急救网络是提高急救能力的硬件保障。快速发展的现代信息技术与通讯技术，为急救通讯网络的建立与发展奠定了有力的基础。急救中心通讯系统应当具备系统集成、救护车定位追踪、呼叫号码与位置显示，计算机辅助指挥、移动数据传输无限集群语音通信等功能。各地卫生行政部门应根据当地实际情况组建符合当地实际的急救网络，建立急救中心、医院急诊科、社区卫生服务中心等相结合的EMSS。建立健全完善的三级急救网络即省、地、县级急救网，大中城市建成以急救中心—分站／分中心—流动／固定点为纵向网络、以"120"—"110"—"119"—"112"—民防等为横向网络、以地面救援—空中救护—海上搜救和现代科技所组成的全方位综合高效救援体系，在急救反应时间短的基础上，提高医学服务质量与效益。

（三）科学配置资源

急救中心必须制定完善的管理制度。配备：①转运工具，转运工具不仅是运送患者的载体，也是现场及途中实施急救、监护的场所。②救护车应当符合行业标准，标志图案、标志灯具和警报器应当符合国家、行业标准。③必要的抢救与监护设备，可实施紧急救护和监护措施。必要时可以利用直升机、快艇进行急救。

（四）加强专业培训

为了保证急救质量、提高急救效果，必须建立急救人员长效培训机制。建立急救人员准入制度，确保院前急救人员都具备相关的急救能力和一定的急救水平。EMSS管理人员须具有医学资格并接受相关专业管理培训。建立复训制度，有计划地组织急救知识讲座、急救新技术培训、急救技术交流等。

（五）普及社会急救

普及社会急救可以缩短急救反应时间，提高急救成效。政府及各级各类医疗卫生机构应广泛开展医疗知识宣传，树立全民急救意识，普及急救技术，如徒手心肺复苏、创伤急救技术等。在急救人员到达急救现场之前，现场民众能正确有效地进行自救和互救，及时拨打"120"，对心脏骤停患者进行心脏按压等。为后续抢救争取时间和机会。同时，可通过电视、无线电台、报刊、培训班、网络媒体等，向公民广泛宣传自救互救知识，以提高公民自救互救总体水平和防灾减灾意识与能力。

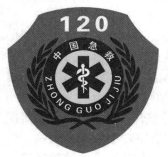

链接:

急救标识

急救警示标识以圆形为基底,蓝黄两色为基色调,圆环以外配以橄榄枝翅膀形状组合,给人一种平和安全的感觉;圆环中心采用国际急救标志——"生命之星"(star of life)及蛇与权杖。生命之星交叉的六条臂象征急救医疗服务系统六大功能:发现、报告、反应、现场急救、运输途中监护、转至院内救治。

小结

急救护理学是研究急危重症患者的急救技术实施与护理行为的学科。起源于19世纪中叶南丁格尔年代。其范畴包括院前急救、急诊科救治、危重症救护、灾难救援、急救医疗服务体系(EMSS)的完善和管理。急救医疗服务是以院前急救、院内急诊科救治、重症监护病房(ICU)救治和各专科的"生命绿色通道"为一体的急救网络。建立急救组织,形成急救网络,完善EMSS的管理和运作,是提高急救能力的当务之急和社会迫切需要。

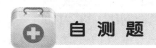 自 测 题

A₁ 型题

1. 急救护理学起源于（　　）

　A. 19世纪美国

　B. 19世纪法国

　C. 第二次世界大战

　D. 19世纪南丁格尔的年代

　E. 20世纪

2. 急救护理学的研究内容（　　）

　A. 院前急救　　　　B. 急诊科抢救

　C. 危重症监护　　　D. 急救医疗服务体系

　E. 以上都是

3. 急救护理的目的是（　　）

　A. 抢救患者生命

　B. 提高抢救成功率

　C. 促进患者康复

　D. 减少伤残率和提高生命质量

　E. 以上都是

4. 能使伤病患者在最短时间获得救治的保证是（　　）

　A. 有装备良好的救护车

　B. 有无线电通讯

　C. ICU

　D. 高素质医护人员

　E. 急救服务体系的有效运行

5. 要成为一名合格的护理人才,以下努力方向不对的是（　　）

　A. 培养良好的职业道德

　B. 不需要良好的心理素质

　C. 掌握扎实的理论知识

　D. 熟练的急救技术

　E. 具备健康的体魄

（贾丽萍　李　赟）

2

第2章　院前急救

案例 2-1

患者，男性，72 岁，在家看足球比赛电视实况转播时，突然倒在沙发上，家人呼之不应，急打 120 求救。若你是急救员面对此患者如何急救？

请问：

1. 院前急救的基本程序是什么？
2. 在伤员转运途中注意什么？

第1节　概　　述

一、院前急救的概念和性质

（一）院前急救的概念

院前急救（pre-hospital emergency medical care）是指在医院之外的环境中对各种危及生命的急症、创伤、中毒、灾难事故等伤病者进行现场救护、转运和途中监护的统称，即在患者发病或受伤开始到医院就医之前这一阶段的救护。广义上讲院前急救是指伤病员在发病或受伤时，由救护人员或目击者对其进行必要的初步急救，以维持基本生命体征和减轻痛苦的医疗活动和行为的总称，狭义的院前急救则专指由通讯、运输和医疗基本要素所构成的专业急救机构，在患者到达医院前实施的现场救治、分诊转运和途中监护等紧急救护服务。

（二）院前急救的性质

1. 为应急防御体系的重要组成部分　一个由医疗救护（"120"）、消防（"119"）、交通（"112"）、公安（"110"）等组成的应急防御体系可以使灾难带来的损失及影响降低到最低限度。其中，医疗救护是应急防御体系的重要组成部分。

2. 构成急救医疗服务体系（EMSS）的重要一环　院前急救是急症医疗服务体系的最前沿阵地。急救实践证明：最佳急救期——伤后 12 小时内；较佳急救期——24 小时内；延期急救期——24 小时后。猝死患者抢救的最佳时间是 4 分钟，严重创伤患者抢救的黄金时间是 30 分钟。

考点：院前急救的概念

二、院前急救的功能和特点

（一）院前急救的功能

维持伤病员基本生命体征，尽早阻止病情发展、减轻痛苦、稳定伤情、防止再损伤、降低伤残率和死亡率，提高救治质量，以及快速安全转送。

（二）院前急救的特点

1. 突发性和紧急性　一般为突发事件，少数或成批出现伤病员，有时分散，有时集中。多为急危重症患者，生命垂危，不仅需在场人员进行急救，还要呼吁场外更多的人参与，也不管是危重患者还是急诊患者，均需立即救治，紧急处理，树立"时间就是生命"的观念。

2. 技术性和灵活性　院前急救紧张辛苦、工作量大、病种多、病情复杂，要求急救人员必须具备扎实的专业知识、熟练的操作技术和丰富的临床经验。院前急救常常是在缺医少药的情况下进行的，常无齐备的抢救器材、药品和转运工具，因此，要机动灵活地在伤病员周围寻找代用品，修旧利废，就地取材获得冲洗液、绷带、夹板、担架等，提高抢救效果。

3. 复杂性和风险性　院前急救的患者多种多样，一个患者往往存在多器官的损伤和病变，要求救护人员在较短时间内对复杂的病情进行评估、判断、检伤分类，对不同的病情进行及时、合理的处理。而且还存在较大的风险。如进入毒气泄漏环境、火场、塌方现场、刑事犯罪现场等；遇到精神病患者或酗酒者；救护车本身发生交通事故等；更加要求急救人员树立和加强自我保护意识。

考点：院前急救的特点

4. 社会性和协调性　院前急救活动涉及社会各个方面，使院前急救跨出了纯粹的医学领域，这是其社会性强的表现。也要求建立有效的调度和协调系统，在工作中不但要多学科协调，还要和社会各方协调。客观要求医疗技术培训，急救医药器材装备，特别是有关急救专业设备全面。医院急救应专业化，群众急救普及化，社区急救组织网络化，急救指挥系统应科学化。

三、院前急救的任务和原则

（一）院前急救的任务

1. 承担平时呼救患者的急救处理　这是院前急救的主要和经常性任务。一般情况下呼救的患者可分为以下两类：第一类为短时间内有生命危险的急危重症患者，比如急性心梗、淹溺、猝死、窒息、大出血、严重创伤等，占呼救患者的10%～15%。对于此类患者，要先做好初步的紧急处理，如先通畅气道、止血、心肺复苏等，直至生命体征略为稳定后在医疗严密监护下转运至医院。第二类为病情紧急但短时间内尚无生命危险的患者，比如骨折、急腹症、支气管哮喘发作等，占85%～90%。必要时要采取初步的现场处理，有助于稳定病情、减轻患者痛苦和避免并发症的发生，如骨折患者给予固定后再转送。

2. 承担突发意外事故、灾难和战争时医疗救护任务　在自然灾害和人为灾害中，由于伤者多、伤情重、情况复杂，除了要做到平时急救要求外，还要注意在现场与其他救灾队伍如消防、公安、交通等部门密切配合，同时还要注意自身安全。遇到有特大灾害或战争有大批伤员时应结合实际情况执行有关抢救预案，无预案时需要加强现场伤员分类和现场救护，并根据不同情况进行及时分流，转送到预定医院。不能转送的危重患者可就地搭建手术棚，术后再安全转送。

3. 为大型集会或活动提供急救医疗保障　如大型集会、运动会、贵宾来访等活动，设立临时急救点，以便对突发事件进行及时救治。

4. 通讯网络中的枢纽任务　院外急救的通讯网络在整个急救过程中不但承担着急救信息的接收任务，而且还要承担着信息传递、指挥调度及与上级领导、救灾急救指挥中心、急救现场、急救车、医院急症科的联络，起承上启下、沟通信息的枢纽作用。

5. 向民众普及急救知识　院外急救的成功率与公民的自我保护意识、自救与互救能力相关。因此，全社会应大力普及救护知识，提高全民的急救意识，增强自我保护意识，减少一切可能发生的伤害，掌握自救及互救技能，在突发现场成为能开展现场救护的"第一目击者"，赢得抢救时机，从而达到"挽救生命、减轻伤残"的目的。为此，我们平时可通过广播、电视、报刊、网络进行教育学习，以及举办各种各样的急救知识与救护技术培训班，提高与普及全民自救与互救水平。

考点：院前急救的任务

（二）院前急救的原则

1. 先排险后施救　首先进行环境评估，排除险情或使患者脱离险情后再实施救护。

2. 先重伤后轻伤　遇有成批伤员时，应优先抢救危重者，后抢救较轻者。患者有多处伤情时，要先处理危及生命的伤情，再处理一般伤情。

3. 先施救后转送　对于急危重症患者，先进行患者生命的抢救工作，待病情平稳后再进行转送，并注意运送途中的救护，密切观察病情，随时抢救，确保患者平安到达目的地。

4. 急救与呼救并重　既要积极实施抢救，又要尽快争取急救援助，有多人在场时，急救与呼救同时进行。如现场只有一个人时，应先紧急施救，再在短时间内进行呼救。

5. 先固定后搬运　为防止搬运时造成血管、神经等组织的损伤，应就地取材，先实施骨折固定，再移动或搬运患者。

6. 紧密衔接前后一致　是指防止前后重复、遗漏和其他差错，确保现场急救措施完善，并正规填写规定的医疗文本，使前后医疗急救有文字依据，并妥善保管，做好交接工作。

7. 搬运与医护的一致性　加强各部门的协调合作，紧密配合，减少患者的痛苦和死亡。

考点：院前急救的原则

第2节　院前急救的基本要素和工作模式

一、院前急救的基本要素

院前急救有三大要素，即医疗、交通工具和通讯。

1. 医疗　院前急救医疗要素是医学专业技术人员，并配有急救医疗设备。目前我国院前急救医务人员有医师、助理医师、护士等，并按照《执业医师法》等相关法规进行工作。急救人员上岗前应接受有关培训与考核。救护车人员配备由医生、护士、驾驶员、护工（担架员）按需组合。目前已有相当数量的医生具备驾驶技能，使现场急救小组工作配合更加默契、快速与有效。

2. 交通工具　我国目前用于院前急救的车辆主要是救护车。目前我国大、中城市的救护车一般分成监护型、普通型和运输型三类。其中，监护型急救设备齐全，急救药品种类较多，主要用于危重患者的现场急救和医疗监护；普通型急救设备较简陋，急救药品较少，主要用于一般患者的初级处理和安全转运；运输型只是用于伤病情已完全稳定或已康复者的转院、出院或到院复查、体检等。按卫生部急救中心标准，急救中心至少需有 20 辆救护车，3 个急救分站。目前特大城市已开始配备国外标准的监护型车，包括抢救设备优质齐全，可称"流动的重症监护室（MICU）和急诊手术室"。

3. 通讯　中国院前急救机构统一使用急救电话"120"，急救中心与下属分站设专线，与网络医院设置专用通讯。各大、中城市的救护车内均装备无线对讲机，其覆盖半径与服务区域相一致，各城市实行统一受理、就近派车、按需送院的原则。不少城市车内还配备卫星定位系统（GPS），还可接收短信息，使急救信息的传递和调度指令更便捷、清晰。

二、院前急救的工作模式

1. 世界院前急救模式　目前世界各国院前急救模式可划分为二大类，即英美模式和德法模式（表 2-1）。

表 2-1　院外急救英美模式与德法模式不同点比较

	英美模式	德法模式
急救理念	将患者带回医院	把医院带给患者
急救人员	一般为 2 人	至少 3 人
是否有医生参与	无	有
病种选择	所有伤病员	危重伤病员
现场时间	短，一般不超过半小时	大多超过半小时
治疗原则	对症，对伤病员只限于急救处理	不限于对症，使伤病员病情得到初步稳定
药物数量种类	少	较多
器械配备	只达标准	规格较高

2. 我国院前急救模式　目前仍处于发展阶段，急救中心是院前急救的主体，一般一个城市建有一个急救中心，下设若干急救站。由于各地区医疗发展速度、经济实力、急救服务能力存在较大差异，所采取的院前急救工作模式也有所不同。如北京模式、上海模式、广州模式、重庆模式和小城市的"三级急救网络"模式等（表 2-2）

表 2-2　我国院前急救工作模式

模式类型	组织形式	主要代表城市
院前型	不设病房，专门进行院前急救	北京、上海、杭州
指挥型	主要负责指挥调度	成都、深圳、广州
依托型	具备门诊、病房及院前急救部依托当地医院	海南、重庆
独立型	有病房、门急诊及院前急救部	北京、沈阳

三、院前急救的质量评价

（一）院前急救时间

1. 急救反应时间 是指从接到急救电话到派出救护车抵达急救现场的平均时间。国际目标要求为 5 ～ 10 分钟。平均反应时间指区域内每次反应时间的平均值。人员车辆配置情况、交通通讯网络情况、急救站点分布情况和急救半径（急救半径是指急救单元所执行院前急救服务区域的半径，城区急救半径应 ≤ 5km。）等是影响急救反应时间的主要因素。

2. 现场抢救时间 急救人员在现场对伤者实施救治的时间，视伤病员情况允许安全转运而定。

3. 转运时间 急救车从现场到医院的时间。主要决定于医院的数量、是否有 EMSS 接收医院、道路状况和到医院的距离。

（二）院前急救效果

急救设备、急救人员的急救能力、急救反应时间、伤者的伤情及急救半径的大小等，都是影响急救效果的主要因素。院前心脏骤停患者的复苏成功率是评价院前急救效果的主要客观指标之一。

> **考点：院前急救的质量评价**

📚 **链接**

运转良好的急救网络相应的指标

城区急救半径 ≤ 5km；平均急救反应时间 ≤ 15 分钟；监护型救护车 ≥ 3 辆；医疗责任事故发生次数为 0；三年内行车重大交通事故次数为 0；急救物品完好率为 100%；通讯设备完好率为 100%；调度室 3 声呼救响铃接电话率为 100%；法定报告传染病漏报率为 0。

四、院前急救的基本程序

（一）现场评估

1. 环境及病因评估 迅速判断事发现场是否存在对患者或救护者造成伤害的环境因素，如有危险存在，应先排除险情，以确保伤员和救护者的安全。如触电救护现场，必须先截断电源；中毒救护现场应先做好防毒保护；地震救援现场，应先搬离伤者；车祸现场，应先将伤者从车内救离出来，对有生命危险者，立即抢救；快速评估伤病发生的原因，立即有效处理。

2. 病情评估 急危重症患者的病情评估，不但要全面系统，而且要突出重点。主要评估内容有意识、瞳孔、呼吸、循环等方面。采用问诊及护理体检的方法，快速判断出对患者有生命威胁的伤情和表现。进行护理体检时，尽量不要移动患者身体，尤其对于不能确定伤情的患者。体检顺序为：意识状态、生命体征、一般情况、言语表达、四肢活动等。

（二）紧急呼救→检伤分类→现场救护（详见第 3 章）

（三）转运与途中监护

正确、稳妥、迅速地转运患者对患者的抢救、治疗和预后至关重要，操作不当会加重病情，引起严重后果。因此转运前护士再次测量生命体征，妥善固定各留置管道，预测在转运途中可能出现的情况，做好转运物品的准备。转运患者的车辆、轮船、飞机等，不仅是交通工具，同时也是抢救患者的场所（表 2-3）。

表 2-3　常用转运工具特点及护理

运输工具	特点		护理要点
	优点	缺点	
担架	舒适平稳，对伤员影响小	速度慢，占用人力多，体力消耗大。	①体位：一般→平卧位，呕吐→侧卧，昏迷→头偏向一侧，胸肺损伤→半卧位；②不影响病情时，保持头处高位；③行进中，头部在后，下肢在前；④注意协调一致，担架上捆 2 条保险带
汽车	快速、机动、受气候影响小	颠簸，途中不便抢救，晕车	①合理安排车辆；②生命体征不稳定者暂缓长途转运；③一般→平仰卧位，胸部伤→半卧位，颅脑损伤和呕吐→头偏向一侧；④严密观察伤情
轮船、汽艇	多用于洪涝灾害时的运输，运送平稳，汽艇速度快	速度慢，遇风浪颠簸厉害，极易引起晕船	①危重患者不宜船运；②晕船者服用乘晕灵；③呕吐者头偏向一侧；④病情观察
火车	运行较平稳，速度较快，容量大，空间宽敞，安全性能强等	伤员多，交接和协调手续复杂，花销费用大，参与人员多，往往需政府参与	①对特殊或重伤员作出明显标志；②要做到勤查体、勤询问、勤处理、勤巡回；③全面观察、重点监护：一看、二摸、三听；④注意各种导管、保持良好功能：妥善固定，保持通畅，注意清洁；⑤保持合理体位⑥做好危重伤员的生活护理
飞机	速度快、效率高、平稳，不受道路、地形的影响	高空缺氧，升降气压变化大，晕机	①伤员的位置：横放二排；②气管插管者应配雾化器或加湿器；③脑脊液漏者用多层无菌纱布保护；④头面部伤波及中耳及鼻旁窦时滴入缩血管药；⑤保护各种导管；⑥机舱内检疫消毒

转运途中要注意：

1. 根据患者不同的伤情，摆放合适的体位。

2. 在转运前要评估道路状况，救护车在行驶过程中尽量保持平稳。

3. 密切观察，途中一旦出现窒息、心跳呼吸骤停等紧急情况，立即抢救。

4. 加强生命支持，做好输液、吸氧、吸痰、保暖等相关护理工作。

5. 做好转运途中抢救、监护、观察等有关文件的记录，做好交接。

6. 加强转运途中的心理护理，以减轻或消除其恐惧感。

院前急救任务完成后，应及时补充急救药品，维护急救仪器，并对急救车进行消毒处理，使其处于完好的备用状态，急救人员待命。

案例 2-1 分析

患者突然倒在沙发上，家人呼之不应，急打"120"求救。急救员面对此情况应按照现场评估、紧急呼救、检伤分类、现场救护、转运与途中监护基本程序进行救护，同时继续加强监测、生命支持及心理护理。

链接

院前急救九禁忌

急性腹痛患者忌服用止痛药；腹部受伤内脏脱出后忌立即复位；使用止血带结扎忌时间过长；昏迷患者忌仰卧；心源性哮喘患者忌平卧；脑出血患者忌随意搬动；小而深的伤口忌马虎包扎；腹泻患者忌乱服止泻药；触电者忌徒手拉救。

小结

院前急救是指在医院之外的环境中对各种危及生命的急症、创伤、中毒、灾难事故等伤病者进行现场救护、转运和途中监护的统称，是急救医疗服务体系（EMSS）的重要组成部分。有效的院前急救不仅可以维持伤病员基本生命体征、阻止病情发展、稳定伤情和防止再损伤的发生，还必须具备经验丰富的急救人员、迅速、稳妥的转运工具、灵敏高效的急救网络。为了进一步提高急救效果，急需健全急救网络、科学配置急救资源、加强专业人员的培训和社会急救知识的普及化。院前急救的程序：现场评估、紧急呼救、检伤分类、现场救护、转运与途中监护。

自 测 题

A₁ 型题

1. 院前急救是处理疾病的（　　　）

  A. 慢性阶段　　　　　B. 初期阶段

  C. 后期阶段　　　　　D. 中间阶段

  E. 所有发病阶段

2. 患者在发病或受伤时，最好由谁来进行最初的救护（　　　）

  A. 第一目击者　　　　B. 医疗单位赶赴现场

  C. 交通警察　　　　　D. 家属

  E. 红十字卫生员赶赴现场

3. 急救医疗服务体系中第一个重要环节是（　　　）

  A. 院前急救　　　　　B. 亲属、朋友间互救

  C. 救护车现场急救　　D. 救护车送医院

  E. 以上都是

4. 院前急救不包括（　　　）

  A. 心肺脑复苏　　　　B. 骨折复位

  C. 止血　　　　　　　D. 途中救护

  E. 途中监护

5. 猝死患者抢救的最佳时间是（　　　）

  A. 4 分钟　　　　　　B. 8 分钟

  C. 10 分钟　　　　　D. 30 分钟

  E. 60 分钟

6. 我国的医疗急救电话是（　　　）

  A. "15"　　　　　　B. "120"

  C. "199"　　　　　D. "911"

  E. "999"

7. 院外急救的原则不妥的是（　　　）

  A. 先救治后运送　　　B. 急救与呼救并重

  C. 先复苏后固定　　　D. 先重伤后轻伤

  E. 先搬运后固定

（贾丽萍　李　赟）

3

第3章　基本救护技术

救护人员通过现场对急危重症患者实施有效的基本救护技术，达到保护患者生命，防止病情恶化或再损伤，为进一步治疗赢得时间。实施基本救护技术必须做到争分夺秒，迅速脱离危险，先救命后治伤，就地取材，保留标本或离断组织。

第1节　现场基本救护

 案例 3-1

患者，男性，40岁，建筑工人，在工作中被倒塌的房屋砸伤下肢。患者神志清楚，能回答问题，痛苦貌，左小腿流血及成角畸形。

请问：

如果你在现场，你准备怎么进行救护？

一、现场评估与紧急呼救

（一）现场评估

快速评估造成事故、伤害及发病原因，是否存在可能对救护者、患者或旁观者造成伤害危险的环境。通过意识、瞳孔、呼吸、循环等方面快速评估患者病情。

在进行现场救护时，不论是救护人员还是患者都要根据现场的评估结果进行适当的防护，特别是把患者从严重污染的场所救出时，救援人员必须加以防护，避免成为新的受害者，如在火灾、有毒物质、射线、辐射物质暴露等现场，救援人员必须佩戴安全帽、防毒面具或穿防护服等。

（二）紧急呼救

经过现场快速评估和病情判断后，对危重患者立即开展现场救护，同时向专业急救机构、医疗部门或社区卫生院报告呼救。

1. 救护启动　即早期呼救，是抢救危重患者"生存链"的第一环节。呼救网络系统的"通信指挥中心"根据患者所处的位置和病情，指令就近的急救站、急救中心或医疗部门立即去救护患者。有效的呼救系统，对保障危重患者获得及时的救护至关重要，可以大大节约时间，以加快救援，提高救护效率，利于救护和转运。

2. 电话呼救　最常使用的是呼救电话"120"，拨打呼救电话时必须用最精炼、准确、清楚的语言说明患者目前的情况及严重程度，患者的人数及存在的危险等。电话呼救时应清楚说明以下内容：

（1）呼救人员的电话号码与姓名，患者姓名、年龄、性别和联系方式。

（2）患者所在的确切位置，尽量详细到附近街道的交汇处或者其他显著标志。

（3）患者目前最危急的情况，如大出血、呼吸困难、内脏脱出、昏倒等。

（4）灾害事故、突发事件时，须说明伤害性质、严重程度、发生的原因、伤员人数等。

（5）已采取的现场救护措施。

如果不清楚目前所处的位置，不要惊慌，保持电话畅通，因为救护医疗服务系统控制室可以通过地球卫星定位系统追踪到准确位置。如果伤者独自一人，神志清楚时拨打呼救电话，请求速来救护，或呼叫邻居协助电话呼救。如果现场目击者只有一人，患者呼吸、心跳骤停，应先进性心肺复苏 1～2 分钟后在抢救间隙电话呼救。如果现场多人，呼救和抢救可同时进行。注意呼救人员不要先挂断电话，要等调度人员先挂电话，确保调度人员完整准确地掌握呼救信息。

考点：电话呼救时注意事项

二、现场救护措施

（一）检伤与分类

在检伤与分类中必须采取边检伤、边分类、边抢救同时进行的原则。

1. 检伤　在快速完成现场病情评估后，根据实际情况，对患者的头部、颈部、胸部、腹部、骨盆、脊柱及四肢进行全身系统或有针对性重点检查病情。在检伤中尽量少移动或不移动患者。注意倾听患者或目击者的主诉以及与发病或创伤有关的细节；要重点观察伤病员的生命体征及受伤与病变主要部位的情况。

（1）头部体征：①面部，颜面是否苍白或潮红，有无额部出汗。②头颅，注意头颅大小、外形，头皮有无外伤。③眼，观察眼球表面及晶状体有无出血或充血，视物是否清楚等。④耳，耳郭有无异物、变形，有无液体流出。如有血液或脑脊液流出，则提示有颅底骨折。同时，还要检查听力。⑤口，口唇有无发绀、破损，有无因误服腐蚀性液体致口唇烧伤或色泽改变，口腔内有无呕吐物、血液、食物或脱落牙齿，如发现牙齿松脱或安装有义齿者要及时清除。经口呼吸者，观察呼吸的频率、幅度、有无呼吸阻力或异味。⑥鼻，鼻腔是否通畅，有无呼吸气流，有无血液或脑脊液自鼻孔流出，鼻骨是否完整或变形。

（2）颈部体征：观察颈部外形与活动，有无损伤、出血、血肿，有无颈项强直，项后部有无压痛。触摸颈总动脉的强弱和脉律，注意有无颈椎损伤，以及观察气管是否居中。

（3）脊柱体征：检查时，用手平伸向患者后背，自上向下触摸，检查有无肿胀或形状异常。主要是针对创伤患者，在未确定是否存在脊髓损伤的情况下，切不可盲目搬动患者。

（4）胸部体征：检查锁骨有无异常隆起或变形，在其上稍施压力，观察有无压痛，以确定有无骨折并定位。检查胸部有无创伤、出血或畸形，吸气时胸廓起伏是否对称。另外，通过双手轻轻在胸部两侧施加压力，检查有无肋骨骨折。

（5）腹部体征：观察腹部外形有无膨隆、凹陷，腹式呼吸运动情况，以及有无创伤、出血；腹部有无压痛或肌紧张等。

（6）骨盆体征：双手分别放在患者髋部两侧，轻轻施加压力，检查有无疼痛或骨折存在。另外还要观察外生殖器有无损伤。

（7）四肢体征：①上肢，检查上臂、前臂及手部有无形态异常、肿胀或压痛。如患者神志清醒，能配合体检者，可以让患者自己活动手指及前臂；检查推力和皮肤感觉，并注意肢端、甲床血液循环。②下肢，双手在患者双下肢同时进行检查，两侧相互对照，看有无变形或肿胀，但注意不能随意抬起患者双脚，以免加重创伤。

2. 分类　"重病优先"是现场救护的一个基本原则。在成批伤员出现时，应快速、准确进行现场分类，边抢救边分类，处理伤员时应先危后重、再轻后小。按伤员出现的临床症状和体征可分为四类，并用红、黄、绿、黑不同颜色的伤情标记将患者分类标记，即用彩色记号笔在患者的前额标记数字与病情，也可采用彩色标牌系或挂于患者颈部、前胸或手腕（表 3-1）。

表 3-1　现场检伤分类与处理原则

标记颜色	类别	分类标准及常见急症	处理原则
红色	重度	患者随时有生命危险，即危及呼吸、循环、意识者，如窒息、大出血、严重头、颈、胸、腹部创伤，异物嵌入体内重要脏器、严重烧伤、严重中毒、休克、心室颤动、昏迷等	第一批优先处理，需立即抢救。经抢救、维持生命措施后，在医务人员严密监护下转送至附近有条件的医院
黄色	中度	患者病情介于轻度和重度之间，但相对稳定，只要短时间内得到及时处理，不会导致生命危险或永久性伤残，如挤压伤、骨折、腹部损伤、脑外伤、大面积烧伤、大面积软组织损伤等	第二批优先处理，经现场对症应急处理后，转送至附近有条件的医院
绿色	轻度	患者病情较轻，患者意识清楚，对检查能积极配合，反应灵敏，血压、呼吸、脉搏等基本生命体征正常，一般对症处理即可，如一般皮肤擦伤、裂伤、挫伤、小面积烧伤、关节脱位等	经一般处理后转送到住处或暂住点
黑色	死亡	患者意识丧失、颈总动脉搏动消失、心跳呼吸停止、瞳孔散大	不需紧急现场救护，做好善后与遗体处理

（二）体位与去除衣物

1. 体位安置

（1）对无意识、呼吸心跳骤停者，应将其置于复苏体位即仰卧位，并置于坚硬的平地上，或在患者背后垫一木板，解开衣领纽扣与裤带，立即进行现场心肺复苏术。

（2）神志不清但有呼吸和心跳者，应将其置于恢复体位即左侧卧位，以防止分泌物、呕吐物误吸进入气管而窒息。

（3）意识、呼吸与心跳存在者，根据受伤、病变部位不同应摆好正确体位：如出现大咯血者，应取患侧卧位，以防血液流入健侧支气管和肺内；腹部疼痛明显者，应屈双膝于腹前，以放松腹肌；四肢关节扭伤导致肿胀局部淤血时，应抬高患肢，以利于血液回流，缓解受伤部位肿胀淤血；被毒蛇咬伤四肢时，要使患肢放低，以减缓血液回流速度，减慢毒液的扩散。总的原则是，不要随意移动患者体位，以免造成进一步损伤。

2. 去除或松解衣物　对于严重外伤、烧伤、骨折、猝死等患者，为了便于救护，

需掌握去除或松解患者的衣、裤、鞋和头盔的技巧，尤其对外伤、烧伤患者，衣服不仅掩盖了真实的伤口或出血情况，而且可直接造成伤口污染。

（1）脱上衣法：若患者有一侧上肢受伤，脱衣袖时，应先脱健侧后脱患侧，若双上肢受伤，则先脱轻侧后脱重侧。取患者平卧位时，解开衣扣，将衣服尽量向肩部方向推，背部衣服向上平拉；提起一侧手臂，使其屈曲，将肘关节、前臂及手从腋窝处拉出；脱下一侧衣袖后，将扣子包裹在里面，可以卷成一卷将衣服从颈后平推至对侧，然后拉出另一侧衣袖，使衣服从另一侧上臂脱下来。在紧急情况，出现生命垂危或烧伤意外时，可直接使用剪刀剪开衣袖，为抢救争取时间和减少意外创伤。

（2）脱长裤法：患者尽量平卧，解开腰带及纽扣，从腰部将长裤推至髋下，保持双下肢平直，将长裤向下平拉脱出。注意不可随意将下肢抬高或屈曲。若确认患者无下肢骨折，可将下肢屈曲，小腿抬高，拉下长裤。

（3）脱鞋袜法：将患者踝部固定托起，以减少震动，解开鞋带，向下向前顺脚方向脱下鞋袜。

（4）脱头盔法：患者因有头部外伤并且因头盔而妨碍救护操作或患者呼吸时，应及时去除头盔。脱头盔的方法是：解开或剪断头盔带子，用力先将头盔的边向外侧扳开，解除夹头的压力，再将头盔向后上方托起，即可去除。注意动作稳妥，以不加重伤情为准。如患者无颅脑外伤并且呼吸良好，去除头盔较为困难时，可不必去除。

（三）保持呼吸道通畅

清除鼻腔、口腔内的分泌物及痰液，有条件者给氧；呼吸心跳骤停者要进行口对口人工呼吸或面罩气囊通气、气管插管通气等。对确诊为张力性气胸的患者需进行紧急穿刺排气减压。

（四）维持循环功能

对急性心力衰竭、高血压急症、急性肺水肿、急性心肌梗死、休克的患者实施心电监护，密切监测生命体征，严重心律失常以及心脏停搏者，立即心肺复苏。

（五）建立静脉通路

紧急静脉用药时，尽可能选用静脉留置针，并固定牢固。抢救患者使用的静脉穿刺针管直径要大，以保证在短时间内能快速输入液体和药物，静脉穿刺的部位一般选择前臂静脉或肘正中静脉。急性哮喘发作给予紧急止咳；颅内压增高给予降颅压；抽搐惊厥给予镇静抗惊厥处理。

（六）创伤救护

创伤是因直接或间接外力作用造成人体组织及器官的损伤。致伤的原因很多，致伤的部位和程度不同，多发伤患者的现场救护应遵循如下原则：先救命后治伤；先治内伤，后治表浅伤；先治头胸腹伤，后治四肢脊柱伤；先治软组织伤，后治骨骼伤（或同时进行）；先多科联合抢救，后专科细治。救护的同时做好受伤史和伤情判断，争分夺秒，就地取材，先救护再转运，以免贻误病情。创伤患者给予紧急止血、包扎、固定、搬运时，应遵循先重后轻、先止血后包扎、先复位后固定的原则进行创伤救护（详见本章第2至5节）。

考点：松解衣物的方法与注意事项

第2节 止 血

一、适 应 证

在事故现场，任何活动性出血的伤口都需要进行现场止血。

二、物 品 准 备

在现场救护中可用消毒纱布、绷带、三角巾，也可用干净的毛巾、布料。若条件允许，可采用止血带。但现场禁止用电线或铁丝等物止血，以免加重损伤或造成新的损伤。

三、止 血 方 法

（一）加压包扎止血法

适用于创伤中损伤小动脉，中小静脉或毛细血管的出血。先用生理盐水冲洗局部，再将消毒纱布覆盖在伤口上，再用绷带或三角巾以一定的压力加压包扎。若无条件可用冷开水冲洗，再用干净毛巾或其他软质布料覆盖包扎。其松紧度以能达到止血为目的。

（二）指压止血法

适用于中等或较大的动脉出血，是一种临时的止血方法。用手指、手掌或拳头压迫出血动脉近心端，将其压迫向深部的骨骼上，阻断血液流通，达到临时止血的目的（表3-2）。

表3-2　指压止血法操作要点

出血部位	压迫的血管名称	操作方法
头顶部	颞浅动脉	用一手拇指压迫伤侧耳屏前方颞弓根部的颞浅动脉体表搏动点，将颞浅动脉压向颞骨（图3-1）
颜面部	面动脉	用一手拇指压迫伤侧下颌骨下缘与咬肌前缘交界处面动脉体表搏动点，将面动脉压向下颌骨（图3-2）
头面部、颈部	颈总动脉	用拇指或其他四指压迫一侧颈部中点气管与胸锁乳突肌前缘之间的颈总动脉体表搏动点，将其用力向后压向颈椎横突上止血。注意禁止同时压迫双侧颈总动脉，以免造成大脑缺血（图3-3）
肩部、腋窝及上臂	锁骨下动脉	用拇指压迫伤侧锁骨上窝中部锁骨下动脉搏动点，将锁骨下动脉压向第1肋骨（图3-4）
前臂	肱动脉	用拇指压迫伤侧上臂肱二头肌内侧沟中部的肱动脉搏动点，将肱动脉压向肱骨（图3-5）
手掌、手背	尺动脉、桡动脉	用两手拇指分别同时压迫伤侧手腕横纹稍上方内侧尺动脉和外侧桡动脉搏动点（图3-6）
大腿、小腿	股动脉	用双手拇指重叠或拳头用力压迫伤侧大腿根部腹股沟韧带中点稍下方的股动脉搏动点，将股动脉压向股骨（图3-7）
足部	胫前动脉、胫后动脉	用两手拇指分别压迫伤侧足背中部近足腕处的胫前动脉和内踝与跟腱之间的胫后动脉搏动点（图3-8）

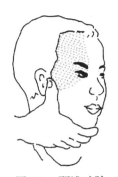

图 3-1 颞浅动脉
指压止血法

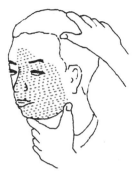

图 3-2 面动脉指压止
血法

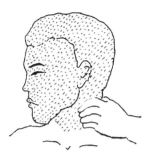

图 3-3 颈总动脉指压止
血法

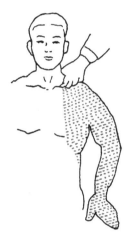

图 3-4 锁骨下动脉指
压止血法

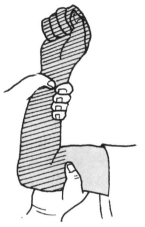

图 3-5 肱动脉指压止血法

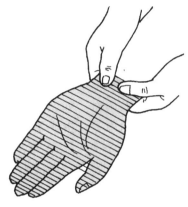

图 3-6 尺动脉、桡动脉指压止
血法

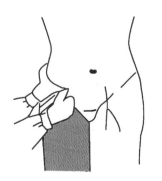

图 3-7 股动脉指压止
血法

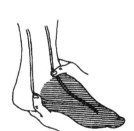

图 3-8 胫前动脉、
胫后动脉指压止血法

（三）橡胶止血带止血法

适用于四肢较大的动脉出血。取长约 60cm 橡胶管一根，在肢体伤口的近心端适当部位（上肢出血常选择上臂的上 1/3 处，下肢出血选择大腿的中部），毛巾或其他软织物衬垫后再绷扎止血带。以左手的拇指、食指和中指持止血带的头端，右手持止血带的尾端绕肢体一周后压住头端，再绕肢体一周，然后用左手食指和中指夹住尾端，将尾端从止血带下顺势拉出，使之成一活结。需要放松止血带时，将头尾端一起拉出即可（图 3-9）。

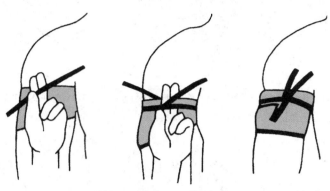

图 3-9 橡胶止血带止血法

（四）绞棒止血法

适用于四肢出血。如无橡胶止血带，可以根据现场情况，就地取材，如领带、布条、绷带、三角巾等，折成条带状作止血带使用。肢体上止血带部位加以衬垫后，用止血带缠绕，然后打一个活结，再用一筷子、短棍或笔等的一端插入活结处止血带下，并旋转绞紧至停止出血，再将筷子、短棍或笔的另一端插入活结套内，并将活结拉紧（图 3-10）。

（五）加垫屈肘（膝）止血法

适用于四肢非骨折性创伤的动脉出血。将出血肢体关节屈曲，在肘窝（或腘窝）处加夹卷轴绷带或敷料，并用布带将肢体紧紧束缚于屈曲位（图 3-11）。

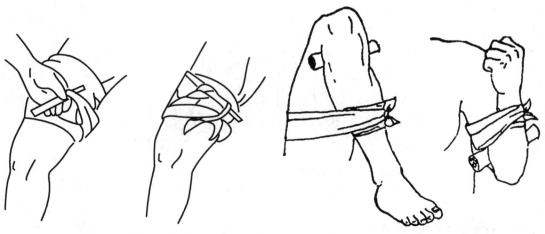

图 3-10 绞棒止血法   图 3-11 加垫屈肘（膝）止血法

四、注意事项

1. 前臂与小腿不适于扎止血带。

2. 上止血带部位要准确。

3. 止血带下要加以衬垫，禁用电线、绳索、铁丝等作止血带止血。

4. 上止血带松紧适当，以远端动脉搏动消失、出血停止为宜。

5. 准确记录上止血带时间，每隔 1 小时放松止血带 2 ～ 3 分钟，上止血带时间不能过长，避免肢体远端发生缺血坏死。

考点：止血带止血注意事项

 链接

创伤出血的类型

①动脉性出血：常发生在血管断裂的近心端，出血常呈喷射状，颜色鲜红，需急救才能止血。②静脉性出血：常发生在血管断裂的远心端，出血较缓慢，颜色暗红，大多不能自愈。③毛细血管性出血：出血呈点状或片状渗出，颜色鲜红，常可自愈。

第 3 节　包　扎

包扎是创伤救护的常用措施，合理的包扎能有效保护创口、减少污染、固定敷料、压迫止血、利于伤口早期愈合。

一、适　应　证

创伤经有效止血处理后，创口均需作现场包扎。

二、物　品　准　备

无菌纱布、卷轴绷带、三角巾、胶带，救护现场可用干净的毛巾、衣物、被单、布带等代替。

三、包　扎　方　法

（一）卷轴绷带包扎法

1. 环形绷带包扎法　适用于额部、四肢、胸腹部等粗细相等部位的小伤口。将绷带作环形缠绕，后一周完全覆盖前一周。第一周应斜形缠绕，第二周作环形缠绕时，将第一周斜出圈外的绷带角折回圈内压住，然后再重复缠绕，可防止绷带松动滑脱。最后用胶带将尾带固定或将尾带从中间剪开分成两头，分别缠绕打结固定（图 3-12）。

2. 蛇形绷带包扎法　适用于临时简单固定敷料或夹板。先将绷带环形缠绕数周后，斜形环绕肢体包扎，每周互不遮盖，最后用胶带将尾带固定或将尾带从中间剪开分成两头，分别缠绕打结固定（图 3-13）。

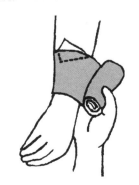

图 3-12　环形绷带包扎法

3. 螺旋形绷带包扎法　　适用于上臂、大腿、躯干、手指等径围相近的部位。先环形缠绕数周，后呈螺旋状缠绕，后一周覆盖前一周 1/3 ～ 1/2，最后用胶带将尾带固定或将尾带从中间剪开分成两头，分别缠绕打结固定（图 3-14）。

4. 螺旋反折形绷带包扎法　　适用于周径不相同的前臂、小腿等部位的伤口。在螺旋形包扎的基础上每周反折成等腰三角形，后一周压住前一周 1/3 ～ 1/2，每次反折处需对齐，使每个反折顶点呈一条直线，最后用胶带将尾带固定或将尾带从中间剪开分成两头，分别缠绕打结固定（图 3-15）。

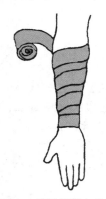
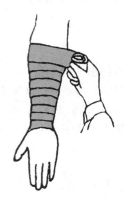
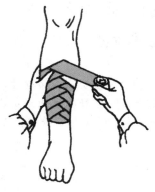

图 3-13　蛇形绷带包扎法　　图 3-14　螺旋形绷带包扎法　　图 3-15　螺旋反折形绷带包扎法

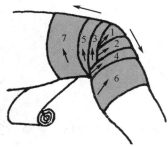

5. "8"字形绷带包扎法　　适用于屈曲的关节或直径不一致的部位的包扎。将绷带从伤口的远心端开始做环形缠绕两周后，由下而上，再由上而下，重复做"8"字形旋转缠绕，后一周覆盖前一周 1/3 ～ 1/2，最后用胶带将尾带固定或将尾带从中间剪开分成两头，分别缠绕打结固定（图 3-16）。

图 3-16　"8"字形绷带包扎法

6. 回返形绷带包扎法　　适用于头部、指端或截肢残端伤口的包扎。先环形缠绕自眉弓至枕后两周，右手将绷带向上反折与环形包扎垂直，先覆盖残端中央，再交替覆盖左右两边，左手固定反折部位，每周覆盖上周的 1/3 ～ 1/2，直至包没头顶，后再将绷带反折沿眉弓至枕后环形包扎两周，最后用胶带将尾带固定或将尾带从中间剪开分成两头，分别缠绕打结固定（图 3-17）。

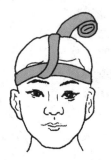
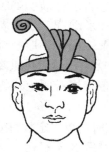
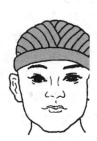

图 3-17　回返形绷带包扎法

（二）三角巾包扎法

三角巾应用方便、快捷，操作方法容易掌握，包扎部位广泛，适用于身体各部位。

1. 头部包扎法

（1）头顶部包扎法：将三角巾底边向上反折约 3 cm，正中部位放置于患者的前额，齐眉，顶角向后覆盖头部，拉紧三角巾底边经耳后于枕部压住顶角，两底角左右交叉绕到前额打结固定，将底角余头折入底边避免遮住患者视野，然后将顶角向下拉紧，使头顶部保持一定张力，顶角多处部分反折入底边内。最后应捏住头顶部，轻轻向上提拉三角巾，检查包扎的松紧度，避免包扎过松（图 3-18）。

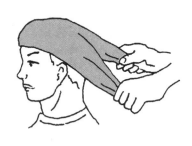
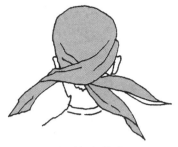
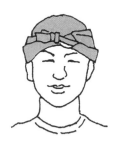

图 3-18 头顶部包扎法

（2）风帽式包扎法：将三角巾顶角和底边的中央各打一结，成风帽状，将顶角置于前额，底边结置于枕后下方，包住头部，两底角向面部拉紧，包绕下颌后交叉向后拉紧，于枕后打结固定（图 3-19）。

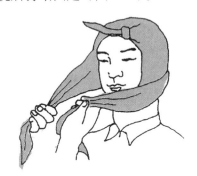
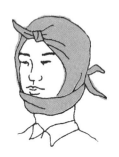
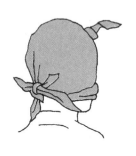

图 3-19 风帽式包扎法

2. 眼部包扎法

（1）单眼包扎法：将三角巾折成三指宽的长带，以上 1/3 处盖住伤眼，下 2/3 从耳下端绕向脑后至健侧，在健侧跟上方前额处反折后，转向伤侧耳上打结固定（图 3-20）。

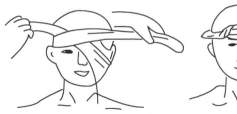
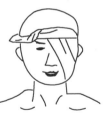

图 3-20 单眼包扎法

（2）双眼包扎法：将三角巾折成三指宽长带，从枕后部拉向双眼交叉，再绕向枕下部打结固定（图3-21）。

3. 下颌包扎法　将三角巾或毛巾折成约四指宽的长带，一端系十字带子，将折好的三角巾或毛巾放在下颌部，将两端沿耳前上提，在一侧耳上与系带十字交叉，再环绕前额和枕部在同耳前后上方打结（图3-22）。

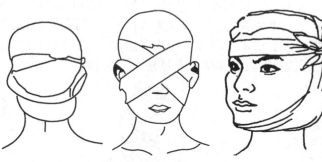

图3-21　双眼包扎法　　　图3-22　下颌包扎法

4. 单肩包扎法　将三角巾折叠成燕尾状，尾角向上放在受伤肩侧，大片在上覆盖住肩部及上臂上部，顶角绕上臂与燕尾底边打结，另两燕尾角分别经胸、背部拉至对侧腋下打结固定（图3-23）。

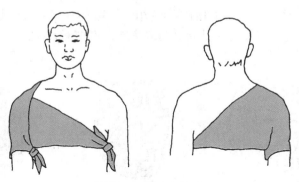

图3-23　单肩包扎法

5. 双肩包扎法　将三角巾折叠成等大燕尾角的燕尾巾，置于患者肩背部，夹角向上对准项部，燕尾披在双肩上，两燕尾角分别经左、右两肩拉紧至腋下与燕尾底角打结固定（图3-24）。

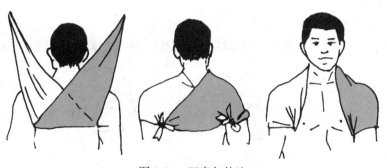

图3-24　双肩包扎法

6. 单胸包扎法　　将三角巾底边横放在胸部，底边中央对准伤侧胸部，两底角绕至背部打结，顶角越过伤侧胸部垂向背部，与底角结共同打结固定（图 3-25）

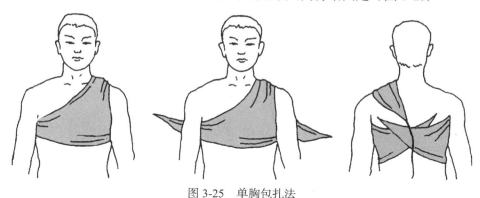

图 3-25　单胸包扎法

7. 双胸包扎法　　将三角巾折叠成燕尾状，两尾角向上，底边向下并反折一道边横放于胸部，先将两尾角拉向颈后打结，再用顶角的带子绕至对侧腋下与燕尾底角打结固定（图 3-26）。

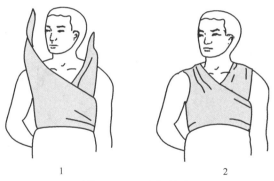

1　　　　　　　　　　　2

图 3-26　双胸包扎法

8. 背部包扎法　　与胸部包扎相同，只是位置相反，于胸前打结固定。

9. 下腹部包扎法　　将三角巾底边向上，顶角向下，底边横放于脐部，两底角拉紧至腰部打结，顶角经会阴拉至臀上方与底角余头打结固定（图 3-27）。

10. 双臀包扎法　　将两块三角巾的顶角打结联结在一起，放在腰部，提起上面两角围绕腰部并打结固定，下面两角各绕至大腿内侧与各自相对的底边打结固定（图 3-28）。

11. 上肢包扎法　　将三角巾一底角打结并套在伤侧手上，另一底角沿伤侧手臂后侧拉至对侧肩上，顶角缠绕伤肢包

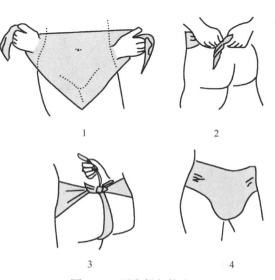

1　　　　　　　　　　　2

3　　　　　　　　　　　4

图 3-27　下腹部包扎法

裹，将伤侧手臂屈曲于前胸，拉紧两底角打结固定（图3-29）。

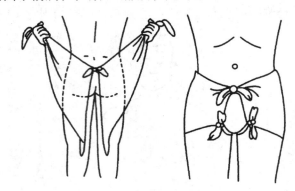

图3-28　双臀包扎法

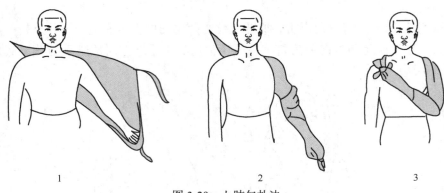

图3-29　上肢包扎法

12. 手、足部包扎法　将伤侧手掌掌面朝下平放于三角巾的巾央，腕部位于底边，手指朝向顶角，将顶角反折覆盖手背，然后拉紧两底角在手背部交叉并压住顶角，缠绕腕部于手背部打结固定（图3-30）。足的包扎手法与手相同。

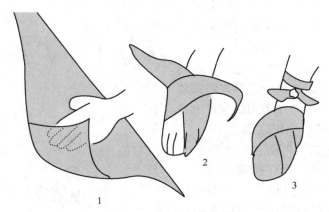

图3-30　手部包扎法

四、注意事项

1.包扎前伤口应先作简单的清创处理，并在伤口上覆盖无菌或清洁敷料后再包扎。

包扎时手法要轻柔，避免触及伤口。

2.包扎时保持患者体位舒适，被包扎肢体应保持功能位。

3.包扎时根据受伤部位选择宽度合适的绷带或大小合适的三角巾。

4.包扎方向由远心端向近心端包扎，包扎时的结应放在肢体的外侧，避免在伤口上、骨隆突处或易于受压部位打结，包扎后抬高患肢以促进静脉回流。

5.包扎时松紧适宜，过紧会影响局部血液循环，过松会导致敷料移位或脱落。

6.四肢包扎时应暴露指（趾）端，便于观察末梢感觉、温度及血运情况。

考点：包扎的注意事项

第 4 节　固　　定

固定是针对骨折患者所采取的救护措施，可以避免骨折的断端对周围血管、神经、肌肉及皮肤等组织的再损伤，减轻患者的疼痛，便于搬运与转运患者，具有重要意义，所以凡是确定或怀疑存在骨折的患者，均必须在现场立即采取骨折的临时固定措施。

一、适　应　证

对确定或怀疑存在骨折的患者，须进行骨折固定，适用于四肢骨折、脊柱骨折以及骨盆骨折。

二、物　品　准　备

固定材料中首选的是夹板，有木质或金属夹板，还有可塑性或充气性塑料夹板。如果现场条件不允许，可就地取材，选用竹板、木棒、树枝、书本、镐把、枪托等代替；也可直接借助患者的健侧肢体或躯干进行临时固定。另需准备纱布或毛巾、绷带、三角巾等。

三、固　定　方　法

1. 锁骨骨折固定法　用毛巾或厚敷料衬垫于两腋前上方，将三角巾折叠成带状，两端分别绕两肩呈"8"字形，使两肩尽量向后、向外扩张，拉紧三角巾两端在背后打结固定（图 3-31）。

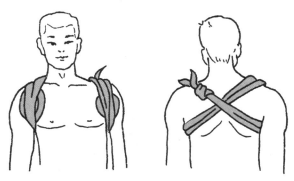

图 3-31　锁骨骨折固定法

27

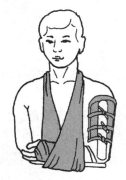

图 3-32　肱骨骨折固定法

2. 肱骨骨折固定法　准备两块长短不等的夹板，将长夹板置于上臂后外侧，短夹板置于上臂前内侧，在骨折部位上下两端固定。固定后伤侧肘关节屈曲 90°，前臂呈中立位，用绷带或三角巾将上肢悬吊，固定于前胸（图 3-32）。

3. 前臂骨折固定法　患侧屈肘 90°，拇指向上，将两块夹板（长度超过肘关节至腕关节）分别置于前臂的掌、背侧，用绷带固定。最后用三角巾将前臂呈功能位悬吊于前胸（图 3-32）。

4. 股骨干骨折固定法　将伤侧大腿伸直，取一长夹板（长度自足跟至腰部或腋下）置于伤侧大腿外侧，另一夹板（长度自足跟至大腿根部）置于伤侧大腿内侧，在关节处、骨隆突处和间隙处需用毛巾或厚敷料衬垫后，用绷带或三角巾固定（图 3-33）。

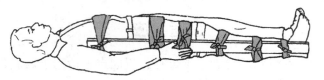

图 3-33　股骨干骨折固定法

5. 小腿骨折固定法　将两块夹板（长度自足跟至大腿根部）分别置于伤侧小腿的内、外侧，加以衬垫后，用绷带分段固定（图 3-34）。

6. 脊柱骨折固定法　将患者平卧或俯卧于硬板上，使脊柱保持中立位，不能随意偏移扭曲。必要时用绷带将患者固定于硬板上（图 3-35）。

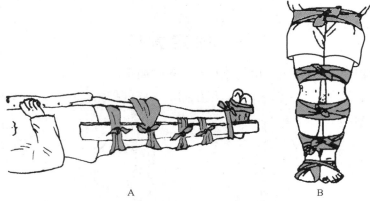

A　　　　　　　　　　　　　　　　　　　B

图 3-34　小腿骨折固定法

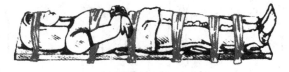

图 3-35　脊柱骨折固定法

四、注意事项

1. 夹板长度和宽度要适宜，其长度必须超过上下两个关节并固定牢固。

2. 夹板不应与皮肤直接接触，其间应衬垫毛巾或厚敷料。

3. 固定时绷带或三角巾的绑扎松紧要适宜，以绑扎结上下活动 1cm 为宜，须将指（趾）端漏出，以观察末梢血液循环情况，若发现血运不良，应及时调整绑扎带。

4. 固定应牢固、舒适、整洁，患肢应保持功能位。

5. 固定前如有伤口和出血，应先止血、包扎，后用夹板固定，如有休克，应先抗休克。

6. 开放性骨折，原则上现场不复位，以免感染。

7. 固定过程中避免不必要的活动，不可强制患者进行各种活动。

> **考点：** 现场骨折固定夹板应超过骨折处上下几个关节

第 5 节　搬　　运

现场搬运的目的是为了迅速、及时、安全地将患者转运至安全地带，迅速脱离危险，防止再损伤。科学、规范的搬运对患者的抢救和预后都至关重要。现场搬运多采用徒手搬运法和器械搬运法，其中担架是最常用的搬运器械。

一、徒手搬运法

（一）单人徒手搬运法

1. 扶持法　适用于病情较轻，能够站立行走、转运路程较近的患者。救护人员站立于患者一侧，使患者靠近救护者一侧的手臂揽住救护人员的颈部，救护人员用外侧的手牵着患者的手腕，另一手伸过患者的背部扶持患者的腰，使其身体略靠着救护人员，扶着行走（图 3-36）。

2. 抱持法　若患者能够站立，救护者站于患者一侧，一手托其背部，一手托其大腿近腘窝处，将其抱起。如果患者清醒，可让其用手搂住救护人员的颈部（图 3-37）。

3. 背驮法　救护人员于患者的前方同向站立，微蹲稍弯背部，将患者背起。若患者不能站立，卧于地面，则救护人员可躺于患者一侧，一手紧握患者的手，另一手抱住患者的腿，用力翻身，使患者驮于救护人员的背上，然后慢慢站立。注意胸部损伤的患者不宜采用此法（图 3-38）。

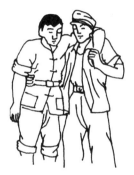　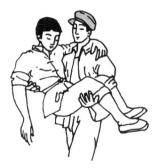　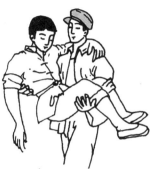

图 3-36　扶持法　　　　图 3-37　抱持法　　　　图 3-38　背驮法

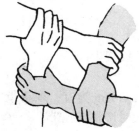

图 3-39 轿杠式

（二）双人徒手搬运法

适用于病情较轻、路程较近但体重较重的患者。

1. 轿杠式　救护者相对蹲下，四手呈"井"字紧握，将患者两腿分别插入救护者的两臂之间，两手臂抱住两救护者肩膀后，缓慢站立（图 3-39）。

2. 椅托式　两救护人员与患者同向分别站立于其两侧，各以一手伸入患者大腿之下并互相紧握，另一手交替扶持患者的背部，如果患者清醒，可让其用两手分别搂住两救护人员的肩膀（图 3-40）。

3. 拉车式　两救护者同向站立，一位站在患者的头侧，两手分别从后向前插入其腋下，将患者抱在怀内，另一位站在患者的足侧，分开其两腿站立其中，两手分别抱起患者两腿，两人步调一致将患者慢慢抬起（图 3-41）。

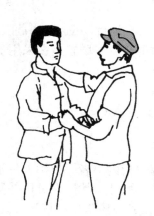
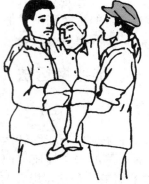
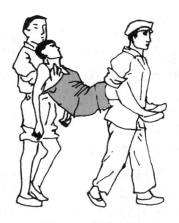

图 3-40　椅托式　　　　　　　　　　图 3-41　拉车式

（三）三人或多人搬运法

适用于路程较近、体重较重的患者。三人并排将患者抱起步调一致前行，也可六人面对面将患者抱起步调一致前行。脊柱、脊髓损伤多采用此法（图 3-42）。

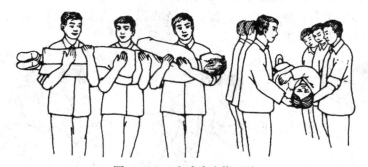

图 3-42　三人或多人搬运法

二、担架搬运法

适用于不能自行行走、转运路程较远的患者。常用的担架有帆布担架、板式担架以及自制临时担架等。担架搬运常需要 2 ～ 4 人，利用三人或多人搬运法将患者抬上担架，患者头部向后，足部向前，便于后面的担架员随时观察患者病情变化，担架员脚步要保持平稳，向高处抬时，前面的担架员要适当放低，后面的担架员要适当抬高，使患者保持水平位，向低处抬时，则相反（图 3-43）。

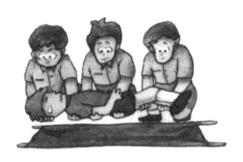
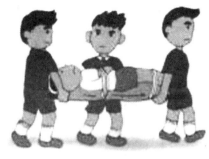

A   B

图 3-43　担架搬运法

三、特殊患者的搬运方法

1. 脊柱、脊髓损伤　凡是确定或怀疑脊柱、脊髓损伤的患者，搬运过程中保持脊柱平直，不轻易搬动和扭曲脊柱。如出现颈椎损伤时，需专人负责头颈部的固定牵引，使头颈部与躯干呈一条直线，另三人托起患者躯干和下肢，一起将患者搬运至硬担架上，并用沙袋固定于头部两侧。出现胸腰椎损伤时，三人站在患者一侧，一人托起背部，一人托起腰臀部，一人托起双下肢，同时搬运至担架上，并将一软枕垫于腰部，以保持脊柱的生理弯曲。不同的患者采用不同的体位搬运（图 3-44）。

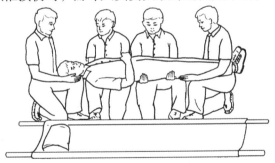

图 3-44　颈椎损伤搬运法

2. 昏迷　患者昏迷后出现咽喉部肌肉松弛，仰卧位时易出现舌根后坠引起呼吸道阻塞，故此类患者采用普通担架或活动床时，应采取平卧位头偏向一侧或侧卧位，保持呼吸道通畅（图 3-45）。

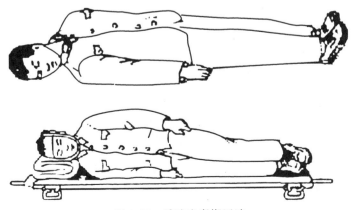

图 3-45　昏迷患者搬运法

3. 颅脑损伤　　患者常出现呼吸道不通畅或脑组织暴露等情况，搬运时应取患者半仰卧位或侧卧位，以保持呼吸道通畅。如果出现脑组织暴露，应保护好脑组织，用毛巾、衣物、枕头等将患者头部垫好，以减轻头部震动，如合并颈椎损伤，应同时按颈椎损伤进行救护。

4. 胸部损伤　　开放性气胸患者须立即用厚敷料加压包扎，封闭伤口。搬运时宜采用椅托式双人徒手搬运法，取坐位或半卧位。有条件者，可使用坐式担架、折叠等。

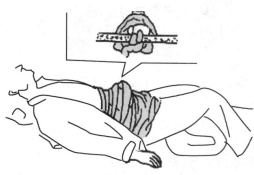

图 3-46　腹部内脏脱出患者的搬运法

5. 腹部开放损伤　　患者取仰卧屈膝位，缓解腹部压力，防止腹腔脏器受压脱出。对已经脱出的脏器，不要回纳，避免腹腔内污染，应进行包扎。在脱出脏器上方盖无菌敷料后，用碗状容器扣盖于伤口上方敷料上，预防腹腔内脏器继续脱出，再盖三角巾进行包扎（图 3-46）。

6. 身体异物刺入　　首先应包扎好伤口，妥善固定刺入物后才能搬运。搬运过程中注意保持平稳，避免震动、碰撞、挤压患处，防止刺入物脱出或继续深入。如刺入物暴露部分过长，应有专人固定保护刺入物。

四、注意事项

1. 根据患者伤情和环境选择合适搬运方法和体位。
2. 搬运时动作轻巧，固定牢固可靠，相互配合，防止再损伤。
3. 搬运过程中要密切观察患者的病情变化，做好基础护理，并做好记录。
4. 搬运危重患者时，要随时做好抢救准备。

考点：特殊患者的搬运方法

案例 3-1 分析

　　针对该患者的伤情，主要有以下现场急救内容：现场评估、紧急呼救、检伤、分类、摆好体位、去除或松解衣物、维持呼吸功能、维持循环功能、建立静脉通道、创伤救护、分流。

┃ 小结 ┃

　　基本救护技术是指对急、危、重症伤病员实施现场基本医疗救护。本章主要阐述了现场救护基本操作方法及注意事项。多发伤患者的现场救护应遵循的原则：先救命后治伤；先治内伤，后治表浅伤；先治头胸腹伤，后治四肢脊柱伤；先治软组织伤，后治骨骼伤（或同时进行）；先多科联合抢救，后专科细治。现场救护主要的内容包括：现场评估、紧急呼救、检伤、分类、摆好体位、去除或松解衣物、维持呼吸功能、维持循环功能、建立静脉通道、创伤救护、分流。创伤止血、包扎、固定和搬运在现场救护中非常重要，是有效防止伤口继续出血、保护创口，防止再损伤，应熟练掌握各项操作方法。快速、安全、准确的现场救护，使伤病员得到进一步的救治，对提高抢救成功率起着重要的作用。

自测题

A₁ 型题

1. 现场救护的原则不包括（　　）
　A. 立即使患者脱离险区
　B. 先救命后治病
　C. 争分夺秒，就地取材
　D. 保留离断的肢体和器官
　E. 危重患者的监护与治疗

2. 我国城市急诊中心专线电话为（　　）
　A. 110　　　　B. 120　　　　C. 112
　D. 911　　　　E. 119

3. 担架在行进途中应（　　）
　A. 伤员头部在左，下肢在右
　B. 伤员头部在右，下肢在左
　C. 伤员头部在后，下肢在前
　D. 伤员头部在前，下肢在后
　E. 伤员头部在上，下肢在下

4. 在现场救护时，危重患者用何种颜色标识（　　）
　A. 黄色　　　　B. 黑色　　　　C. 红的
　D. 蓝色　　　　E. 绿色

5. 用于临时止血的方法（　　）
　A. 指压止血法　　　　B. 加压包扎止血法
　C. 橡胶止血带止血法　D. 气压止血带止血法
　E. 填塞止血法

6. 小腿绷带包扎的方法是（　　）
　A. 环形包扎法　　　　B. 螺旋反折包扎法
　C. 蛇形包扎法　　　　D. 螺旋形包扎法
　E. "8" 字形包扎法

7. 脊柱骨折患者的搬运方法正确的是（　　）
　A. 用软担架搬运
　B. 三人平托放于硬板搬运
　C. 二人抱持搬运
　D. 一人抱持搬运
　E. 一人背负搬运

8. 关于止血带的使用，下列哪项不正确（　　）
　A. 止血带应设在出血的近心端
　B. 上止血带前放置垫片
　C. 转运前应在转送卡上写明止血时间
　D. 上肢止血最好放在上臂中 1/3 处
　E. 下肢止血最好放在大腿中部

9. 骨折现场急救错误的是（　　）
　A. 重点检查有无内脏损伤
　B. 开放性骨折应现场复位
　C. 取清洁布类包扎伤口
　D. 就地取材，固定患肢
　E. 平托法搬运脊柱骨折患者

A₂ 型题

10. 患者，男性，30 岁，不幸遭遇车祸，救护人员检查时发现患者出现窒息，腹部内脏脱出，股骨开放性骨折，血压 60/40mmHg，脉搏细弱。首先应处理（　　）
　A. 先抢救休克　　　　B. 紧急送往医院
　C. 先抢救窒息　　　　D. 先抢救开放性骨折
　E. 先抢救腹部内脏脱出

11. 患者，男性，20 岁，与他人打架时被刀砍伤左上臂，鲜血喷涌而出，如果你在现场，首先应（　　）
　A. 尽快将患者送至医院手术止血
　B. 补液输血
　C. 找带状物作止血带使用
　D. 抬高患肢
　E. 加压止血

A₃/A₄ 型题

患者，女性，35 岁，因车祸致腹部开放性损伤，部分小肠外露。

12. 如果你是目击者，首先应如何处理（　　）
　A. 马上报警　　　　B. 马上拨打 "120"
　C. 大声呼救　　　　D. 拦截车辆
　E. 等待医生到来

13. 急救人员现场紧急救护措施正确的是（　　）
　A. 将肠管还纳于腹部
　B. 用清洁布加压包扎
　C. 用手堵住肠管，防止继续脱出
　D. 用大块清洁布覆盖，并加压保护
　E. 敞开伤口，等待送往医院处理

14. 搬运过程中应采取的体位是（　　）
　A. 俯卧位，下肢屈曲　　B. 蹲位
　C. 侧卧位，下肢屈曲　　D. 仰卧位，下肢屈曲
　E. 俯卧位，下肢抬高

（项　彬）

第4章 医院急诊科（室）

急诊科是医院急症诊疗的首诊场所，也是社会医疗服务体系的第二个环节。急诊科实行24小时开放，承担来院急诊患者的紧急诊疗服务，急诊科医疗急救应当与院前急救有效衔接，并与紧急诊疗相关科室的服务保持连续与畅通，保障患者获得连贯医疗的可及性。

 案例 4-1

患者，男性，52岁，上班途中突然倒在地上，一名护士经过立刻上前大声呼叫，没有反应，护士马上用手摸患者的颈动脉，无搏动，将耳贴近患者鼻孔发现无呼吸。立即心肺复苏，院前急救之后，将患者快速安全地送到急诊室。

请问：

如何安排患者进入急救绿色通道？

第1节 急诊科（室）设置与任务

我国医院急诊科（室）的组建始于20世纪80年代初。一般情况下，500张床位以下的医院设急诊室，500张床位以上的医院应设急诊科。急诊科的面积应与全院总床位数及急诊就诊总人数成合理的比例。对急诊患者实行分科式救治，集中式抢救、监护、留观，好转或病情稳定后酌情收入院。

一、急诊科（室）设置

（一）布局原则

1. 急诊科应当设在医院内便于患者迅速到达的区域，并邻近大型影像检查等急诊医疗依赖较强的部门。

2. 急诊科入口应当通畅，设有无障碍通道，方便轮椅、平车出入，并设有救护车通道和专用停靠处；有条件的可分设普通急诊患者、危重伤病患者和救护车出入通道。

3. 医疗区和支持区应当合理布局，有利于缩短急诊检查和抢救距离半径。就诊程序合理、便捷，内部单元安排既要考虑医疗护理工作流程，也要考虑人员的有效利用，如分诊、抢救室、治疗室应毗邻；抢救室、留观室与医护办公室应相近，以便对患者的病情观察；分诊挂号处、交费处、取药房应分开，因此三处为急诊科人流集中点。

4.急诊科应当有醒目的路标和标识，以方便和引导患者就诊，与手术室、重症医学科等相连接的院内紧急救治绿色通道标识应当清楚明显。在医院挂号、化验、药房、收费等窗口应当有抢救患者优先的措施。

5.急诊科应当明亮，通风良好，候诊区宽敞，就诊流程便捷通畅，建筑格局和设施应当符合医院感染管理的要求。

6.儿科急诊应当根据儿童的特点，提供适合患儿的就诊环境，设有单独的出入口，避免交叉感染。急诊传染隔离病房独立成区。

7.急诊科应当设有急诊通讯装置（电话、传呼、对讲机）。有条件的医院可建立急诊临床信息系统，为医疗、护理、感染控制、医技、保障和保卫等部门及时提供信息，并逐步实现与卫生行政部门和院前急救信息系统的对接。

（二）基础设施与布局

急诊科应当设医疗区和支持区。医疗区包括分诊处、就诊室、治疗室、处置室、抢救室和观察室，三级综合医院和有条件的二级综合医院应当设急诊手术室和急诊重症监护室；支持区包括挂号、各类辅助检查部门、药房、收费等部门。

1. 医疗区

（1）预检分诊处：设在急诊科入口明显位置，它是急诊患者就诊的第一站（图4-1）。应配备以下设施：

1）各种书写表格、常规化验单、患者就诊单、患者登记本。

2）各种检查用物如血压计、听诊器、手电筒、体温表、检查床、候诊椅、平车、轮椅、常规化验用品等。

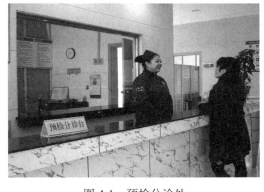

图4-1 预检分诊处

3）通讯设备如电话机、对讲机，有条件的医院可装闭路电视装置，持续显示抢救患者的情况和各科室的工作状态。另外要有一定数量的洗手消毒设备。

（2）就诊室：急诊室设内科、外科、小儿科、妇产科、耳鼻喉科、口腔科、皮肤科等诊室。急诊室的医师由专职和各科派值班医师轮流相结合。室内设施有诊察床、桌、椅，按各专科特点备齐急诊需用的各科器械和抢救用品，做到定期清洁消毒和定期检查。

（3）抢救室：设在邻近急诊分诊处，应有足够的空间，充足的照明及各种疾病的抢救程序示意图。综合大型抢救室面积应在 $50m^2$ 以上，以便同时抢救多名患者；有条件的医院可设立各专科小型抢救室，如洗胃抢救室、脑血管病抢救室、心血管病抢救室、外科创伤抢救室等。根据需要设置相应数量的抢救床，每床净使用面积不少于 $12\ m^2$。抢救床最好是多功能的，可移动、可升降，每床配有环形静脉输液架，帷帘，床头设中心给氧装置、中心吸引装置。抢救室内应当备有急救药品、器械及监护抢救设备等，并应当具有必要时施行紧急外科处置的功能（图4-2）。

（4）治疗室和处置室：设在邻近护士站或在诊室中央，方便进行各种护理操作。包括准备室（或药液配置室）、注射室、处置室、急诊输液室。处置室是医护人员使用后的物品及一次性物品集中处理的地方。

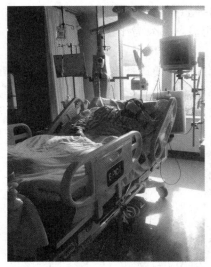

图 4-2　抢救单元

考点：急诊科留观室留观时间

（5）清创缝合室和急诊手术室：清创缝合室紧靠外科诊室，分清洁区、污染区，分医护人员入口、患者入口，入口处设洗手设备，挂有明显标志。内设诊查床、清创台。急诊手术室应邻近急诊抢救室或外科诊室，从外到内分为处置室、手术室、器械敷料室三部分。一般可设 1～2 个手术间，用于外科急诊危重患者，经抢救和初步处理后，生命体征仍不稳定而且随时有生命危险者，如严重胸腹外伤、腹内主要脏器破裂、重度颅脑外伤、粉碎性骨折、重度休克、血管外伤等。

（6）留观室：短时间内不能明确诊断，需较长时间治疗，病情较重需继续观察以明确诊断者或抢救处置后需要等待床位进一步住院治疗的患者，收入急诊留观室，一般留观 24 小时，不得超过 72 小时，平均不能超过 48 小时。护理工作程序大致同医院内普通病房，如建立病历、医嘱本、病室报告和护理记录，对患者采取分级管理和晨晚间护理制度等。急诊科应当根据急诊患者流量和专业特点设置观察床，观察床数量根据医院承担的医疗任务和急诊患者量确定。

（7）急诊重症监护室（Emergency Intensive Care Unit，EICU）：EICU 收治急诊科抢救后，病情危重需要住院进一步监护治疗的患者，一般设置 6～8 张监护床，三级甲等医院设置 8～10 张床位，其中设置 1～2 个独立的隔离监护病室。由专职医护人员对危重患者进行连续监护和强化治疗。

（8）隔离室：遇有疑似传染病患者，护士应及时通知专科医生到隔离室内诊治，患者的排泄物要及时处理。凡确诊为传染病的患者，应及时转送入传染病科或传染病院诊治。

（9）洗胃室：用于中毒患者洗胃、急救，室内备有洗胃机 2 台，以备洗胃机故障时能替换进行。

2. 支持区　在医院门诊停诊时，急诊科就像小医院，所以，要配备齐全，才能运作顺畅良好。在设置布局时，对比较大的辅助科室最好采取门急诊共用的原则，使资源充分利用。

（1）急诊医技部门：24 小时值班，包括急诊药房、急诊检验室、急诊超声室、急诊 X 线室和急诊 CT 室等。

（2）辅助支持部门：急诊挂号室、急诊收费处、急诊住院处、警卫室等部门。目前已经有部分医院对急诊的后勤实行社会化管理，导医、保洁、运送及物品的传递等杂物工作，由经过培训的非医务人员完成，减轻急诊医务人员的工作负担，提高患者满意度。

（三）急救绿色通道

急救绿色通道即急救绿色生命安全通道，是指医院为危急重症患者提供高效快捷的服务系统（图 4-3）。进入急救绿色通道，一律实行优先抢救、优先检查和优先住院的原则，医疗相关手续按情况补办。

1. 急诊绿色通道救治范围及重点病种

需要进入急救绿色通道的患者指在短时间内发病，所患疾病可能在短时间（6 小时）内危及生命的各种危重症，需立即抢救的患者和"三无"人员。病种分类如下：

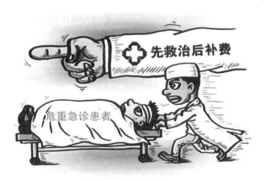

图 4-3　急救绿色通道

（1）创伤急救绿色通道：急性创伤引起的体表开裂出血、开放性骨折、内脏破裂出血、颅脑出血、高压性气胸、眼外伤、气道异物、急性中毒、电击伤等及其他可能危及生命的创伤、重度休克、急性颅脑损伤。

（2）心脑血管绿色通道：急性心肌梗死、急性心力衰竭、急性脑卒中、各种昏迷。

（3）妇产科绿色通道：宫外孕大出血、产科大出血。

（4）其他危及患者生命的绿色通道：急性呼吸衰竭、急性肺水肿、急性肺栓塞、大咯血、严重哮喘持续状态、消化道大出血、重症酮症酸中毒、甲亢危象等。

 链接

"三无"患者

"三无"患者是指无身份（姓名和居住地）、无家属或单位、无经济来源的患者。主要包括以下三类：一是流落街头的盲流、乞丐、智障患者、精神患者等；二是群众拨打"120"急救电话的突发急症的患者；三是交通事故中受伤的患者。

2. 急救绿色通道的硬件要求

（1）方便有效的通讯设备：根据地区不同情况，选用对讲机、有线或移动电话、可视电话等通讯设备，设立急救绿色通道专线，不间断地接收院内、外的急救信息。

（2）急救绿色通道流程图：在急救大厅设立简单明了的急救绿色通道流程图，方便患者及家属快速进入急救绿色通道的各个环节（图 4-4）。

（3）急救绿色通道的醒目标志：急救绿色通道的各个环节，包括预检台、抢救通道、抢救室、急诊手术室、急诊药房、急诊影像中心、急诊化验室、急诊留观室和急诊输液室等均应有醒目的标志，可采用绿色或红色的标牌和箭头。

（4）急救绿色通道的医疗设备：一般应备有可移动的推车或床、常规心电图机、可充电或带电池的输液泵、多导监护仪（手提式更便捷）、气管插管设备、固定和移动吸引设备、简易呼吸囊、面罩、除颤起搏设备、机械通气机等。

3. 急救绿色通道的人员要求

（1）急救绿色通道的各个环节人员均应能熟练胜任各自工作，临床人员必须有 3 年以上的急诊工作经验。

（2）急救绿色通道的各个环节 24 小时均有值班人员，随时准备投入抢救，并配备 3～4 名护士协助工作。院内急会诊 10 分钟内到位。

（3）设立急救绿色通道抢救小组。

（4）急救绿色通道的各个环节人员应定期进行座谈协商，探讨出现的新问题及解决办法，不断完善急救绿色通道的衔接工作。

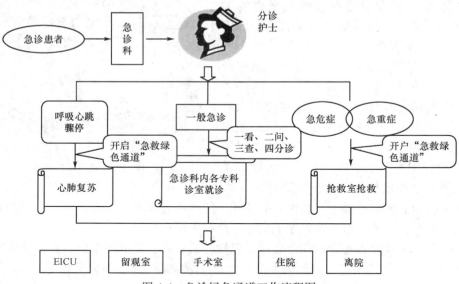

图 4-4　急诊绿色通道工作流程图

4. 急救绿色通道的相应制度

（1）优先制度：凡进入急诊科的患者，应无条件进行生命支持抢救。对绿色通道患者，实行优先抢救、检查和治疗，按急需先用药，后付款，一切手续由护理员负责或协助家属办理。

（2）护送制度：凡"110"或救护车送入院的急危重患者，因无家属在场或费用困难，先填写绿卡，报医务处或总值班室及时办理有关手续。医护人员应及时做好费用催交。

（3）记录制度：纳入急救绿色通道的患者应有详细的登记，包括姓名、性别、年龄、住址、就诊时间、生命体征情况、陪护人员及联系电话和初步诊断等。患者的处方、住院单、辅助检查申请单等单据上须加盖"急救绿色通道"的标志，保证患者抢救运输的畅通。

（4）交接制度：绿色通道患者经急诊抢救后，病情相对稳定，需要住院者，由护理员协助办理住院手续，并由医护人员护送，同时做好交接手续。

案例 4-1 分析

院前急救之后，将患者快速安全地送到急诊室，实行优先抢救、优先检查、优先治疗，按急需先用药，后付款，一切手续由护理员负责或协助家属办理，并由医护人员护送，同时做好交接手续。

二、急诊科（室）任务

1. 急诊接诊　急诊科 24 小时随时应诊，急诊护士负责接收、预检分诊、参与治疗和护理就诊的患者。分诊到急诊科就诊的各种患者，经分诊评估后，分出急诊、非急诊；危重、非危重患者，给予分级处理，分区救治，做到迅速、合理、有效。

2. 急诊急救　急诊护士应与医生密切配合，组织人力、物力进行及时、有效的抢救。

（1）负责对急诊和院外转送到急诊科的危重患者的抢救工作：随时投入抗休克、心肺复苏等生命器官的支持与保护的救治与监护，必要时在急诊科进行急诊手术抢救生命。

（2）承担灾害、事故的急救工作：当突发事件或自然灾害发生时，医护人员尽最大的努力参加有组织的救护活动，第一时间前往事件现场。必要时将"流动急诊室"搬到患者身边进行现场救护。同时参与医疗护送，安全有序地送达医疗单位。

（3）院前急救与院内院间转送：一些地区的急诊科作为"120"急救中心归宿的急救站，承担着随时接受"120"急救中心调度，开展院前急救工作；急诊患者经初步处理后，负责转送到 ICU、手术室、各专科等区域；需要转外院的患者，要负责与对方医院联系，妥善安排，做到无缝对接，确保安全。

3. 培训与教学 建立健全各级各类急诊人员的岗位职责、规章制度和技术操作规程。对医护人员进行专业培训，对非专业人员普及急救与自救知识。

4. 科研 积极开展有关急症病因、病程、机制、诊断、治疗及护理方面的研究工作，提高急诊急救质量。

第2节 急诊科（室）护理工作

一、急诊科（室）护理工作特点

1. 急 急诊患者发病急、变化快。因此，急诊护理工作要突出一个"急"字，必须分秒必争，迅速处理，争取抢救时机。

2. 忙 急诊患者来诊时间、人数及危重程度难以预料，随机性大，可控性小，尤其是发生意外灾害、事故、急性中毒、传染病流行时，更显得工作繁忙。因此，平时要做到既有分工，又有合作。遇成批伤病员时，要有高效能的组织指挥系统和协调体制，使工作忙而不乱。

3. 杂 急诊患者病种复杂，还常遇有传染患者及"三无"患者，也有涉及法律与暴力事件的患者，与其他部门相比，工作复杂。因而，急诊护士要有管理协调能力，才能使复杂的工作变得有序。

二、急诊科（室）护理工作要求

1. 抢救组织严密 护理人员应有良好的医德和献身精神，严格遵守各项规章制度，必须坚守岗位，不得擅离职守，遇有特殊情况立即通知上级领导及相关科室，组织与协调人员积极进行抢救，真正做到人在其位，各尽其责。

2. 提高抢救效率 急诊科的"效率"包括时间效率与抢救成功率。时间就是生命，作为医护人员都应有严格的时间概念，诸如医护人员的接诊时间，值班护士通知医生时间、抢救开始时间、进行治疗处理时间、留观后确诊时间、转入院时间及患者死亡时间等。时间长短是评价工作效率，医护质量和管理水平的重要标志之一。

3. 分诊迅速准确 分诊护士应具有多专科疾病的医疗护理知识，疾病发展的预见能力，要掌握急诊分诊标准，分诊准确率应≥95%，抢救准确率应为100%，并认真登记统计，如有传染病患者应及时通报，并应采取相应的消毒隔离措施。

4. 记录完整规范 抢救记录是检查急救工作，总结经验，甚至是涉及法律纠纷的依据，是急诊医疗、护理、教学、科研的宝贵资料。各种抢救记录、表格、病历等应记录及时、准确、真实、完整、内容简明扼要、应用医学术语确切、文笔流畅、字迹工整、书写后不应删改，医生、护士均要签全名，在救治过程中，每一项工作都要准确记录时间，病情变化，用药反应等。

5. 器材药品完备 急诊科所有的抢救仪器设备，药品要时刻保持性能良好、齐全、有固定的存放位置，处于备用状态，要严格执行交接班制度，不准随意外借挪用，并定时检查维修和及时领取补充药品。

三、急诊科（室）护理工作程序

急诊护理工作流程分为接诊→分诊→处理三部分（图4-5）。

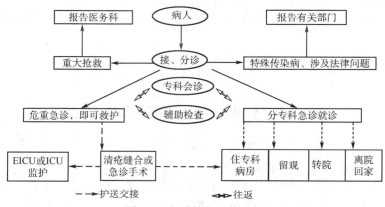

图 4-5　急诊护理工作流程

案例 4-2

患者，男性，32 岁，10 分钟前在下班途中左上胸部被汽车撞伤，路人将其送往急诊科。痛苦状，呼吸急促，伴口唇青紫，气管移向右侧，左胸廓饱满，呼吸运动较右胸弱。

请问：

按照预检分诊流程，如何安排患者就诊区域及顺序？

（一）急诊护理工作流程总则

1. 主动接诊 预检护士对到达急诊科的患者要热情接待，快速接诊就位。一般急诊患者可坐着候诊，对危重患者应根据不同病情合理安置体位。如果由救护车等运输工具送来的急诊患者，应主动到急诊室门口接应，并与护送人员一起将患者搬运到合适的位置。

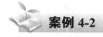 **链接**

"三无"急诊患者的接诊与处理程序

①积极做好接诊工作："三无"患者就诊时，急诊科接诊护士应仔细询问并记录送诊人员患者的基本情况，应及时采取相关的诊疗措施并及时完成相关的医疗文书书写。②采取及时有效的抢救措施、保障患者的生命安全。③仔细收集线索、寻找患者家属。

④积极协调医院各科室的关系、开辟绿色通道。⑤加强与社会有关部门的联系、妥善安置患者。

2. 迅速分诊　分诊是指对来院急诊就诊患者进行快速、重点地收集资料，并将资料进行分析、判断，分类、分科，同时按轻、重、缓、急，安排就诊顺序，同时登记入册（档），时间一般应在1分钟内完成。对危重患者，应做到"即进即评估"即患者进入急诊分诊或抢救室，护士应立即进行评估。分诊护士采取初级评估方法筛选出一级、二级患者，立即分诊到红区就诊。快速评估遵循A－B－C－D－E顺序，即：A（气道）、B（呼吸）、C（循环）、D（神经功能损伤）、E（暴露）顺序。

（1）资料收集。

（2）分诊技巧：临床上将常用分诊技巧概括为分诊公式，由于公式易记，实用性强，所以较常用。常用的如下：

1）SOAP公式

S（subjective，主观感受）：收集患者的主观感受资料，包括主诉及伴随的症状。

O（objective，客观现象）：收集患者的客观资料，包括体征及异常征象。

A（assess，估计）：将收集的资料进行综合分析，得出初步判断。

P（plan，计划）：根据判断结果，进行专科分诊，按轻、重、缓、急有计划地安排就诊。

2）PQRST公式：适用于疼痛的患者。

P（provoke，诱因）：疼痛发生的诱因及加重与缓解的因素。

Q（quality，性质）：疼痛的性质，如绞痛、钝痛、电击样、刀割样、针刺样、烧灼样等。

R（radiate，放射）：有否放射痛，向哪些部位放射。

S（severity，程度）：疼痛的程度如何，若把无痛到不能忍受的疼痛用1～10的数字来比喻，相当于哪个数的程度。

T（time，时间）：疼痛开始、持续、终止的时间。

3）CRAMS评分：CRAMS评分是主要采用循环、呼吸、运动、语言4项生理变化加解剖部位的一种简易快速、初步判断伤情的方法。为便于记忆，以CRAMS代表（表4-1）。

（3）分类：根据卫计委发布的《急诊患者病情分级试点指导原则（征求意见稿）》，拟根据病情危重程度判别及患者需要急诊资源的情况，将急诊医学科从功能结构上分为"三区"，将患者的病情分为"四级"，简称"三区四级"分类。

1）分级：根据患者病情评估结果进行分级，共分为四级。1级濒危患者，病情可能随时危及生命，需立即采取挽救生命的干预措施，急诊科应合理分配人力和医疗资源进行抢救；2级危重患者，病情有可能在短时间内进展至1级，或可能导致严重致残者，应尽快安排接诊，并给予相应处置及治疗，需要立即提供平车和必要的监护设备；3级急症患者，患者目前明确没有在短时间内危及生命或严重致残的征象，应在一定的时间段内安排患者就诊；4级非急症患者，患者目前没有急性发病症状，无或很少不适主诉，且临床判断需要很少急诊医疗资源的患者。

表 4-1　CRAMS 评分

名称	项目	得分	备注
C（circulation，循环）	毛细血管充盈延迟和收缩压		每项正常记 2 分，轻度异常记 1 分，严重异常为 0 分，总分值 8 为重伤。CRAMS 记分是总分越小，伤情越重
	＞ 100mmHg	2	
	85 ～ 99mmHg	1	
	＜ 85 mmHg	0	
R（respiration，呼吸）	正常	2	
	急促、浅或呼吸频率＞ 35 次 / 分	1	
	无自主呼吸	0	
A（abdomen，腹胸部）	无压痛	2	
	有压痛	1	
	肌紧张、连枷胸或有穿通伤	0	
M（motor，运动）	运动自如	2	
	对疼痛有反应	1	
	无反应或不能动	0	
S（speech，语言）	正常	2	
	谵妄	1	
	讲不清完整的词语	0	

　　2）分区：从空间布局上将急诊诊治区域分为三大区域：红区、黄区和绿区。红区即抢救监护区，适用于 1 级和 2 级患者处置，快速评估和初始化稳定；黄区即密切观察诊疗区，适用于 3 级患者，原则上按照时间顺序处置患者，当出现病情变化或分诊护士认为有必要时可考虑提前应诊，病情恶化的患者应立即送入红区；绿区即 4 级患者诊疗区。

　　急诊患者病情分级及分区见表 4-2。

表 4-2　急诊患者病情分级及分区

级别	病情严重程度	范围要求	分区	区域
1 级	A 濒危患者	如果得不到紧急救治，很快会导致生命危险，如无呼吸 / 无脉搏者、持续严重心律失常、急性意识障碍，重度创伤大出血、重度中毒等	红区	复苏室或抢救室
2 级	B 危重患者	来诊时呼吸循环状况尚稳定，但其症状的严重性需要很早就引起重视，患者有可能发展为 1 级，如急性意识模糊 / 定向力障碍、复合伤、心绞痛、严重骨折、开放性创伤等。严重影响患者自身舒适感的主诉，如严重疼痛，也属于该级别	红区	抢救室
3 级	C 急症患者	病情进展为严重疾病和出现严重并发症的可能性很低，也无严重影响患者舒适性的不适，如高热、寒战、呕吐、闭合性骨折等，需要急诊处理缓解患者症状。在留观和候诊过程中出现生命体征异常者，病情分级应考虑上调一级	黄区	急诊各诊室
4 级	D 非急症患者	没有急性发病症状，无或很少不适主诉，且临床判断需要很少急诊医疗资源者，如轻度发热、皮疹等	绿区	急诊各诊室或普通诊室

3. 及时处理 处理是将进入急诊室的患者，经评估分诊后，根据不同的病种和病情，给予及时、合理的处置。

> **案例 4-2 分析**
>
> 患者左上胸部被汽车撞伤，送往急诊科。按照主动接诊，迅速分诊、及时处理的急救护理工作流程总则，进行救治。经评估查体：血压下降，脉搏细速，呼吸紧迫加重，立即提供平车和必要的监护设备，安排至红区抢救室。

（二）急诊护理工作流程细则

1. 预检分诊护理工作流程 急诊预检分诊是指医护人员对到达医院急诊科的急诊患者，以最短的时间，用最精湛的医护技术，迅速对患者的病情做出一个较明确的判断。

（1）一般急诊的预检分诊：患者到达急诊室后，分诊护士通过"一看、二问、三检查、四分诊"对患者的病情及所属专科进行初步的判断，指引患者到适宜的专科接受诊治。

"一看"：用眼睛直接观察。看患者主诉的症状表现程度如何，还有哪些症状患者未提到，同时注意观察患者的神志是否清醒，面色有无苍白、发绀、颈静脉有无怒张，双侧瞳孔是否等大等圆。

"二问"：通过询问患者、家属、朋友或其他知情人，了解发病经过及当前的病情，适当运用诱导问诊的技巧，以获得最有价值的主诉。

"三检查"：用耳去听患者的呼吸、咳嗽、有无哮鸣音、痰鸣音等；通过鼻的嗅觉，闻患者呼出的气味有无异常，如酒精味、大蒜味、烂苹果味等；通过用手触诊脉搏，了解心率、心律及周围血管充盈度，触摸疼痛的部位，了解疼痛的范围、程度等；检查患者的体温、脉搏、呼吸、血压及各种反射等情况。

（2）危重症急诊的预检分诊：对于病情危急，濒临死亡或需要立即救治的患者"边问、边查、边抢救、边护送"至抢救室，与抢救室医生及护士交接后再返回分诊处进行挂号、报告急诊科主任及相关抢救人员到位，协助患者联系家属或单位等。

2. 急危重症急诊抢救护理工作流程

（1）急危重症患者来诊后，分诊护士立即将患者送入抢救室或手术室。

（2）在医师到达之前，立即实施抢救流程护理常规，做好吸氧、吸痰、建立静脉通道、气管插管、人工呼吸、胸外按压、除颤等。

（3）协助医师做好进一步生命支持的抢救工作，完成必要的各项辅助检查工作。

（4）协助急诊抢救指挥系统通知有关人员，并协助各科进行抢救。

（5）及时准确记录：记录要及时、详细，时间内容要准确，详细确切记载有关患者及抢救人员到达时间、各项诊断及治疗措施执行时间、出入液量及生命体征等一系列病情变化。在抢救过程中观察、交谈、护理体检，评估患者尚未诊断的潜在生命危险的健康问题。执行口头医嘱时，应复述一次，经二人核对后方可用药，抢救时未开书面医嘱或未做记录，应及时补上。

（6）抢救后根据病情需要送留观室、手术室、ICU病房等继续治疗。

3. 留观患者护理工作流程 与临床病房住院患者护理工作流程相同。

4. ICU患者护理工作流程 详见第6章。

护考链接

急诊护士在配合抢救过程中错误的是（　　）

A. 医生到达前应根据病情进行紧急处理开放静脉通道

B. 做好抢救记录

C. 口头医嘱复述一遍后即可执行

D. 各种抢救药品空安瓿经两人检查、记录后再丢弃

E. 输液瓶用后统一放置，便于查对

答案：C

分析：护士在医生未到达前，应根据病情进行分析判断，立即实施抢救流程护理常规，做好吸氧、吸痰、建立静脉通道、气管插管、人工呼吸、胸外按压、除颤等。执行口头医嘱时，应复述一次，经二人核对后方可用药，抢救时未开书面医嘱或未做记录，应及时补上。各种抢救药品空安瓿经两人检查、记录后再丢弃，输液瓶用后统一放置，便于查对。

链接

院内急救流程接听出诊电话记录内容规定

①伤病员的姓名、性别、年龄。②发生的地点。③用于求救的电话号码。④发生了什么事件。⑤需要救治伤病员的人数。⑥伤病员的情况。⑦正在给伤病员进行何种治疗（CPR或 AED）。⑧其他出诊人员需要的信息。

（三）急诊护理程序

1. 护理评估　①了解主诉。②评估与处理危及生命的问题。③评估上述问题出现能引起的原因。

2. 护理诊断（表4-3）

表4-3　急诊护理诊断

护理诊断	相关原因
1.组织灌注量改变	与大量失血、严重感染中毒、心肌梗死所致的心排血量减少有关。表现为脉搏细数、血压下降、尿量减少、面色苍白、四肢发凉等
2.体温调节无效	与严重疾病、创伤、下丘脑损伤等有关。体温的波动在正常范围之上或之下
3.清理呼吸道无效	与气管、支气管、肺部感染、分泌物不易排出有关。表现为痰多、咳嗽伴气促、口唇和指（趾）端发绀、鼻翼扇动、三凹征、烦躁不安等
4.低效性呼吸型态	与神经肌肉损伤、疼痛、肌肉骨骼受损有关。表现为呼吸困难、震颤、动脉血气分析异常、发绀、咳嗽、鼻翼扇动、胸廓前后径增加、使用辅助呼吸肌等
5.不能维持自主呼吸	与呼吸肌疲劳有关。表现为呼吸困难、烦躁不安、潮气量减少、心率增快、血氧分压下降、二氧化碳分压上升、血氧饱和度下降等
6.有窒息的危险	与意识障碍、无力咳嗽、咯血不畅，血液阻塞喉头、气管有关
7.有误吸的危险	与意识水平降低、咳嗽、吞咽和呕吐反射减弱，胃肠道分泌物、口咽分泌物吸入气管有关
8.组织完整性受损	与化学、温度、机械、放射线等损伤有关。表现为皮肤、黏膜、皮下组织等受到损伤或破坏

续表

护理诊断	相关原因
9. 有皮肤完整性受损的危险	与温度过高或过低、化学物质、机械因素、排泄物或分泌物刺激、营养状况异常等有关
10. 疼痛	与生物、化学、物理、心理等因素损伤有关。表现为痛苦面容、呻吟、烦躁不安等
11. 焦虑	与受疾病的威胁或害怕死亡、损伤性检查、手术和各种治疗措施等有关。表现为忧郁、害怕、坐立不安、失眠等
12. 恐惧	与身体部分功能丧失、疾病或死亡的威胁等有关。表现为恐怖、受惊、畏惧感等

3. 护理目标　①防止病情恶化。②消除引起并发症的因素。③消除心理不良反应。④缓解疼痛不适。⑤增进卫生保健知识。

4. 护理措施　护士应根据护理诊断或问题，立即制订急救护理方案，对现存的健康问题施行相应的急救护理措施：①配合抢救治疗。②病情观察。③疾病护理。④心理护理。⑤保健指导。

5. 护理评价　效果评价：①病情及时缓解，症状减轻。②患者能较快适应角色的转变，身心得到休息。③患者获得有关疾病的预防保健知识。

评价急救护理效果，如果已达到预期目标，应终止护理程序。未达到目标，因寻找原因，找出问题再评估、诊断、修改计划、再实施、评价，直到达到目标。

（四）急诊科的健康教育

1. 健康教育的方法

（1）随诊教育：护士在诊疗护理操作时，就患者及家属关心的问题或需要他们注意的问题，给予简洁、明了的解释、指导或安慰,这种教育方法具有很好的随机性和针对性。

（2）咨询教育：在详尽地掌握了自己责任区内患者的情况后，就患者或家属应该掌握的相关知识做好认真准备，当患者或家属提出问题时，能正确、圆满地解答和指导。

2. 健康教育处方　健康教育处方是以护理医嘱（护嘱）的形式提供有关疾病的预防保健资料，对患者的生活和行为方式给予的书面指导。

健康教育处方的内容包括：① 该疾病的预防知识。② 该疾病的用药知识。③ 该疾病的急救知识。④ 该疾病的康复知识。⑤ 该疾病的心理卫生知识及就诊（或复诊）知识。

第3节　急诊科（室）管理

一、急诊科（室）人员管理

（一）急诊科人员组成

急诊科应当根据每日就诊人次、病种和急诊科医疗和教学功能等，配备医护人员。包括：主任、副主任、主任医师、住院医师；护士长、护师、护士；卫生员、担架员、安全保卫人员及有关医技、辅助科室人员。

1.急诊科应当有固定的急诊医师和护士，且不少于在岗医师、护士的75%，医师、护士梯队结构合理。同时配备一定数量的导诊员，为患者提供系列服务，如接诊、送诊、陪护做超声、X线及CT等辅助检查、送取化验标本等。

2. 各临床科（室）选有一定临床经验和技术水平较高的医师、护士担任急诊科工作，实习医生和实习护士不能单独值急诊班，获得本院处方权的进修医师在科主任批准后方可参加值班。

3. 急诊医师、护士应当具有 3 年以上临床工作经验，经规范化培训合格，掌握急诊、危重症患者的急救技能，常见急救操作技术的配合及急诊工作内涵与流程。

4. 定期接受急救技能的再培训，再培训间隔时间原则上不超过 2 年。

5. 护士长负责本科的护理管理工作，是本科护理质量的第一责任人。

（二）急救领导小组人员组成

医院还应成立急救领导小组，由院长任组长，成员由医务科主任，各大专科主任、急诊科主任或急诊室负责人、护士长等组成，遇有重大抢救任务时负责领导与协调急救工作。

（三）护理人员的素质要求

医德高尚、业务娴熟、心理健康、身体健康、团队精神。

二、急诊科（室）主要管理制度

（一）急诊科（室）工作制度

1. 对急诊患者应以高度的责任心和同情心，及时、严肃、敏捷地进行救治，急诊抢救患者到院后 5 分钟内开始处置，严密观察病情变化，做好详细记录。

2. 疑难危重患者应立即请上级医师诊治或急诊会诊。

3. 对危重不宜搬动的患者应在急诊室就地组织抢救，待病情稳定后再护送病房。

4. 对立即需要手术的病员应 30 分钟内做好术前准备，及时送手术室施行手术，必要时在抢救室就地施行手术，送手术室的患者，急诊医师应向病房或手术医师直接交班。

5. 急诊室各类抢救药品及器材要准备完善，由专人管理放置固定位置，便于使用，班班检查，及时补充、更换、修理和消毒。

6. 急诊室工作人员必须坚守岗位和做好交接班，严格执行急诊各项规章制度和技术操作规范，建立危重患者抢救技术操作程序。

7. 建立观察病历，开好医嘱，密切观察病情变化及时有效地采取诊治措施，观察时间一般不超过三天。

8. 遇重大抢救，需立即报请科主任和院领导亲临参加指挥，凡涉及法律纠纷的患者在积极抢救的同时，要及时向有关部门报告。

9. 建立查房、学习、传达制度，每天科主任重点查房，主治医师每天查房，值班医师每班查房，值班护士每班检查抢救药品及抢救器械，"五机"即监护仪、呼吸机、除颤仪、洗胃机、心电图机的完好及运转。

（二）急诊首诊负责制度

1. 首诊科室是指患者就诊的第一个接诊科室，该诊室的当班接诊医师即为首诊医师。首诊负责制是指首诊医师不得以任何理由拒诊患者，而应热情接待，详细检查，认真书写病历，并提出诊断和处理意见，并对患者进行施救。

2.确系他科疾病，或紧急会诊确定为他科患者后，首诊科室医师应及时完成所在科室的抢救、病情记录和交接注意事项的记录，向接受科室医师于床旁交接患者。

3.凡遇到多发性外伤或诊断不明的患者，首诊科室和首诊医师应先承担诊治责任，及时邀请有关科室会诊，在未确定接收科室之前，首诊科室和首诊医师要对患者全面负责。

4.患者如确需住院，须待病情稳定、允许转送时，在上级医师指导下，由首诊医师负责安排并与有关科室联系，落实好接收病室。

（三）急诊患者诊治流程的管理制度

1.严格执行首诊负责制，按分诊分类的要求接诊患者，按规定书写急诊病历，及时追踪辅助检查报告，及时完善诊治方案，对留在急诊科观察治疗的患者应进行随诊观察。

2.在患者流量高的时段增加医护人员的人数。

3.医疗抢救设备齐全，并确保能正常使用。

4.相关科室（检验科、放射科、收费处、药房、住院部各临床专科）支持。

5.登记急诊患者的分流去向（离院、留观、住院）。

6.危重患者保存书面交接班记录。

（四）急诊科急危重症优先处置制度

1.建立优先处置通道，符合条件者及时启动优先处置通道。

2.优先处置通道的工作要求及诊疗程序如下：

1）送入急诊抢救室的患者，是否进入优先处置通道，由抢救室的当班医生根据病情决定，凡进入优先处置通道的患者，不需办理挂号、候诊等手续，立即给予抢救，提供全程服务。

2）进入优先处置通道的患者，必须优先诊治和简化手续，各相关科室间要密切配合，相互支持。

3）凡对进入优先处置通道的患者如有发现推诿患者或呼叫不应、脱岗离岗的，除按规定处理外视对患者抢救的影响程度追究责任。

（五）急诊抢救室制度

1.抢救室专为抢救危重患者设置，其他任何情况不得占用，应备危重症抢救流程图。

2.各临床及医技科室，遇有急诊抢救，急检查，急需各种物品，各科应予积极配合。

3.科主任及护长负责组织人员抢救，维持抢救秩序，重大抢救及时向医务科及总值班汇报。

4.值班医生及时询问病情，亲自检查患者，做出初步诊断，进行初步抢救，估计抢救有困难，及时请示二线班医师支援。

5.一切抢救药品、物品、器械、辅料均需放在指定位置，并有明显标记，不准任意挪用或外借。每班核对一次物品，班班交接，做到账物相符。

6.药品、器械用后需及时清理、消毒，消耗部分及时补充。

7.抢救用药及各种医嘱、处理、检查结果，必须由专人做详细记录。

8.抢救工作必须善始善终，抢救结束后，值班医生、护士必须分别总结抢救情况、记入病历，写出抢救小结，并签字。

（六）急诊科（室）请示报告制度

凡有急重患者抢救，要报告科主任，伴下列情况者，必须及时向院领导或有关部门请示报告：

1. 遇有严重工伤、重大交通事故、大批中毒、甲类传染病及必须动员全院力量抢救的患者时。

2. 外宾、高干、著名劳动模范、本院职工的抢救时。

3. 凡有重大手术、重要脏器切除、截肢、首次开展的新手术、新疗法、新技术和自制药品首次临床应用时。

4. 紧急手术而患者的单位领导和家属不在时。

5. 发生医疗事故或严重差错时，损坏或丢失贵重器材，发现贵重药品丢失或成批药品变质时。

6. 收治涉及法律和政治问题及存在争议或不能确诊的患者时。

7. 重大抢救时。

8. 发生患者逃跑、伤人、自杀以及有自杀迹象的患者时。

（七）急诊病历管理制度

1. 急诊科建立病历柜，负责保管急诊病历。

2. 急诊病历档案的保存时间自患者就诊之日起不少于 15 年。

3. 病员出急诊科后，应将病历按出科病历排列顺序理顺放好，不得零乱或散失。

4. 医师按规定格式和要求书写病历及填写首页，办公护士负责装订病历，护士长负责收集、保管病历。主任应对病历记录进行审查、修改、确定等级。

5. 除涉及对患者实施医疗活动的医务人员及医疗服务质量监控人员外，其他任何机构和个人不得擅自查阅该患者的病历。

6. 需复印或复制急诊病历时，按规定办理。

7. 个人不准私自摘抄或复印急诊病历。

三、急诊科（室）设备管理

（一）仪器设备及药品配置基本标准

1. 仪器设备 心电图机、心脏起搏/除颤仪、心脏复苏机、简易呼吸器、呼吸机、心电监护仪、负压吸引器（有中心负压吸引可不配备）、给氧设备（中心供氧的急诊科可配备便携式氧气瓶）、洗胃机。三级综合医院还应配备便携式超声仪和床旁 X 线机。有需求的医院还可以配备血液净化设备和快速床旁检验设备。

2. 急救器械 一般急救搬动、转运器械，各种基本手术器械。

3. 抢救室急救药品 心脏复苏药；呼吸兴奋药；血管活性药、利尿及脱水药；抗心律失常药；镇静药；止痛、解热药；止血药；常见中毒的解毒药、平喘药、纠正水电解质酸碱失衡类药、各种静脉补液液体、局部麻醉药、激素类药物等。

（二）维护与管理

1. 设置医院医疗器械处（科）。定人、定科、定型、定期的负责维修和保养。对急诊室医疗设备有仪器总账，并储存于计算机中。急诊科应设有分账，账目要清楚，账物相符。

2. 一切抢救物品应遵循"五定"，即定数量品种，定点安置，定人保管，定期消毒、灭菌，定期检查维修的原则，一般由一位护士负责管理，按不同仪器管理要求进行每日一次、每周一次、每月一次的清点及检查仪器的运转情况，使之保持在随时备用状态。

考点：抢救物品维护管理原则

3. 新添仪器进行调试合格后方可投入使用，并由设备处与急诊科共同提出"三定标准"（定使用寿命、定收费标准、定使用效率）。

4. 所有贵重仪器设备均应制定出仪器操作规则，写出书面文字卡片，连同使用登记本挂在仪器旁，每次使用时记录开机与停机时间。

5. 操作前先检查仪器运转是否正常，操作中严格执行各项仪器规程，严禁将地线接到水管上，操作后要切断仪器电源，擦拭干净，并进行必要的消毒处理。消毒后及时安装，以备急用。

6. 操作人员应经过培训，正确掌握使用方法、适应证和注意事项，并熟悉仪器的结构和性能，负责日常清洁保养，及时排除故障。未经训练的人员不得随意使用仪器。

7. 医疗设备管理人员要定期检修，尤其是贵重、精密仪器，要及时调整不常使用或需要更新换代的设备，以使所有仪器发挥最大的使用效能。

8. 各类仪器定位放置。保养要做到"五防、一上"，即防潮、防震、防热、防尘、防腐蚀，定期上油，如有腐蚀性溶液粘附在机器上应立即擦拭干净。

链接

急诊科质量控制指标要求

①预检分诊正确率≥95%。②急诊诊断正确率：三级医院≥90%，二级医院≥80%。③危重患者抢救成功率：三级医院≥85%；二级医院≥80%。④病历合格率100%，优良率≥85%，无病历丢失；急危重症抢救记录和监护记录合格率≥95%，医嘱单，护理记录单准确，详细且全面，合格率≥95%。⑤处方合格率达100%。⑥医疗事故零发生。

小结

本章以病案请问引出课题，主要从三个方面介绍了医院急诊科（室）设置及任务、急诊科（室）护理工作、急诊科（室）管理。重点掌握急救绿色通道、急诊护理的工作程序，为步入临床奠定基础。急诊科的主要任务为：接收紧急就诊的各种患者、接收院外救护转送的伤病员、负责对急诊和院外转送到急诊科的危重患者的抢救工作、承担灾害事故的急救工作、开展急救护理的科研和培训。急诊科（室）的护理工作要求：抢救组织严密、提高抢救效率、分诊迅速准确、记录完整规范、器材药品完备。工作流程总则：主动接诊、迅速分诊、及时处理。护理目标主要包括：①防止病情恶化。②消除引起并发症的因素。③消除心理不良反应。④缓解疼痛不适。⑤增进卫生保健知识。护理措施主要包括：①配合抢救治疗。②病情观察。③疾病护理。④心理护理。⑤保健指导。

自测题

A₁型题

1. 急救"绿色通道"的正确概念是（ ）
    A. 实施挂号—就诊抢救—付费—检查处置制度
    B. 实施检查处置—就诊抢救—付费制度
    C. 实施交押金—先抢救—检查处置制度
    D. 实施先挂号后抢救，先抢救后付费的制度
    E. 实行优先抢救、优先检查和优先住院制度

2. 急诊的预检分诊正确方法是（ ）
    A. 一查、二问、三看、四分诊
    B. 一看、二查、三问、四分诊
    C. 一问、二看、三查、四分诊
    D. 一看、二问、三查、四分诊
    E. 一查、二看、三问、四分诊

3. 急救护理措施不包括（ ）
    A. 配合抢救治疗
    B. 病情观察
    C. 疾病护理
    D. 心理护理
    E. 饮食护理

4. 一切抢救物品应做到"五定"，其内容不包括（ ）
    A. 定数量品种
    B. 定点安置，定人保管
    C. 定期消毒，灭菌
    D. 定期检查维修
    E. 定时使用

5. 抢救记录不包括（ ）
    A. 用药执行时间
    B. 人工呼吸执行时间
    C. 患者家属到达的时间
    D. 抢救措施落实的时间
    E. 吸氧执行时间

6. 抢救时口头医嘱处理方法正确的是（ ）
    A. 立即执行
    B. 护士复述一遍后即执行
    C. 待医生写到医嘱单上再执行
    D. 向医生复述一遍，双方确认无误再执行
    E. 须在护士长监督下执行

7. 急诊观察室的护理工作不包括（ ）
    A. 预检分诊
    B. 入室登记
    C. 建立病案
    D. 处理医嘱
    E. 观察病情

8. 大量呕血，送入急诊室，在医生到来之前，值班护士首先应（ ）
    A. 注射镇痛剂
    B. 止血，测血压，建立静脉通路
    C. 给氧
    D. 通知病房，准备床单位
    E. 详细询问呕血发生过程

9. 急诊科留观时间（ ）
    A. 一般留观 12 小时，不得超过 48 小时，平均不能超过 24 小时
    B. 一般留观 24 小时，不得超过 72 小时，平均不能超过 48 小时
    C. 一般留观 36 小时，不得超过 72 小时，平均不能超过 36 小时
    D. 一般留观 48 小时，不得超过 60 小时，平均不能超过 48 小时
    E. 一般留观 60 小时，不得超过 48 小时，平均不能超过 56 小时

（贾丽萍）

5

第5章　心脏骤停与心肺脑复苏

心脏骤停（sudden cardiac arrest, SCA）是指各种原因（如急性心肌缺血、电击、急性中毒等）所致的心脏突然停止搏动，有效泵血功能消失，造成全身循环中断、呼吸停止和意识丧失，引起全身严重缺血、缺氧。心脏骤停是临床最危险的紧急情况，如能及时采取有效的复苏措施，则有可能挽救患者的生命；反之则可导致患者死亡。心脏骤停的严重后果以秒计算，10秒——意识丧失、突然倒地；30秒——"阿-斯综合征"发作；60秒——自主呼吸逐渐停止；3分钟——开始出现脑水肿；6分钟——开始出现脑细胞死亡；8分钟——"脑死亡""植物状态"。

第1节　心脏骤停

 案例 5-1

患者，男性，65岁，于正月初五晨起自觉疲乏无力、心烦、口渴，未加重视。午饭后更觉不适，左胸前区憋闷，左上腹剧烈疼痛，左肩部疼痛。家人急送医院就诊，约15分钟后送至医院急诊科。接诊时发现患者呼吸、心跳停止。立即给予胸外心脏按压、气管插管、气囊辅助呼吸、电除颤及药物复苏等处理，约5分钟后患者自主窦性心律出现，15分钟后自主呼吸出现，约6次/分，约30分钟后呼吸恢复至12次/分以上，心率、血压正常，但仍呈深昏迷状态，四肢神经反射及瞳孔对光反射均消失。

请问：

1. 分析引起该患者昏迷与呼吸心脏骤停的可能原因。

2. 了解开始心肺复苏的时间与复苏成功率的关系。

3. 请熟练说出心肺复苏的抢救环节。

一、心脏骤停的原因

导致心脏骤停的原因是多样的，在整体上可分为两大类（图5-1）。

（一）心源性

因心脏器质性病变所致，如冠心病（最为多见）、心肌炎、心肌病、心瓣膜病、心包填塞、某些先天性心脏病等。

案例 5-1 分析

1. 该患者症状均显示为心脏的器质性病变所引起的心脏骤停，其左胸前区憋闷，左上腹剧烈疼痛，左肩部疼痛均为冠心病部位的疼痛和放射疼痛的表现，因此可以初步判定其心脏骤停的原因。

（二）非心源性

由于其他疾病或因素影响到心脏，如触电、溺水、药物中毒、颅脑外伤、严重电解质与酸碱平衡失调、手术、治疗操作与麻醉意外等。

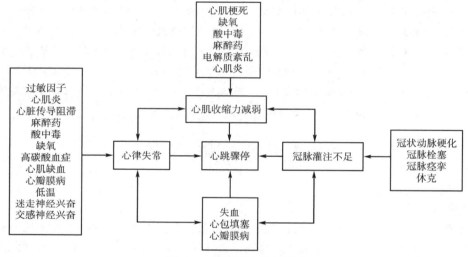

图 5-1　心脏骤停发生原因

二、心脏骤停的类型及心电图特征

根据心脏状态和心电图表现，心脏骤停可分三种类型。

（一）心室颤动

心室颤动（ventricular fibrillation，VF），简称室颤最常见的类型，心室肌发生极不规则、快速而不协调的颤动。心电图表现为 QRS-T 波群消失，代之以大小不等、形态各异的颤动波，频率200～500次/分，是极严重的心律失常（图5-2）。

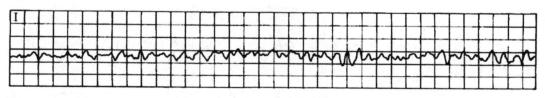

图 5-2　心室纤颤

（二）无脉性室性心动过速（pulseless ventricular tachycardia，PVT 或 VT）

因室颤而猝死的患者，常先有室性心动过速。心电图特征为连续出现 3 个或 3 个以上的室性期前收缩，QRS 波群形态畸形，时限超过 0.12 秒，ST-T 波方向与 QRS 波群方向相反，心室率通常为 100 ～ 250 次 / 分，心律基本规则，但大动脉没有脉搏。

（三）心脏停搏

亦称心室静止（ventricular asystole），心房、心室完全失去电活动能力。心电图显示房室均无刺激波，呈一条直线，或偶见 P 波（图 5-3）。

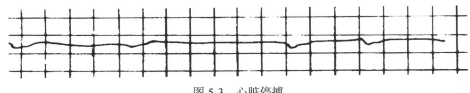

图 5-3 心脏停搏

（四）心电 - 机械分离（electromechanical dissociation）

亦称无脉性电活动（pulseless electrical activity，PRA），是指心肌虽有生物电活动，但无有效的机械活动，断续出现间断而弱的"收缩"。心电图上有间断出现的、宽而畸形、振幅较低的 QRS 波群（图 5-4）。

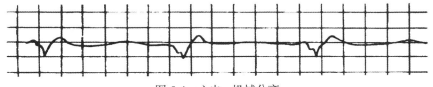

图 5-4 心电 - 机械分离

以上四种类型在血流动力学上有相同的结果，即心脏丧失有效泵血功能，组织无血液灌注。因而临床表现完全相同，患者表现为意识突然丧失，颈动脉、股动脉及肱动脉等大动脉搏动消失，血压测不到。其中以室颤最为常见，室颤多发生于急性心肌梗死早期或严重心肌缺血时，是冠心病猝死的常见原因，可占 60% ～ 80%，但其复苏成功率最高。心脏停搏多见于麻醉意外、外科手术及严重酸碱平衡紊乱等。心电 - 机械分离，多为严重心肌创伤的表现，常为左心室衰竭的终期表现，也可见于张力性气胸和急性心包填塞时。

考点：心脏骤停常见类型

三、心脏骤停的临床表现及诊断

（一）临床表现

1. 清醒患者神志突然丧失或伴有短阵抽搐。

2. 大动脉搏动消失，血压测不出。

3. 呼吸断续，呈叹息样，后即停止，多发生在心脏骤停后 30 秒内。

4. 瞳孔散大，多在心搏停止后 30 ～ 60 秒出现。

5. 心音消失。

6. 面色苍白兼有发绀。

（二）诊断

考点：心脏骤停的诊断

对心脏骤停的诊断必须迅速、果断，最好在 10 秒内完成。当患者神志突然丧失和大动脉（如颈动脉和股动脉）搏动消失时即可诊断心搏停止。一旦诊断明确就应立即投入抢救，不能因听心音、测血压、开放静脉通道等操作而耽误时间，影响抢救效果。

第 2 节　心肺脑复苏

一、急救生存链

急救生存链是以早期监测预防、早期识别及启动紧急医疗服务体系、早期心肺复苏、早期除颤、早期高级生命支持及心脏骤停后护理等五个相互联系的环节组成，环环相扣。其定义了第一目击者（第一反应人）、急救调度、急救服务人员、急救医生和护士作为团队，共同为抢救生命进行有序工作，同时还意味着救护人员在救护过程中所进行重要的治疗，合作和责任感。急救生存链的真正含义是在拯救本身。

不论骤停在何处发生，所有心脏骤停后患者的治疗护理都会汇集到院内，一般在重症监护室提供心脏骤停后的救治。而在汇集到院内之前，这两种情况所需要的架构和流程两大元素大不相同。因而在 2015 心肺复苏指南更新中将急救生存链分为院外急救生存链和院内急救生存链两部分（图 5-5），并对发生地点和抢救流程做出明确的要求。

链接

第一目击者

"第一目击者"，又称为"第一反应人"。现场救护中的"第一目击者"和我们传统意义上的"第一目击者"不同，不是目睹事故发生的人，是指在现场为突发伤害、危重疾病的患者提供紧急救护的人，包括现场伤患者身边的人（亲属、同事、EMSS 救援人员、警察、消防员、保安人员公共场合服务人员等），平时参加救护培训并获取培训相关的证书，在事发现场利用所学的救护知识、技能救助患者。

"第一目击者"是医疗救护群体，需要在大救援观念下建立一个"第一目击者"群体，包括警察、公共场所服务人员、教师、消防员、路人，即全民急救普及。

（一）院外急救生存链

我国院外心脏骤停生存率极低（2% 以下），正是由于我们前几个环节极度缺乏，不能识别心脏骤停、不会不敢心肺复苏、社区或公众场所没有除颤仪可以使用，只是拨打电话后等候急救车，使患者失去了最佳抢救时机。

对于院外心脏骤停患者，第一目击者能否最大限度地参与到急救中，是决定生存率的关键因素之一。因此，如何快速有效地实施心肺复苏术，以最大限度的提高第一目击者心肺复苏实施比例及成功率成为院外急救生存链的重要内容。

1. 院外急救生存链的构成

（1）识别和启动应急反应系统。

（2）即时高质量的心肺复苏。

（3）快速除颤。

（4）基础及高级急救医疗服务。

（5）高级生命支持及心脏骤停后护理。

2. 院外急救生存链的有效运行　当第一目击者发现患者时，按照成人基本生命支持的流程，快速有效判断心脏骤停、利用现代通讯手段拨打急救电话及启动紧急反应系统、快速开始心肺复苏的基本流程（胸外按压和人工呼吸）或在调度员的指导下完成复苏并给予除颤，直到专业团队接手后，将患者转运到院内急诊室进行救护、重症监护病房接受后续救治。

护考链接

现场救护的"生命链"中第一个环节是（　　）

A. 快速除颤　　　　　　　　　　　　B. 有效的高级生命支持

C. 尽早进行心肺复苏，着重于胸外按压　D. 立即识别心脏骤停并启动急救系统

E. 骤停后护理

答案：D

分析：现场救护主要是院外急救，因而这道题主要考核院外急救生存链的五个环节，其中第一个环节是识别和启动应急反应系统，所以选 D。

院内心脏骤停

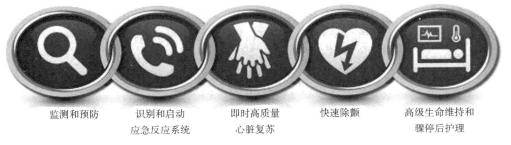

监测和预防　　识别和启动　　即时高质量　　快速除颤　　高级生命维持和
　　　　　　　应急反应系统　心脏复苏　　　　　　　　　骤停后护理

初级急救人员　　　　　　　高级生命支持团队　　导管室　重症监护室

院外心脏骤停

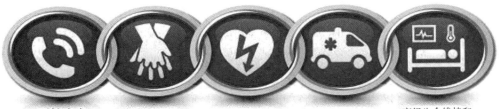

识别和启动　　即时高质量　　快速除颤　　基础及高级　　高级生命维持和
应急反应系统　心脏复苏　　　　　　　　急救医疗服务　骤停后护理

图 5-5　院内与院外心脏骤停急救生存链

（二）院内急救生存链

1. 院内急救生存链的构成

（1）监测和预防。

（2）识别和启动应急反应系统。

（3）即时高质量心肺复苏。

（4）快速除颤。

（5）高级生命维持和骤停后护理。

2. 院内急救生存链的运行　院内急救生存链主要取决于监测和预防，从而使后续过程顺利运行，避免患者发生意外。院内心脏骤停的患者依赖于专门的监控系统（如快速反应小组或早期预警系统）来预防心脏骤停。如果发生心脏骤停，患者将依赖于医疗机构各个部门和服务间的顺畅沟通，以及由专业医疗人员，包括医生、护士、呼吸治疗师等组成的多学科团队改善状况。

对于临床工作中状况恶化的患者，要建立快速反应小组或紧急医疗团队提供早期干预，从而预防院内心脏骤停。无论成人与儿童均可考虑使用早期预警系统，通常在发现患者病情急剧恶化时，就会呼叫快速反应小组来到患者病床前。小组一般会携带急救监护仪和复苏设备及药物进行早期的干预和预防。一旦患者发生心脏骤停，可以由多名训练有素的施救者组成综合小组，采用一套精心设计的办法，同时完成多个步骤和评估（如由 1 名施救者启动急救反应系统，第 2 名施救者开始胸外按压，第 3 名进行通气或者取得球囊面罩进行人工呼吸，第 4 名取回并设置好除颤器），以团队形式有序实施抢救过程。由于专业人士的加入，可最大限度地运用绩效指标，保证高质量心肺复苏（包括以足够的速率和深度进行按压，保证每次按压后胸廓回弹，尽可能减少按压中断，并避免过度通气），最大限度挽救患者生命。

二、心肺脑复苏

心肺脑复苏（cardio pulmonary cerebral resuscitation，CPCR）是针对心脏骤停的急危重症患者迅速恢复循环、呼吸和脑功能所采取的一系列急救措施，即胸外按压形成暂时的人工循环并恢复自主搏动，采用人工呼吸代替自主呼吸，快速电除颤转复心室颤动，以及尽早使用血管活性药物来重新恢复自主循环的急救技术，以达到挽救生命的目的。完整的 CPCR 包括基础生命支持、高级心血管生命支持和延续生命支持三部分。心肺复苏术（cardio-pulmonary resuscitation，CPR）是对心跳、呼吸骤停所采取的急救措施。

1860 年 Kouwenhoven 等发表了第一篇有关胸外心脏按压的文章，首先创立并倡导"不开胸心脏按压术"，开创了以胸外心脏按压为基础的心肺复苏术，被称为心肺复苏的里程碑。但接受现场 CPR 且存活者中 10% ～ 40% 遗留有明显的永久性脑损害。这一事实引起人们对脑保护及脑复苏的重视，推动了脑复苏的研究和实施，并将 CPR 扩展为 CPCR，包括心、肺、脑复苏 3 个主要环节。

案例 5-1 分析

2. 心搏骤停发生后，心肺复苏开始的时间越早，抢救成功的概率越高，心肺复苏开始时间与抢救成功率呈正相关。大量实践证明，心脏骤停 1 分钟内实施 CPR 复苏成功率 ＞ 90%；心脏骤停 4 分钟内实施 CPR 复苏成功率约 50%；心脏骤停 6 分钟内实施 CPR 复苏成功率约 10%；心脏骤停超过 6 分钟实施 CPR 复苏成功率约 4%；心脏骤停超过 10 分钟实施 CPR 复苏成功率几乎为 0。

（一）基础生命支持

基础生命支持（basic life support，BLS）又称初期复苏或现场急救，是 CPCR 最重要、最基础、最核心的内容。BLS 的内容包括：判断并启动急救医疗服务体系（emergency medical service system，EMSS）、人工循环（circulation，C）、开放气道（airway，A）和人工呼吸（breath，B）、电除颤（defibrillation，D）（图 5-6），CPR 的基本程序是 C—A—B。

 链接

2015 心肺复苏指南

美国心脏协会（AHA）于 2015 年 10 月 15 日，在官方网站及杂志（Circulation）上公布了《2015 心肺复苏指南（CPR）和心血管急救（ECC）指南更新》。本次更新共包括执行摘要、证据评价与利益冲突管理、伦理学问题、急救系统和持续质量改进、成人基础生命支持和心肺复苏质量（非专业施救者心肺复苏）、成人基础生命支持和心肺复苏质量（医护人员 BLS）、成人高级心血管生命支持、儿童高级生命支持等 15 部分文件。AHA 官网还提供了包括中文在内的十余种语言的指南摘要文件。AHA 呼吁，迅速采取行动，团队合作实施 CPR；指南还强调了公众的作用。对于非专业施救者，指南强调识别心脏骤停征象、及时打急救电话并立即开始徒手 CPR（心脏按压频率为 100～120 次 / 分）。对于急救医护人员，指南强调了给予高质量 CPR 的重要性：以足够的速率和深度（5～6cm）按压胸部，允许每次按压后胸廓充分回弹，按压间隙双手应离开患者胸壁，尽可能减少按压中断，避免过度通气。

1. 判断并启动 EMSS

（1）评估环境，判断意识及呼吸：首先确定现场环境有无威胁患者和急救人员安全的因素，如有应及时脱离危险，再实施急救。如条件允许尽量不移动患者，就地抢救。安全后进行意识判断，通过"轻拍重喊"判断患者的反应，救护者轻拍患者双肩并在双耳边大声呼叫（如认识可直接呼喊其姓名）："你怎么了？"若无反应，即可判断其意识丧失。应该注意的是尽可能避免摇动患者的肩部，以防加重骨折等损伤。同时直接观察有无胸腹部起伏，判断呼吸情况（已不再推荐传统的"一看二听三感觉"而精简为"一看"），时间 5～10 秒。

（2）判断脉搏：心跳停止后脉搏亦随之消失。由于颈动脉位置靠近心脏，能较准确地反映心跳的情况。此外，颈部暴露，易于迅速判断。此项以专业医护人员操作为宜，非专业人士在判断其呼吸和意识丧失时即可进行胸外心脏按压。

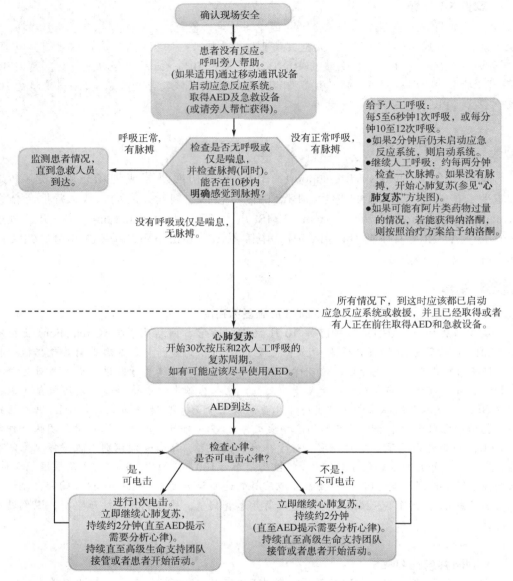

图 5-6　基本生命支持流程图

【操作要点】

置患者于开放气道的位置下进行。一手置患者前额使其头部保持后仰的同时，另一手触摸其颈动脉（图 5-7）。定位：先用食指和中指确定气管的位置（对于男性可以先触其喉结），然后向外侧移动 2 ～ 3cm，在气管旁软组织处轻轻触摸颈动脉搏动。

【注意事项】

1）触摸颈动脉时不能用力过大，避免压迫颈动脉从而影响头部血供。禁止同时触摸双侧颈动脉，以防影响血液循环。

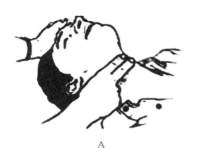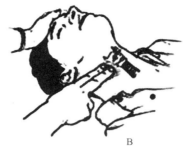

A　　　　　　　　　　　　　　　　　　　B

图 5-7　触摸颈动脉

2）如未能触及搏动则提示心跳已停止，但同时应注意避免主观错误（检查者可能将自己手指的动脉搏动误认为患者的搏动）。

3）检查时间不应超过 10 秒。注意触摸颈动脉时，不能压迫气管，以防造成呼吸道阻塞。

4）颈动脉处有创伤或因颈肌肥厚（包括儿童），可改为触摸肱动脉或股动脉。

当判断患者意识丧失，无呼吸或仅有叹息样呼吸时，应立即求助 EMSS，并即刻开始 CPR。

（3）启动 EMSS：判断患者意识丧失后，尽管有时不能确定是否有循环，也应立即启动 EMSS，如 1 人实施复苏，应现场大声呼救并迅速拨打当地急救电话，以获得调度员的现场指导和社区人群的救护。

考点：心脏骤停的判断依据

2. 人工循环（C）　建立人工循环是指用人工的方法促使血液在血管内流动，并使人工呼吸后带有新鲜空气的血液从肺部血管流向心脏，再流经动脉，供给全身主要脏器，以维持主要脏器的功能。建立人工循环的方法有两种，即胸外心脏按压术和胸内心脏按压术，最迅速有效的方法是胸外心脏按压术。

人体的胸廓有一定的弹性，胸骨和肋软骨交界处在受到按压时可下陷。因此，当按压胸骨时，对位于胸骨和脊柱之间的心脏可以产生直接的压力，引起心室内压力变化和瓣膜相应的改变，这种压力变化使血液流向肺动脉和主动脉（图 5-8）。

【操作要点】

（1）体位：在确认周围环境安全的情况下，将患者仰卧于硬板床或地上，如为软床，身下应放一木板，以保证按压有效。

（2）按压部位：患者胸骨中下 1/3 交

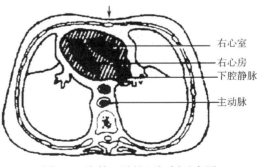

右心室
右心房
下腔静脉
主动脉

图 5-8　胸外心脏按压解剖示意图

界处。定位时操作者位于患者一侧，将一手的食指和中指沿肋弓下缘向上滑移至两侧肋弓交点处，即胸骨下切迹，中指定位于胸骨下切迹，食指紧贴中指，另一手的掌根紧贴第一只手的食指平放，定位之手放在另一手的手背上，两手掌根部重叠，手指并拢或互相握持，手指翘起离开胸壁。抢救者也可快速定位于两乳头连线中点（图 5-9）。

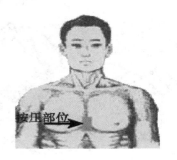

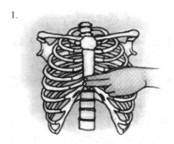 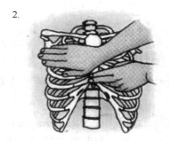 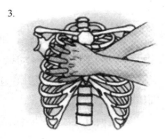

图 5-9　胸外心脏按压正确位置

（3）姿势：操作者肘关节伸直，借助双臂和躯体重量向脊柱方向垂直下压（图 5-10），双肩在患者胸骨上方正中，按压力量应足以使胸骨下沉 5～6cm，不能采取过快的弹跳或冲击式的按压，以免发生肋骨骨折、血气胸和肝脾破裂的并发症。

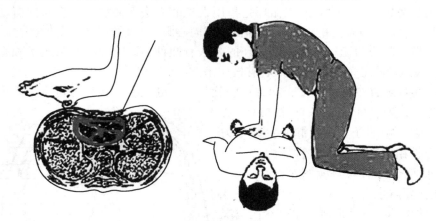

图 5-10　胸外心脏按压的手法和姿势

（4）按压深度：成人按压幅度为胸骨下陷 5～6cm；婴儿和儿童的按压幅度至少为胸部前后径的 1/3（婴儿大约为 4cm，儿童大约为 5cm）。按压后放松胸骨，使胸部回弹，便于心脏舒张，但手不能离开按压部位。待胸骨回复到原来位置后再次下压，如此反复进行。

（5）频率：按压频率 100～120 次 / 分。

（6）按压和放松时间比：1：1。

（7）连续操作五个循环迅速观察判断一次，直至复苏为止。

【注意事项】

（1）按压部位应准确。如部位太低，可能损伤腹部脏器或引起胃内容物反流；部位太高，可伤及大血管；若部位不在中线则可能引起肋骨骨折、肋骨与肋软骨脱离等并发症。

（2）按压力要均匀适度。过轻达不到效果，过重易造成损伤。保证每次按压后胸部回弹。

（3）按压姿势要正确。

（4）患者头部应适当放低以避免按压时呕吐物反流至气管，也可防止因头部高于心脏水平而影响脑血流。

（5）心脏按压同时配合人工呼吸。抢救时无论是 1 名或 2 名急救者，都应以 30（按压）：2（吹气）的比例进行，按压与吹气每 5 个循环（或每 2 分钟）检查心电及脉搏 1 次，这是因为连续不间断的 CPR 可以使灌注至脑部、心脏及其他重要脏器的血液增加。在有自动体外除颤器（AED）的条件下，应先使用 AED 除颤一次然后进行 5 个周期 CPR，保证实施高质量的心肺复苏。

（6）操作过程中，若救护者相互替换，可在完成一组按压、通气后的间隙中进行，尽可能减少胸外按压的中断，不得使复苏抢救中断时间超过 10 秒。

（7）按压时密切观察患者病情，评价抢救效果。

> **考点：** 胸外心脏按压的体位、部位、深度、姿势、频率

 链接

胸内心脏按压法

临床证实胸内心脏按压时心排血量高于胸外心脏按压约 1 倍，脏器灌注压高于后者。此方法适用于那些由于胸部创伤引起的心脏骤停患者或经胸外心脏按压无效者。具体方法是用手术刀沿左胸乳头下一肋间（第 4 或第 5 肋间）自胸骨左缘至腋前线做弧形切开胸腔，将手伸入心包，立即行心脏按压术。①单手法：右手经胸部切口入胸，大鱼际和拇指置于心脏前面，另四个手指和手掌放在心脏后面，以 80 次 / 分的速度规律地按压心脏。②双手法：将两手同时置于左右心室同时按压。③推压法：右手伸到心脏后侧，用手指向胸骨的背侧挤压心脏。

 护考链接

张先生男，60 岁，晨起在公园晨练时突然倒地，呼之不应，路人乔某在上班途中发现遂予以心肺复苏术抢救，在进行胸外心脏按压时，以下叙述错误的是（　　）

A. 下压比向上放松的时间长一倍　　B. 按压部位在胸骨中下 1/3 交界处

C. 按压频率为 100 ～ 120 次 / 分　　D. 按压与放松时，手不能离开胸骨定点位

E. 按压部位在两乳头连线中点

答案：A

分析：胸外心脏按压部位在胸骨中下 1/3 交界处，按压频率为 100 ～ 120 次 / 分，按压不能离开胸壁，要求下压与放松的时间是 1：1，因而选项 A 是错误的。

3. 开放气道（A）

（1）患者体位：为使 CPR 切实有效，必须将患者置于合适的体位。正确的抢救体

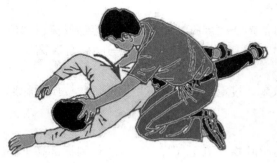

位是仰卧位，且患者的头、颈、躯干平直无扭曲，双手放于躯干两侧；若患者在软床上，应在其身下垫硬木板或特制的垫，下肢可抬高 20°～30°，或在平地进行 CPR。如患者的原始体位是俯卧位或侧卧位，则要使其各部分成一整体小心地转为仰卧位（图 5-11）；尤其要注意保护颈部，操作方法为：救护者跪于患者肩颈侧一手托住其颈部，另一手扶住其肩部，

图 5-11　放置仰卧位

使其平稳地转为仰卧位。最好能解开患者的上衣，暴露胸部，或仅留内衣。

（2）畅通气道：是进行人工呼吸前的首要步骤。患者丧失意识后下颌肌松弛，舌根后坠，同时舌骨后退，使声门趋于关闭，或者异物存于咽喉部，最终阻塞气道。开放气道的目的是保持呼吸道通畅，首先查看患者口中有无污物、呕吐物和义齿等异物，然后致患者为侧卧位或平卧位，将头部偏向一侧，救护者将一手大拇指及其他手指抓住患者的舌和下颌拉向前，可部分解除阻塞，然后用另一手的食指伸入患者口腔深处直至舌根部，将异物清除干净，本法仅限于患者意识丧失的场合使用。

开放气道的方法是：

1）仰头举颏法：施救者一手置于患者前额，手掌紧贴前额用力向后下压使头后仰，另一手的食指和中指放在下颌骨近下颌角处，将颏部向前抬起，帮助头部后仰，气道开放。必要时拇指可轻牵下唇，使口微微张开（图 5-12）。注意在操作中食指和中指尖不要深压颏下软组织，以免阻塞气道。不能过度上举下颏，以免口腔闭合。

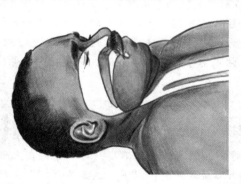
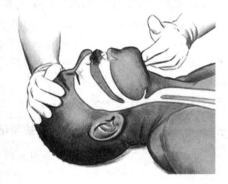

图 5-12　仰头举颏法

2）仰头抬颈法：患者仰卧，抢救者一手抬起患者颈部，另一手以小鱼际侧下压患者前额，使其头后仰，气道开放（图 5-13）。

3）双手抬颌法：患者平卧，抢救者用双手从两侧抓紧患者的双下颌并托起，使头后仰，下颌骨前移，即可打开气道（图 5-14）。此法适用于颈部有外伤者，以下颌上提为主，不能将患者头部后仰及左右转动。颈部有外伤者只能采用双手抬颌法开放气道，不宜采用仰头举颏法和仰头抬颈法，以避免加重脊髓损伤。

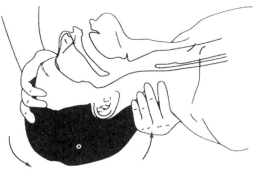
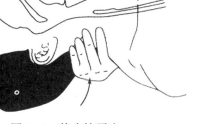

图 5-13 仰头抬颈法　　　　　　　　　　图 5-14 双手抬颌法

　　开放气道时应该注意，手指不要按压患者的颈前部、颌下等软组织，以防压迫气道；不要使颈部过度伸展，头部后仰的程度是以下颌角与耳垂间连线与地面垂直为正确位置；口腔内有异物或呕吐物，应立即将其清除，但不可占用过多时间；开放气道要在 3～5 秒内完成，而且在心肺复苏全过程中，自始至终要保持气道通畅。

考点：开放气道的手法及适用范围

　　4. 人工呼吸（B）　　目的是保证机体的供氧和排出二氧化碳。在畅通呼吸道、判定患者丧失自主呼吸后，应立即施行人工通气，以气管插管行机械通气效果最好，但在现场，无此设备，应采用口对口人工呼吸，以免延误抢救时机。

　　【操作要点】

　　（1）将患者置仰卧位，头后仰，迅速松解衣领和裤带以免阻碍呼吸动作，急救者用仰头举颏法开放患者气道，并用按压前额那只手的拇指和食指捏紧患者的鼻孔（捏在鼻翼下端），以防吹气时气体从鼻孔溢出。

　　（2）急救者深吸一口气，以嘴唇密封住患者的口部，用力吹气，使患者胸廓上抬（图5-15A）。

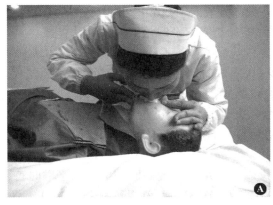
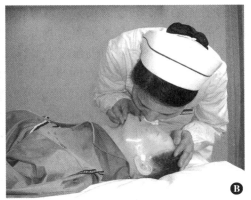

图 5-15 人工呼吸示意图
A. 口对口人工呼吸；B. 口对鼻人工呼吸

　　（3）一次吹气完毕，放开紧捏的鼻孔，同时将口唇移开，使患者被动呼气。

　　（4）如有面罩或通气管，则可通过口对面罩或通气管吹气。前者可保护术者免受感染；后者还可较好地保持患者口咽部的气道通畅，避免舌根后坠所致的气道阻塞。

【注意事项】

（1）有义齿者应先取下义齿。若患者口腔及咽部有分泌物或堵塞物如痰液、血块、泥土等，应在操作前清除。

（2）为防止交叉感染，救护者可取一块儿纱布单层覆盖在患者的口或鼻上。

（3）每次吹气应使患者胸廓抬起，吹气毕松开患者鼻孔，让患者的胸廓及肺依靠其弹性自主回缩呼气，切忌吹气过猛过量造成患者胃内大量充气。

（4）吹气时间宜短，吹气量成人为 500～600ml，每次吹气时间不少于 1 秒。频率为：成人 10～12 次 / 分（5～6 秒吹气 1 次）；儿童及婴儿 12～20 次 / 分（3～5 秒吹气 1 次）。吹气时暂停按压胸部。

（5）对婴幼儿，则对口鼻同时吹气更易实行。吹气量需视年龄不同而异，以胸廓上抬为准。

（6）有效通气的指征是使患者的胸部起伏并于呼气时听到及感到有气体逸出。

> 考点：人工呼吸的通气量、频率

对于口部外伤或张口困难者，可采用口对鼻人工呼吸。在保持气道通畅的情况下，救护者于深吸气后以口唇密封患者鼻孔，用力向其鼻孔内吹气。吹气时应用手将患者颏部上推，使上下唇合拢，呼气时松开（图 5-15B）。

案例 5-1 分析

3. 对于该病例中的患者其抢救过程主要集中于基础生命支持部分，因而要熟悉基础生命支持部分的流程，从判断启动 EMSS，到人工循环胸外心脏按压、开放气道、人工呼吸、早期除颤技术等标准步骤方法依次进行，五个循环为一周期观察效果，待症状缓解后继续高级心血管生命支持和延续生命支持以促进患者的恢复。

5. 早期除颤

（1）电除颤技术又称电复律，是用高功率与短时限的电脉冲通过胸壁或直接通过心脏，在短时间内使全部心肌纤维同时除极，中断折返通路，消除易位兴奋灶，使窦房结重新控制心律，转复为正常的窦房心律。大部分成人（80%～90%）突然的、非创伤性的心跳骤停都是由于心室纤颤所致，而除颤又是心室纤颤最有效的方法，故尽早除颤可显著增加患者存活的机会。

> 考点：心脏骤停时采用的除颤方法为非同步除颤

（2）分类：电除颤分为同步与非同步两种。同步电除颤的适应证是治疗房颤、房扑、室上速、室速等快速心律失常，经电除颤后可恢复窦性心律。非同步除颤的绝对适应证是心室颤动。电刺激时无须考虑患者的自主节律，所以称非同步除颤。在心脏骤停时，为了争取时间，在不了解心脏骤停性质的情况下，立即行非同步除颤，称盲目除颤。

（3）能量：除颤有赖于选择恰当的能量以产生足够的经心肌的电流，室颤时首次除颤推荐的能量是 200J，第二次 200～300J，第三次 360J。单相除颤采用 360J，小儿首次除颤能量可考虑 2J/kg。双相除颤采用 120～200J，如连续 3 次除颤失败，应继续 CPR，并给予溴苄胺，加大肾上腺素剂量后再行电除颤。

（4）电极板安放的位置：有两种，标准位置称为前侧位，是一个电极板放在胸骨右缘 2～3 肋间（心底部），另一电极板放于左腋前线内第 5 肋间（心尖部），这种方式迅速便利，适用于紧急电击除颤，临床使用较多。另一种方法称为前后位，是一个电极板放在左侧心前区，另一个电极板放在背部右肩胛下区（图 5-16）。

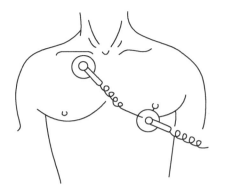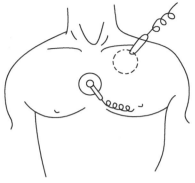

图 5-16 电极板安放位置

【操作要点】

（1）协用物至患者床旁，评估患者情况，检查环境，有无金属及电子产品。

（2）将患者平卧于硬板床上，暴露患者胸部，建立心电监护后再次确定发生室颤，患者摆好复苏体位。

（3）开启电源，选择能量：打开电源，机器自检，进行能量选择。

（4）正确选择除颤部位：擦干胸部皮肤，取导电糊均匀分布在两块电极板上，板面朝外，放置电极板。

（5）按充电按钮进行充电：除颤仪显示充电完成，电极板贴紧胸壁，适当加压，观察心电波型，仍为室颤，离开患者身体、病床以及与患者相连接的仪器设备，双手拇指同时按压电极板两个放电按钮进行电击，从擦干胸部皮肤开始至除颤放电完毕时间不超过 20 秒。

（6）评估除颤效果：除颤后立即观察患者反应，注意心跳和脉搏变化，选择导联观察心电活动，如转为窦性心律，表明除颤成功。电除颤后立即继续 CPR，经过五组 CPR 后，检查心律，必要时再次给予电除颤。

（7）操作完毕后关闭电源，复原按钮，清理电极板。

【注意事项】

（1）定期检查除颤器性能，及时充电，保持除颤器完好备用。

（2）除颤前确定患者除颤部位无潮湿、无敷料。皮肤保持清洁、干燥，电极板必须涂满导电糊，也可用盐水纱布，紧急时甚至可用清水，但绝对禁用酒精，否则可引起皮肤灼伤。若患者带有植入性起搏器，应注意避开 10cm 以上。

（3）动作迅速而准确，两块电极板之间的距离不应 < 10cm。电极板应该紧贴患者皮肤并稍为加压（5kg），不能留有空隙，边缘不能翘起，以免发生皮肤烧灼。

（4）放电除颤时，注意患者与其他人、物绝缘。

（5）操作者身体不能与患者接触，以免触电，不能与金属类物品接触。忌电极板对空放电或相向放电。

（6）若心电显示为细颤，应坚持心脏按压或用药，先用 1% 肾上腺素 1ml 静脉推注，3～5 分钟后可重复一次，使细颤波转为粗波后，方可施行电击除颤。

（7）装有永久性心脏起搏器的患者，除颤时应避免电极板靠近起搏器，否则将使其失灵，除颤后应检查起搏器的起搏阈值。

■■■■ 链接

除颤器的维护与保养

考点：除颤操作要点及注意事项

①保证仪器整洁、干燥、完整，用物齐全，仪器上不得放置其他物品。②检查仪器性能导联线无划伤、磨损、打死折。③使用后清洁导联线、电极板，注意保护屏幕，严禁用粗糙的布擦拭屏幕。④每次用后及时充电，超过1周未用重新充电。⑤每日应开机测试仪器的性能，保持备用状态。

附：幼儿及孕妇心肺复苏要点

婴幼儿阶段心跳呼吸骤停原因主要是由于呼吸原因导致心肌缺血缺氧所致。呼吸问题可继发哽噎、气道疾病、肺部疾病、气道和颅脑损伤，假如婴儿停止呼吸，则继而在极短时间内心跳停止，如不及时进行人工呼吸，则会导致患儿死亡。在心肺复苏中，1岁以内的小儿称为婴儿，1～8岁为儿童。其心肺复苏处理基本同成人，但以下几个特殊之处。

（1）判断意识：婴儿对言语如不能反应，可以用手拍其足跟部或捏其合谷穴，则会有反应。

（2）检查肱动脉：婴幼儿因颈部肥胖，颈动脉不易触及，可检查肱动脉，肱动脉位于上臂内侧、肘和肩之间。救护者大拇指放在上臂外侧，食指和中指轻轻按压内侧即可触及脉搏。在实行心肺复苏1分钟内，应再次检查肱动脉。

（3）按压部位及方法：婴幼儿的按压部位是两乳头连线与胸骨正中线交点下1横指处。患儿仰卧在硬板床上，根据救护者的手和患儿胸廓的大小，用2个手指轻轻按压，深度约胸廓厚度的1/3，注意避免按压胸骨最下端的剑突。

对幼小的婴儿可将救护者的手或前臂作为支撑面，用手支撑婴儿的背部。此法能有效地抬起婴儿的两肩，使头部保持轻度后仰，从而保持气道通畅的位置（图5-17）。如抱着婴幼儿作心肺复苏，则可用救护者的前臂支撑婴幼儿的躯干，用手支撑患儿的头颈，同时注意保持头部轻度后仰。救护者的另一手做胸外按压。

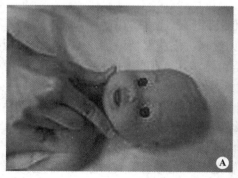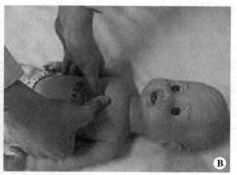

图 5-17　婴幼儿胸外心脏按压
A.单手胸外心脏按压；B.双手胸外心脏按压

（4）人工呼吸：以仰面举颏法（图5-18）畅通呼吸道，由于患儿口鼻较小，位置又靠近，救护者可用口贴紧患儿口与鼻的开口处，再进行口对口鼻呼吸。同时由于患儿韧带、肌肉松弛，故头不可过度后仰，以免气道受压，影响气道通畅，可用一手托颈，以保持气道平直。

　　(5) 胸外按压频率与人工呼吸的比例:单人抢救时,每按压 30 次,俯下做口对口人工呼吸 2 次(30:2)。按压 5 个循环周期对患者作一次判断,主要触摸颈动脉(不超过 5 秒)与观察自主呼吸的恢复(3～5 秒)。双人抢救时,一人负责胸外心脏按压,另一人负责维持呼吸道通畅,并做人工呼吸,同时监测颈动脉的搏动。两者的操作频率比为 15:2。

　　成人与婴幼儿基础生命支持要点见表 5-1。

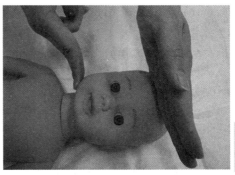

考点:婴幼儿按压部位及方法

图 5-18　仰面举颏法

表 5-1　成人与婴幼儿基础生命支持要点

内容	成人和青少年	儿童(1 岁至青春期)	婴儿(不足 1 岁,除新生儿以外)
现场安全	确保现场对施救者和患者均是安全的		
识别心脏骤停	检查患者有无反应 无呼吸或仅是喘息(即呼吸不正常) 不能在 10 秒内明确感觉到脉搏 (10 秒内可同时检查呼吸和脉搏)		
启动应急反应系统	如果您是独自一人且没有手机,则离开患者启动应急反应系统并取得 AED,然后开始心肺复苏 或者请其他人去,自己则立即开始心肺复苏;在 AED 可用后尽快使用	有人目击的猝倒 对于成人和青少年,遵循左侧的步骤 无人目击的猝倒 给予 2 分钟的心肺复苏,离开患者去启动应急反应系统并获取 AED,回到该儿童身边并继续心肺复苏;在 AED 可用后尽快使用	
没有高级气道的按压—通气比	1 或 2 名施救者,30:2	1 名施救者,30:2 2 名以上施救者,15:2	
有高级气道的按压—通气比	以 100～120 次每分钟的速率持续按压每 6 秒给予 1 次呼吸(每分钟 10 次呼吸)		
按压速率	每分钟 100～120 次		
按压深度	至少 2 英寸(5cm)*	至少为胸部前后径的 1/3 大约 2 英寸(5cm)	至少为胸部前后径的 1/3 大约 1.5 英寸(4cm)
手的位置	将双手放在胸骨的下半部	将双手或一只手(对于很小的儿童可用)放在胸骨的下半部	1 名施救者 将 2 根手指放在婴儿胸部中央,乳线正上方 2 名以上施救者 将双手拇指环绕放在婴儿胸部中央,乳线正下方
胸廓回弹	每次按压后使胸廓充分回弹;不可在每次按压后椅靠在患者胸上		
尽量减少中断	中断时间限制在 10 秒以内		

　　* 对于成人的按压深度不应超过 2.4 英寸(6cm)
　　AED:自动体外除颤器;CPR:心肺复苏

（6）孕妇复苏要点：孕妇取左侧卧位，背靠墙壁或垫一枕头，具体方法与成人CPR相同。

6. 心肺复苏有效指标和终止抢救的指征

（1）心肺复苏有效的指标：在急救中判断复苏是否有效，可根据以下五个方面综合加以判断：

1）自主呼吸开始出现。

2）可触及大动脉搏动。

3）面色及口唇由发绀转为红润；如患者面色变为苍白，则提示复苏无效。

4）病人出现眼球活动，睫毛反射、肢体抽动及发出呻吟声。

5）瞳孔由大变小，对光反射恢复。

6）收缩压在 60mmHg 以上。

（2）终止复苏的指征：现场心肺复苏应该坚持进行，在现场抢救时不可武断地做出停止复苏的决定。如有条件确定有下列指征时，可考虑终止心肺复苏：

1）病人深度昏迷，对任何刺激无反应。

2）无自主呼吸。

3）无心跳及脉搏，测不到血压。

4）心肺复苏 30 分钟后心脏自主循环仍未恢复，心电图为一直线。

（二）高级心血管生命支持

高级心血管生命支持（advanced cardiac life support，ACLS）又称二期复苏，主要是在 BLS 基础上应用辅助技术和设备，建立和维持有效的通气和血液循环，识别和治疗心律失常，改善和保持心肺功能，及时治疗原发病。是心脏骤停抢救的第二个阶段，一般在医院内进行。具体的措施包括三个方面：呼吸支持、循环支持和复苏用药。

1. 呼吸支持　心肺脑复苏成功后，给予积极的呼吸支持对患者的恢复有重要的意义。呼吸支持主要包括以下两方面的内容：气道控制和机械呼吸。

（1）气道控制：气道控制的本质是通过各种手段使患者的气道保持通畅，为机械呼吸创造条件。可以应用以下几种方法：

1）通气管：包括口咽通气管和鼻咽通气管（详见第 10 章第 2、3 节）。

2）气管插管：气管插管不但可以保持气道畅通，防止误吸，便于清除气道分泌物，而且还可以与简易呼吸器、麻醉机、呼吸机连接，从而进行机械通气。因此应尽早作气管插管（图 5-19）。

3）气管造口术：对于复苏后仍然长期昏迷的患者，需要长期的呼吸支持。要求采取的气道控制措施不但要易于清除气道分泌物，还要减少呼吸阻力和呼吸道无效腔，气管造口术正好可以满足这种要求（图 5-20）。

4）环甲膜穿刺术：遇到插管困难而又窒息严重的患者，可用 16 号粗针头刺入环甲膜，再接上 T 形管输氧，这样可立即缓解严重缺氧，还可以为气管插管或气管造口赢取宝贵的时间

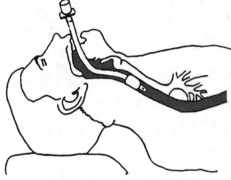

图 5-19　气管导管成功置入图

… ……
… …

（图 5-21）。

（2）机械呼吸：在建立通畅的呼吸道后应立即给患者进行机械呼吸。包括简易呼吸器、呼吸机等。

1）保持呼吸道通畅：加强呼吸道管理，注意气道湿化、及时添加湿化器里的水；清除呼吸道分泌物，吸痰时严格无菌操作。

2）预防肺部并发症：肺部感染是心肺脑复苏后期常见并发症。因此需要严密观察并及早进行防治，包括定时翻身拍背、湿化气道、协助排痰等。常规口腔护理，预防口腔感染。

3）应用机械通气的注意事项：随时根据患者的情况调节好潮气量、呼吸频率、吸呼时比、吸入氧浓度和流量。注意吸入气体湿化，防止痰液和气道分泌物干结。

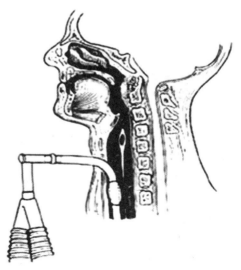

图 5-20 气管造口

2. 循环支持 循环支持的措施主要包括两个方面的内容：建立通畅的静脉通路和恢复正常的心律。

（1）建立静脉通路：最好建立两条有效的静脉通路，可以选用静脉留置针进行中心静脉穿刺。

（2）恢复正常心律

1）除颤（详见本章基础生命支持）。

2）心脏电起搏：在心肺复苏的基础上，可考虑立即进行体外心脏电起搏。由心脏

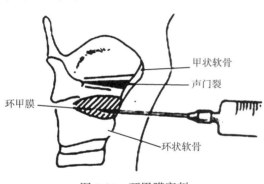

图 5-21 环甲膜穿刺

起搏器节律地发出一定频率的脉冲电流，刺激心肌，使其发生节律性收缩。常采用的起搏方法是皮肤电极起搏。

【操作要点】

①放置心电图电极，打开心电图机检测患者的心电图。②将起搏器接上电极，并将转换开关转向"交流"位置；如由机内电池供电，则将开关转向"电池"位置。③常规皮肤消毒，将起搏器的两个电极连线长针分别刺入心尖外侧和胸骨左缘第四肋间。如是皮肤电极起搏，则将起搏器电极直接安置在胸壁上。④将起搏方式选择按钮转到"按需"位置上。⑤将起搏器频率"起搏次数／分"转到所需位置，一般是 60～80 次／分；将"起搏电压"指示刻度调到"0"。⑥插入"起搏输出线"，按下"起搏"按钮，逐步提高起搏电压，直至有血压为止。

【注意事项】

①使用心脏起搏器时必须按操作规程进行。②使用前和使用时均应保证机器处于正常状态，避免导线断裂、接触不良、电极脱落等。在起搏过程中应严密观察血压和脉搏，如发现缺脉则说明起搏电压不足。③当患者起搏阈值增高时，常表现为起搏失灵或仅部分起效。这种情况下，可将正负电极对调或加大电压。心电图上出现心室综合波表

示起搏成功。④体外起搏时，电刺激可引起肌肉疼痛，因此，此方法只作为临时紧急措施，不能长时间使用。⑤起搏器终止使用时，频率一定要在数分钟之内逐渐减慢，但不要改变电压。同时继续观察脉搏和心电图情况，待心室自律性节律控制心跳后，再关闭起搏器。

(3) 护理

1) 持续心电监护：患者的心律在复苏后初期并不是很稳定，应予以持续的心电监护。密切观察患者的心电图变化，及早发现各种心律失常，如室性早搏、心动过速等，并给予相应的处理。

2) 监测生命体征：监测患者的脉搏、心率和血压。现代化的生命监测仪可以进行持续监测，也可以设置一定的监测周期。当收缩压低于 90mmHg（12.0kPa），舒张压低于 60mmHg（8.0kPa），脉压差小于 20mmHg（2.7kPa）时，应该使用血管活性药物。

3) 观察末梢循环：皮肤、口唇和指甲的颜色，四肢的温度、湿度及静脉的充盈情况均可反映末梢循环状况。如患者肢体湿冷，指甲发绀，末梢血管萎陷，则提示循环血量不足。

3. 复苏用药　用药的目的首先是增加有效循环血量，增加心肌和脑的血液灌注量，以维持重要器官的功能；其次是纠正酸碱失衡，为血管活性药物疗效的发挥创造良好的内环境；最后就是为除颤创造条件。

(1) 给药途径：实验证实，各种给药途径对恢复自动心律的时间是不同的，心腔内注射为 139 秒，静脉输入为 127 秒，气管内给药为 132 秒。由于心腔内注射不利于心脏复苏，因此不主张心腔内注射。而气管内给药效果不佳且会产生不良反应，因此应首选静脉输入。

考点：复苏后给药的首选途径

1) 静脉给药：是复苏后给药的首选途径，且以上腔静脉系统给药为宜。给药前必须建立可靠的静脉通路，由于锁骨下静脉或颈内静脉穿刺置管对 CPR 操作有一定影响，因此最好经肘静脉穿刺置管，使药物迅速经血液到达重要器官。外周静脉通道最不理想。

2) 气管给药：有些药物可经气管插管或环甲膜穿刺注入气管，通过气管经支气管黏膜迅速吸收进入血液循环。常用的药物有肾上腺素、利多卡因等，其吸收速度和静脉注射相仿，用药剂量却是静脉注射的 2 ～ 2.5 倍。

3) 心内注射给药：此法常应用于胸内心脏按压的可视条件下。但由于此方法存在许多缺点，因此目前多不主张应用。如必须采用时应谨慎选择合适的注射部位。常用的注射方法有 3 种：心前区注射法、剑突下注射法、直接心内注射法。

4) 骨髓腔给药：如无法建立静脉给药时，可选择骨髓内通路给药，其效果相当于中心静脉通道。

(2) 选用药物

考点：心肺复苏 ALS 的首选药物是肾上腺素

1) 肾上腺素：就心脏复苏而言，该药被公认为是最有效且被广泛使用的首选药物。作用机制主要是激动心肌细胞上的 β 受体可以加强心肌收缩力、加快心率、增加心排血量，同时激动外周性 α 受体，使周围血管收缩，从而使心脑灌注压升高，因此在心肺复苏中占有重要位置。用药原则目前主张早期、连续使用。推荐标准剂量为 1mg（0.02mg/kg）静注，若初量无效，每 3 ～ 5 分钟可重复注射 1 次，直至心搏恢复。

2) 血管加压素：CPCR 时可使用血管加压素代替第一剂或第二剂肾上腺素，经静脉或骨髓腔给药，气管内给药是静脉给药剂量的两倍。

3）胺碘酮：能提高 VF/VT 对电除颤的成功率。对 CPR、电除颤和肾上腺素无反应的 VF/VT，推荐首选胺碘酮。

4）利多卡因：可作为无胺碘酮时的替代药物。能抑制心脏自律性，降低心肌应激性，提高心室致颤阈，而且治疗剂量对传导影响甚微，因此是目前治疗各种心律失常的首选药。

5）碳酸氢钠：可用于纠正代谢性酸中毒和呼吸性酸中毒。应用碳酸氢钠的指征是电除颤和气管插管后酸中毒持续存在。在 CPR 中主张少用、晚用、慢用，在动脉血 pH 和二氧化碳分压的指导下用药。

（三）延续生命支持

延续生命支持（prolonged life support，PLS）的重点是脑保护、脑复苏和复苏后疾病的防治及监护。

1. 缺血缺氧性脑损害的病理生理基础　心跳呼吸骤停后，血液循环随之中断，脑血供也随之完全停止。脑组织在人体器官中最容易受到缺血损害，这是由脑组织的高代谢、高氧耗和高血流量特点决定的。整个脑组织重量只占体重的 2%，但即使在静息时，它的氧耗却占人体氧总摄入量的 20%，脑血流量占心排出量的 15%。正常脑血流为每 100g 脑组织 45 ~ 60ml/min，低于 20ml/min 可引起脑功能损害，低于 8ml/min 即可导致不可逆损害。心跳停止 10 秒内可利用氧将耗尽，神志不清，有氧代谢的三羧酸循环停止，继而进行无氧酵解，随之储存的葡萄糖和糖原耗尽，2 ~ 4 分钟内无氧代谢也停止，4 ~ 5 分钟内 ATP 耗尽，所有需能反应均停止，"钠泵"衰竭，细胞膜丧失完整性，细胞内渗透压升高，导致细胞肿胀、损伤，使血脑屏障通透性升高，引起脑组织水肿和出血。

考点：延续生命支持主要预防脑损伤

2. 心脏骤停后综合治疗　在循环恢复后，积极采取各种有效的脑保护措施。包括以下几个方面：

（1）维持血压：维持血压于正常或稍高于正常水平，以利于脑和全身组织灌注的恢复；同时应防止血压过高加重脑水肿；血压过低而加重脑和其他组织缺血缺氧。

（2）控制呼吸：缺氧是导致脑水肿的重要原因，又是阻碍呼吸恢复的重要因素。因此在复苏初期应及早应用机械通气，并保持中等过度通气。以纠正低氧血症，降低 $PaCO_2$，使脑小动脉收缩，有利于降低颅内压。低氧血症的纠正和过度通气对脑组织缺氧性损伤的恢复是非常重要的。

（3）降温疗法：循环停止后，影响脑细胞功能恢复的最重要的两个因素是脑循环状态和脑温。低温可以降低脑代谢、减少氧耗，故应尽早采取有效降温措施，最好是循环停止后的 5 分钟内开始。脑复苏时一般采用体表降温结合头部重点降温，降温程度以达到亚低温（35 ~ 33℃）或冬眠（32℃）为宜，降低脑组织温度可为 28℃，脑电活动明显呈保护性抑制状态，但体温降至 28℃ 易诱发室颤等严重心律失常，所以宜采用头部重点降温。

①体表降温：一般用空调控制室温，然后在额、颈、腋窝和腹股沟等处放置冰袋。也可用冬眠药物进行冬眠疗法。②头部重点降温：常用冰水槽降温法。患者的两耳道用纱布填塞后将整个头部用冰包裹，这样就可使头部迅速降温。如长期应用冰水槽时，应在头部垫较厚的海绵。

71

急救护理技术

头部降温的持续时间取决于脑缺氧时间及严重程度。一般以患者恢复听觉为尝试复温的指标。一般需 2 ～ 3 天，严重者可能需要 1 周以上。同时应缓慢升温，避免复温过快，一般每 24 小时升温 1 ～ 2 ℃。

（4）渗透疗法：应用甘露醇等高渗液体来减轻脑水肿，也可以用利尿剂来减少细胞内液。应注意维持血浆渗透压于 330mmol/L 以上。

（5）肾上腺皮质激素的应用：肾上腺皮质激素除能保持毛细血管及血脑屏障的完整性，减轻脑水肿和颅内高压外，还能改善循环功能、稳定溶酶体膜、防止细胞自溶和死亡。地塞米松是作用强而水钠潴留作用小的皮质激素制剂，为首选药物。

（6）高压氧治疗：有条件时应尽早应用高压氧治疗。高压氧一方面提高了血液和组织的氧张力，增加了脑组织中氧的弥散距离，对脑水肿时脑细胞的供氧十分有利，另一方面由于高浓度氧对血管的直接刺激，引起血管收缩，血流量减少，从而使颅内压降低，改善脑循环，对受损脑组织的局部供血有利，可酌情应用。

（7）脑复苏药物的应用

1）三磷酸腺苷（ATP）可为脑细胞提供能量，促进钠泵功能的恢复，有利于减轻脑水肿。此外也常常用葡萄糖、辅酶 A、辅酶 Q10、细胞色素 C 等配合应用。

2）钙通道阻滞药：如尼莫地平、异搏定、利多氟嗪等对缺血再灌注的脑损伤有脑保护作用。

3）冬眠药物：有助于降温及防治物理降温进程中的寒战反应。可选冬眠 1 号（盐酸哌替啶 100mg、异丙嗪 50mg 和氯丙嗪 50mg）肌内注射。

4）脱水剂：高渗性脱水剂常用甘露醇、高渗性葡萄糖、血清白蛋白、血浆等；利尿剂常用的有呋塞米。

5）氧自由基清除剂：维生素 E、维生素 C 有清除自由基，增强脑细胞的抗氧化能力，减少血栓素的产生，减轻再灌注后脑细胞的超微结构损伤的作用。

3. 转归　　自主呼吸多在心跳恢复 1 小时内出现，继而瞳孔对光反射恢复，接着是咳嗽、吞咽和痛觉发射的恢复，及出现四肢活动和听觉。听觉的恢复是脑皮质功能恢复的信号，意味着患者即将清醒。

不同程度的脑缺血缺氧有 4 种转归：

（1）完全恢复。

（2）意识恢复，但有智力、精神或肢体功能障碍。

（3）去大脑皮质综合征，即患者无意识，但保留呼吸和脑干功能，多数患者停留在植物状态。

（4）脑死亡，即脑组织的不可逆损害。脑死亡的诊断标准包括：①深昏迷，对外界刺激无反应。②无自主呼吸。③无自主运动。④脑干功能丧失，体温调节紊乱。⑤脑电图呈等电位。

第 3 节　复苏后的监测与护理

一、维持酸碱平衡

酸中毒常是心肺复苏后循环、呼吸功能不稳定，发生心律失常和低血压的重要因素，也是脑复苏失败的重要因素，必须迅速纠正，方法如下：

1. 呼吸性酸中毒 主要通过呼吸支持，建立有效的人工呼吸来纠正。特别是在气管内插管人工呼吸时，可加强通气，造成过度换气，既保证供氧，又使二氧化碳迅速排出，即 $PaCO_2$ 降低，呼吸性酸中毒即可纠正。

2. 代谢性酸中毒 纠正方法包括呼吸支持和碱性药物的应用。

碱性药物可静脉点滴碳酸氢钠，以纠正脑、心、肺等重要脏器的酸中毒，不宜应用大剂量的碱性药物。并要保护肾，适当应用利尿剂和补充血容量，保护肾脏排酸保碱功能，充分发挥肾脏代偿功能。

二、循环系统的监护

1. 心电监护 密切观察心电的变化。如出现室性早搏、室性心动过速等心律失常时，给予相应的处理。

2. 脉搏、心率和动脉压的监测 每 15 分钟测量脉搏、心率和血压 1 次至平稳。当收缩压低于 90mmHg（12.0kPa），舒张压低于 60mmHg（8.0kPa），脉压差小于 20mmHg（2.7kPa）时，可用血管活性药物。药物的浓度可根据血压回升情况及心率变化而适当调节。使用血管扩张药物时，不可突然坐起或变换体位，以防体位性低血压。测量脉搏和心率时，要注意其频率、节律和强弱变化。

3. 中心静脉压的测定 中心静脉压的测定对于了解低血压的原因、决定输液量和指导用药有一定意义。

4. 末梢循环的观察 可通过皮肤、口唇的颜色，四肢温度、湿度，指（趾）甲的颜色及静脉的充盈情况来观察。如肢体湿冷，指（趾）甲苍白发绀，末梢血管充盈不佳，即使血压仍正常，也应认为有循环血量不足。

三、呼吸系统的监护

1. 保持呼吸道通畅 加强呼吸道管理，经常注意呼吸道湿化和清除呼吸道分泌物。

2. 肺部并发症的监护 心脏骤停后由于肺循环中断，呼吸停止、咳嗽反射停止、免疫抗感染功能低下及应用冬眠药物（抑止咳嗽反射）等因素的影响，肺部感染在所难免，是心肺脑复苏后期常见的并发症。为此需要严密观察并及早进行防治，包括定时翻身、拍背、湿化气道、排痰、应用抗生素等措施。

3. 应用机械通气的护理 详见第 10 章。

4. 气管切开的护理 详见第 10 章。

四、脑缺氧的监护

复苏后应重点观察患者的神志、瞳孔和肢体活动情况。低温疗法的护理：降温时，以头部为主，不宜使体温低于 30℃，避免过高或过低，否则有导致室颤并发症的可能。

五、预防肾功能衰竭及监护

留置导尿，记录每小时尿量和 24 小时总出入量，定时监测血尿素氮和肌酐浓度，

急救护理技术

鉴别少尿的原因；及时稳定循环、呼吸功能，纠正缺氧和酸中毒。从而预防肾功能衰竭的发生。观察尿液的颜色和比重，如少尿合并血尿同时存在，且尿比重大于 1.010，或血尿素氮和肌酐浓度升高，则提示有肾功能衰竭。

六、密切观察生命体征

密切观察体温、脉搏、呼吸、血压、意识及瞳孔的变化。

七、预 防 感 染

心跳呼吸骤停患者由于机体抵抗力低下，很容易发生感染，故应积极预防。应做到保持病房空气新鲜，经常开窗通风，按时进行空气消毒；严格无菌操作；定时翻身拍背预防压疮和坠积性肺炎。但是患者处于低心输出状态时应避免翻身，以防再次发生心脏骤停；加强基础护理，定时口腔护理，注意有无霉菌感染；眼睛用凡士林纱布覆盖，防止发生角膜干燥或溃疡。

小结

    心肺复苏是每个医务工作者必须掌握的基本技能。在一些发达国家，已对大学生及一般公众进行这种抢救技术的普及，扩大危急事件发生后自救和他救的队伍，以便使心跳、呼吸停止的患者得到及时的救治。我们专业人员对有关急救的操作要求，不是一般会做就行，而是要非常熟练。本章中我们学习了心脏骤停的原因，心脏骤停患者判断及心肺脑复苏术。

    完整的心肺脑复苏包括基础生命支持（BLS）、进一步生命支持（ALS）、延续生命支持（PLS）。BLS 阶段主要为 C、A、B、三步骤的抢救，这些工作必须在发现患者呼吸、心跳停止后 4 分钟内进行，可想而知，如果我们稍有犹豫或不熟练，患者将不再苏醒。这里才最直接地体现了什么是"时间就是生命"。ACLS 措施包括三个方面：呼吸支持、循环支持和复苏用药，建立和维持有效的通气和血液循环。心肺复苏的目的在于脑复苏，故脑功能的恢复是复苏成败的关键。在 CPR 一开始就致力于脑功能的恢复，PLS 重点是脑保护、脑复苏和复苏后疾病的防治及监护。

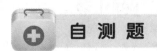

A₁ 型题

1. 如果临床死亡始发于呼吸停止，多长时间出现瞳孔散大（　　）

  A. 15～20 秒　　　　　B. 30～60 秒

  C. 1～2 分钟　　　　　D. 2～3 分钟

  E. 3～4 分钟

2. 人工呼吸最常见的并发症是（　　）

  A. 胃扩张　　　　　　B. 肺炎

  C. 误吸　　　　　　　D. 反流

  E. 肋骨骨折

3. 关于单相除颤，不正确的是（　　）

  A. 首次除颤能量选用 200J

  B. 首次除颤能量选用 360J

  C. 连续采用 3 次除颤，除颤易于成功

  D. 如患者出现室颤，可给予肾上腺素，再行电除颤

E. 对除颤无反应的患者，可考虑应用溴苄胺．

4. 心肺复苏时的给药途径目前首选（　）
　　A. 静脉给药　　　　　　B. 气管给药
　　C. 心内注射给药　　　　D. 直肠给药
　　E. 肌内注射

5. 单人或双人对成人进行心肺复苏胸外心脏按压与口对口人工呼吸的比例是（　）
　　A. 15：2　　　　　　B. 30：2
　　C. 5：1　　　　　　D. 17：3
　　E. 17：4

6. 在心肺复苏过程中，应尽量减少中断胸外按压，中断胸外按压的时间（　）
　　A. 不超过 10 秒　　　B. 不超过 5 秒
　　C. 不超过 20 秒　　　D. 不超过 1 分钟
　　E. 不超过 30 秒

7. 心肺复苏指南中胸外按压的频率为（　）
　　A. 80~100 次 / 分　　B. 100~120 次 / 分
　　C. 小于 120 次 / 分　D. 60~80 次 / 分
　　E. 大于 80 次 / 分

8. 心肺复苏指南中胸外按压的部位为（　）
　　A. 双乳头之间胸骨正中部
　　B. 心尖部
　　C. 胸骨中段
　　D. 胸骨左缘第五肋间
　　E. 胸骨中上三分之一

9. 心跳骤停紧急处理原则中，下列哪项是错误的（　）
　　A. 迅速开始人工呼吸
　　B. 开始胸外按压前需待心电图确诊
　　C. 立即开放静脉输液通道
　　D. 立即开始胸外按压
　　E. 准备好电击除颤

10. 心跳复苏后，最容易出现的继发性病理改变是（　）
　　A. 心肌缺血性损害　　B. 肺水肿
　　C. 脑缺氧性损害　　　D. 肝小叶中心坏死

E. 肾小管坏死

A₃ 型题

一患者自高处坠地后出现心跳呼吸骤停，施救人员到达后立即打开气道对患者进行胸外心脏按压和人工呼吸等抢救，请问：

11. 选择打开气道的方法哪项合适（　）
　　A. 仰头举颏法　　　　B. 双手抬颌法
　　C. 仰头抬颈法　　　　D. 单手抬下颌法
　　E. 以上方法均可

12. 心肺复苏进行胸外心脏按压抢救时，施救人员应当按压的深度以多少为宜（　）
　　A. 2～3cm　　　　　B. 3～4cm
　　C. 4～5cm　　　　　D. 5～6cm
　　E. 6～7cm

13. 心肺复苏后判断患者复苏是否成功哪一项描述是错误的（　）
　　A. 施救者在心脏停止按压后脉搏仍然跳动。
　　B. 患者面色变为苍白
　　C. 患者出现眼球活动，甚至手脚
　　D. 患者瞳孔由大变小，并有对光反射
　　E. 患者出现自主呼吸

A₄ 型题
（14～16 题共用备选答案）
　　A. 肾上腺素　　　　　B. 利多卡因
　　C. 细胞色素 C　　　　D. 碳酸氢钠
　　E. 腺苷

14. 在心肺复苏中，能激动心肌细胞上的 β 受体可以加强心肌收缩力、加快心率、增加心排血量，主张早期连续使用的药物是（　）

15. 心肺复苏中，主张"宁少勿多、合理使用，宁少偏酸、不宜过碱"原则使用的药物是（　）

16. 心肺复苏延续生命支持中用于脑复苏的药物是（　）

（霍婷照）

6

第6章 重症监护

重症监护是以"抢救生命、稳定生命体征、支持器官功能"为核心的急危重症医疗环节。可通过应用先进的监护设备和治疗、护理手段，对患者的危重情况及器官功能进行检测、监护和评估，快速有效地开展生命支持，以及医疗与护理。重症监护病房(intensive care unit，ICU)，又称为加强医疗病房，是利用先进的医疗设备对急危重症患者和大手术后的患者进行连续的病情观察，并根据病情变化随时进行相应的诊断、治疗及护理，是挽救患者生命的重要场所。中小医院一般是一个病房，大医院是一个特别科室。

第1节　重症监护病房(ICU)的组织与管理

一、ICU 的组建

(一)ICU 的位置和布局

ICU 是一个相对安静的独立工作区域，ICU 的位置一般设在交通方便近楼梯处，便于转运患者，与麻醉科，手术室，胸、心外科等相关科室毗邻。ICU 布局常划分为病床监护区、中心监护站、治疗区和医生工作区，留置一定空间安置备用的抢救监护设备（图 6-1）。有条件的医院可设用于教学、开会、休息的活动室以及家属探视用的接待室等。室温要求保持在 (24±1.5)℃，湿度以 55% ~ 65% 为宜。

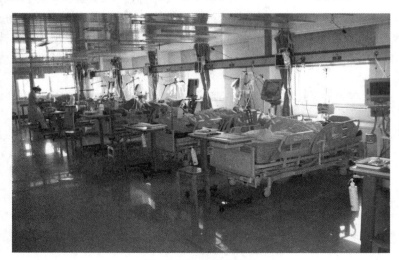

图 6-1　重症监护病房

（二）ICU 模式

ICU 模式主要根据医院的规模及条件决定。目前大致可分为以下三种模式，国内 ICU 发展趋势以专科 ICU 和综合 ICU 为主。

1. 专科 ICU 一般是临床二级科室设立的，如心脏病重症监护室（CCU），是专门为收治专科危重患者而设立。其不足是收治病种单一，不能接受其他专科危重病患者。

2. 综合 ICU 是一个独立的临床业务科室，收治医院各科室的危重患者。其抢救水平应该代表全院最高水平。

3. 部分综合 ICU 介于专科 ICU 与综合 ICU 之间，多由医院内较大的一级临床科室设立，如外科、内科、麻醉科 ICU 等。

（三）ICU 设置

1. 床位规模 ICU 床位设置是依据医院的规模、总床位数或专科有多少患者需要监护来确定。一般综合性医院综合 ICU 床位数量应占全院总床位的 2% ～ 8%，发达国家 ICU 床位能占全院总床位的 5% ～ 10%。一般以 8 ～ 12 张床位较为经济合理。

2. 床单位设置 ICU 每张床位占地面积不小于 $9.5m^2$，以 $18 ～ 20m^2$ 为宜，以保证各种抢救措施的实施。床单位之间用透气移动隔帘隔开，床位之间留有足够间距，一般大于 1m，以便于床位移动和抢救操作。一般采用可以升降和四轮制动的病床，便于医护人员抢救和推送。

3. 中心监护站设置 原则上应设置在所有病床的中央地区，能够直接观察到所有患者为佳。病床围绕在中心监护站周围，呈扇形排列为好。中心站内放置监护系统及记录仪、电子计算机及其他设备。也可以存放病历夹、医嘱本、治疗本、病情报告本及各种记录表格，是各种监测记录的场所。

4. 人员配备 医护人员的配备一般高于其他科室，一般综合性 ICU，医生与床位的比例要求达到 0.8 ∶ 1；护士与床位的比例为 2.5 ∶ 1 ～ 3 ∶ 1。由于各类危重患者集中在一起，医疗介入面广，治疗手段繁多，操作技术复杂，设备现代化，技术新，因此，要求 ICU 医护人员具有相当的医学理论知识与业务水平，有丰富的临床经验。

5.ICU 装备 应包括监测设备和治疗设备两种。

（1）监测设备：常用的有多功能心电监测仪、血流动力学监测设备、心电图机、呼吸功能监测装置、血气分析仪、血氧饱和度监测仪及多功能生命体征监测仪（图6-2）等。影像学监测设备包括床边 X 线机和超声设备。

（2）治疗设备：有呼吸机、心脏除颤器、临时心脏起搏器、主动脉内球囊反搏装置、血液净化装置、麻醉机、输液泵及注射泵等。

6. 其他 每张病床床头应安置氧气、负压吸引等插头装置。配备床头灯，应设有应急照明灯等。并安装多功能电源插座至少 20 个，并配有电源自动转换装置。ICU 应使用带有升降功能的输液轨。为减少交叉感染，应备有相应的消毒设备。

二、ICU 的管理

（一）ICU 的人员管理

ICU 实行院长领导下的科主任负责制。科主任负责科内全面工作，定期查房，组

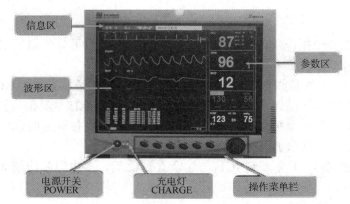

图 6-2 多功能生命体征监测仪

织会诊和主持抢救任务。ICU 实行独立与开放相结合的原则，独立就是有自己的专业队伍和一整套的强化治疗手段，开放就是原发病处理听取专科医生意见，由专科医生解决。医生的配备采取固定与轮转相结合的形式。护士长负责 ICU 的管理工作，包括护理人员的工作安排、护理质量检查、医嘱执行情况的监督及护理文书书写等情况。护士是 ICU 的主体，承担着监测、护理、治疗等任务。因此，ICU 护士要善于学习，训练有素，熟练掌握各种抢救技术，与医生密切配合。要有不怕苦、不怕脏的奉献精神。

（二）ICU 的设备管理

ICU 的设备管理，要设专人负责，要建立设备档案，登记造册，每班都要进行交接并记录。要做到"四定四防"：定人、定位置、定数量、定品种；防潮、防热、防腐蚀、防震。设备要定期检查和维修，及时清洁、消毒、保养。所有抢救与监护设备均应处于备用状态，一般不得外借或挪用，要保证随时可用。使用者要掌握仪器的操作及性能。

（三）ICU 的规章制度

ICU 除执行医院各项制度外，必须建立健全符合 ICU 工作特征的各项规章制度，如 ICU 诊疗及护理操作常规、危重症会诊制度、患者转入、转出 ICU 制度、抢救设备操作及管理制度、抗生素使用制度、特殊药品管理制度、ICU 院内感染防控制度、不良医疗事件防范与报告制度等。

（四）ICU 的感染控制

ICU 是医院内感染的高发区，细菌耐药在 ICU 患者更为普遍。原因为：病种复杂，感染的患者相对较为集中，病情重，机体免疫力降低，易感性增加；ICU 常驻细菌大都是对多种抗生素耐药的菌株；侵入性操作技术大量用于诊断和治疗等。ICU 感染控制措施主要包括：

1. 合理划分 ICU 功能分区，人员和物品流向合理。

2. 应设隔离病室专门收治严重创伤、感染及免疫力低下的患者，病室要有较好的空气净化装置，入口处铺设吸尘胶垫。

3. 加强人员出入管理，包括限制探视人员以及减少医师、护士不必要的出入。严格更衣、换鞋，人员进入 ICU 应更换清洁的外衣和鞋子。护理感染患者时，应穿防护服或防护围裙。

4. 注意手卫生，严格按手卫生制度洗手：如查房前后应洗手，在处理不同患者或同一患者不同部位前后必须洗手等。

5. 严格执行无菌操作，保持创面、穿刺和插管部位无菌。尽量使用一次性医疗护理用品。

6. 严格执行消毒隔离制度，凡患者使用过的器械均需进行消毒—清洗—灭菌这一流程。各种抢救或监护器械在更换使用患者时应实行表面消毒，有条件时尽量浸泡消毒。呼吸机湿化器的湿化液每日更换，呼吸机管路每周更换，氧气湿化瓶每日更换。加强床单的终末处理。定期进行物体表面及室内空气培养，严格控制细菌菌落数，手或物体表面 < 5cfu/m^2，空气 < 200cfu/m^3。

7. 定期进行室内大清扫，湿式清扫地面，地面每日用消毒液拖擦 4 次以上。每日定时消毒，净化室内空气。

8. 合理使用抗生素，限制预防性应用广谱抗生素，感染性疾病根据细菌培养和药敏试验结果选用抗生素。引流液和分泌物常规多次做细菌培养，所有导管拔除时均应做细菌培养及药敏试验，以便及早发现感染，能及时针对用药治疗。

9. 加强口腔护理，每日早、晚两次清洁口腔，漱口或口腔护理。

10. 气管切开及介入性治疗如病情允许应尽早终止。

三、ICU 收治对象及程序

(一) 收治对象

ICU 收治对象包括危及生命的急性器官或系统功能衰竭，经监护和治疗短期内有望得到恢复的患者；存在各种高危因素有生命危险，经监护和治疗可降低死亡风险的患者。慢性器官或系统功能不全急性加重且危及生命，经监护和治疗，有可能恢复到原来或接近原来状态的患者。主要有：①创伤、休克、感染等引起的多器官功能障碍患者。②心肺复苏术后需长时间给予治疗支持的患者。③严重多发伤、复合伤患者。④各种物理、化学因素导致的危急重症患者。⑤急性心肌梗死、严重心律失常、急性心力衰竭并有严重并发症患者。⑥各种术后需重症监护患者。⑦严重水、电解质和酸碱失衡患者。⑧严重代谢障碍性疾病患者。⑨各种原因昏迷、休克及各器官系统功能不全患者。⑩器官移植术后患者。

(二) 收治程序

重症患者转入 ICU 前，必须由 ICU 医生会诊后方可转入。ICU 护理人员要了解患者的诊断、治疗、病情发展情况及转入目的，并做好相应的准备。转入时，一般由原科室医生、护士及家属陪同（表 6-1）。

表 6-1 ICU 病人收治流程及要求

序号	收治流程	要求
1	收治准备	接到收治患者的电话，通知医生，确定床位
		了解病情，根据病情所需准备各种仪器
		用物准备：床单位、电极、吸氧装置、吸痰用物、约束带
		调试监护仪，必要时准备呼吸机并调节参数

续表

序号	收治流程	要求
2	患者交接	说明病情，交代用药和特殊处理，并交清患者的用物 呼唤患者，判断患者神志
3	护理评估	意识状态、生命体征、检查结果、静脉通路、用药情况、各种管路，以及生活、心理需求等
4	执行医嘱	避免口头医嘱，若特别危重患者，下口头医嘱时，护士执行时必须复诵一遍，确认无误后执行，事后补开医嘱
5	建立记录	建立 ICU 的护理记录单，填写要完整，信息要准确
6	告知病情	常规下病危通知书，与患者家属沟通，取得其理解与配合

四、监护内容

临床上监护的内容很多，有心电监护、动脉血压、体温、血氧饱和度、中心静脉压等 20 余项。根可据不同的病种和病情的严重程度，选择适宜的监测指标。临床上一般将监护记分为三级。

1. 一级监护　凡病情危重，多系统功能障碍，支持治疗监护项目累及两个脏器以上者，需进行一级监测。

2. 二级监护　凡病情危重，支持治疗监护项目累及一个脏器功能障碍者，需进行二级监测。

3. 三级监护　凡病情重，生命体征平稳，已脱离危险，仍保留常规监测，需在 ICU 观察治疗者。

各级监护除监护累及脏器功能外，常见的监护内容及频度见表 6-2。

表 6-2　各级监护内容及频度

监测项目	一级监护	二级监护	三级监护
心电图	持续	持续	持续
动脉血压	持续	每 1～2 小时	每 1～2 小时
中心静脉压	每 2～4 小时	每 2～4 小时	每 1～2 小时
呼吸频率	每 1 小时	每 1 小时	每日
血氧饱和度	持续	持续	持续
动脉血气分析	每 4～6 小时	每 8 小时	每日
尿量及比重	每 1 小时	每 1 小时	每 1 小时
总结出入量	每 4～6 小时	每 8 小时	每 24 小时
血糖、电解质	每 12 小时	每日	每日
血、尿常规、BUN、Cr	每日	每日	每日 / 必要时
体温	每 4～6 小时	每 8 小时	每 8 小时

第 2 节　监护系统

监护系统是应用现代化的 IT 技术，通过整合不同品牌、型号的监护设备及床边医疗设备（如输液泵等），提供采集、分析和存储患者生命体征数据的功能。同时实现了智能评分、趋势分析、临床数据查询，辅助医护人员临床诊断及疗效判断。一般监护系统由一台中心监护仪和数台床边监护仪组成，能趋向显示和记录数小时至24小时各参数（图6-3）。具有报警功能，可冻结图像，以便仔细观察和分析图形。

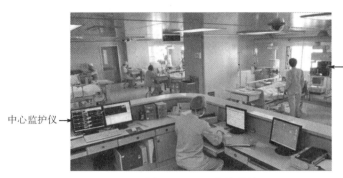

图6-3 ICU监护系统

一、基 本 原 理

监护系统的基本原理是各种监护仪通过生物电测量电极、医用传感器等采集患者的各种生理信息，并转换成数据信息，通过联机数据采集程序将患者产生的数据进行整理、分类，再将数据分成连续监测的变量、取样监测的变量和编码数据以及自由文本排序等模式，在网络终端呈现患者各种临床数据和趋势图像。

二、监护系统类型

监护系统按通讯的方式可分为无线遥控监护、有线遥控监护及有线与无线双用遥控监护；按功能可分为床边监护、便携式监护和远程监护。

三、监护系统功能

监护系统应具备以下功能：
1. 有心肺复苏能力。
2. 有呼吸道管理及氧疗能力。
3. 有持续性生命体征监测和有创血流动力学监测的能力。
4. 有紧急做心脏临时性起搏能力。
5. 有对各种检验结果做出快速反应的能力。
6. 有对各个脏器功能较长时间的支持能力。
7. 有进行全肠道外静脉营养支持的能力。
8. 能够熟练地掌握各种监测技术和操作技术。
9. 在患者转送过程中有生命支持的能力。

第3节 各系统功能检测

一、体 温 监 测

体温监测是重症患者监护过程中不可缺少的一项重要工作。各种原因导致机体的体温调节中枢功能紊乱以及物理作用的影响，均可造成体温高于或低于正常范围。应根据病因予以正确的诊断和相应处理。监测方法详见护理学基础。

二、呼吸系统功能监测

呼吸功能较易发生紊乱。监测呼吸功能的变化，维持正常的呼吸功能对确保危重患者的安全性是十分重要的。

（一）呼吸运动的观察

呼吸运动主要是依靠胸腹部呼吸肌的活动，引起胸腹的扩大或缩小完成的，因此，对呼吸运动的观测最为直观。监测方法详见护理学基础。

（二）呼吸功能测定

主要指肺容量、通气功能和换气功能的监测。

肺容量和通气功能的监测指标包括潮气量（VT）、每分通气量（VE）、肺活量（VC）、每分肺泡通气量（VA）、功能残气量（FRC）等。

换气功能监测指标包括肺弥散功能和通气血流比值（V/Q）等。当 V/Q 比值增大时，提示无效腔增大，说明未能很好地利用肺通气；当比值减小时，提示发生了功能性短路，说明未能很好地利用肺血流。主要监测指标的正常值及临床意义见表 6-3。

表 6-3　肺功能监护主要指标的正常值及临床意义

项目	正常值	临床意义
潮气量（VT）	5 ～ 7ml/kg	< 5ml/kg 是进行人工通气的指征之一
肺活量（VC）	30 ～ 70ml/kg	< 15ml/kg 是进行人工通气的指征 > 15ml/kg 为撤机指标之一
每分通气量（VE）	男 6.6L/min	> 10L/min 提示过度通气
	女 4.2L/min	< 3L/min 提示通气不足
每分肺泡通气量（VA）	70ml/s	VA 不足为低氧血症、高碳酸血症的主要原因
功能残气量（FRC）	20% ～ 30%	FRC 严重降低可导致小气道狭窄，甚至关闭，结果使 V/Q 比例失调，肺内分流量增加，导致低氧血症发生，如不及时纠正，可发生肺不张
通气 / 血流比值（V/Q）	0.8	V/Q > 0.8 表示肺灌注不足 V/Q < 0.8 表示通气不足

（三）脉搏氧饱和度 SpO_2 监测

脉搏氧饱和度是反映氧合功能的重要指标，SpO_2 监测是利用脉搏氧饱和度仪（POM）测得的患者的血氧饱和程度，从而间接判断患者的氧供情况。其能够无创、持续经皮监测血氧饱和度，被称为第五生命体征监测，正常值为 96% ～ 100%。临床上广泛应用于多种复合伤及麻醉过程中监测。由于受到氧解离曲线的影响，当 SpO_2 > 70% 时，SpO_2 与 PaO_2 具有很好的相关性，当 SpO_2 > 90% ～ 94% 时，SpO_2 对 PaO_2 的变化相对不敏感。通过 SpO_2 监测，间接了解患者 PaO_2 高低，以便了解组织的氧供情况。一般有以下规律（表6-4）。

表 6-4　SpO_2 与 PaO_2 关系对照

项目	数值												
SpO_2(%)	50	60	70	80	90	91	92	93	94	95	96	97	98	99
PaO_2(mmHg)	27	31	37	44	57	61	63	66	69	74	81	92	110	159

（四）呼气末二氧化碳监测

呼气末二氧化碳（$PetCO_2$）监测和 CO_2 波形图能够反映患者的气道状况、通气功能及循环和肺血流情况，因此，其监测广泛运用于心衰、哮喘、COPD、深度镇静等患者的呼吸循环功能监测。异常的 $PetCO_2$ 和 CO_2 波形提示通气功能和肺灌注的异常，$PetCO_2$ 监测还是判断气管插管位置的可靠方法，在心肺复苏中，$PetCO_2$ 也是判断复苏效果、自主循环恢复（ROSC）及患者预后的重要指标。

临床应用于：

（1）估计 $PaCO_2$ 高低，调节肺泡通气量，对心肺功能正常的患者，$PetCO_2$ 能较准确地反映 $PaCO_2$ 的高低。

（2）结合 $PaCO_2$，分析和处理异常情况：大多数情况下，$PetCO_2$ 可代替 $PaCO_2$，但由于影响 $PetCO_2$ 因素很多，如果术中呼吸道管理不当或发生明显呼吸循环障碍和意外并发症时，此时监测的 $PetCO_2$ 不能真正代表 $PaCO_2$ 水平，如果按 $PetCO_2$ 调节通气量，则可导致判断失误，甚至引起意外。

（五）动脉血气分析

血气分析是 ICU 常用的监测指标，是目前临床评价呼吸功能、肺部气体交换的最准确方法。一般采取动脉血监测，根据需要也可在肺动脉导管中取混合静脉血进行监测。应用于呼吸衰竭监测，以及机械通气参数调节。同时还能判断酸碱平衡类型、指导治疗以及判断预后。各动脉血气分析主要参数正常值及临床意义见表6-5。

表 6-5　血气分析主要参数的临床意义及正常值

项目	正常值	临床意义
pH	7.35～7.45	pH < 7.35：失代偿性酸中毒（失代偿性代谢性酸中毒或失代偿性呼吸性酸中毒） pH > 7.45：失代偿性碱中毒（失代偿性代谢性碱中毒或失代偿性呼吸性碱中毒） pH 正常：无酸碱失衡或代偿范围内的酸碱紊乱 人体能耐受的最低 pH 为 6.90，最高 pH 为 7.70
$PaCO_2$	35～45mmHg	判断肺泡通气量 判断呼吸性酸碱失衡 判断代谢性酸碱失衡有否代偿及复合性酸碱失衡
PaO_2	90～100mmHg	轻度缺氧：90～60mmHg 中度缺氧：40～60mmHg 重度缺氧：20～40mmHg
SaO_2	96%～100%	与 PaO_2 高低、Hb 与氧的亲合力有关，与 Hb 的多少无关

项目	正常值	临床意义
AB	(25±3)mmol/L	AB 受代谢和呼吸因素的双重影响： AB 升高为代谢性碱中毒或代偿性呼吸酸中毒 AB 下降为代谢性酸中毒或代偿性呼吸碱中毒 AB 正常，不一定无酸碱失衡
SB	(25±3)mmol/L	仅受代谢因素影响： SB 升高为代谢性碱中毒，SB 下降为代谢性酸中毒 正常情况下 AB=SB，AB-SB= 呼吸因素
BE	-3 ~ +3mmol/L	BE 正值增大，为代谢性碱中毒 BE 负值增大，为代谢性酸中毒
BB	45 ~ 55mmol/L	BB 升高为代谢性碱中毒，或呼吸性酸中毒代偿 BB 下降为代谢性酸中毒，或呼吸性碱中毒代偿
AG	7 ~ 16mmol/L	大多情况下 AG 升高提示代谢性酸中毒 可用于复合性酸碱失衡的鉴别诊断

1. 动脉血氧分压（PaO_2）　与吸入氧浓度密切相关，分析时应综合考虑。降低见于通气功能障碍、肺部气体弥散功能障碍、通气血流比异常及肺内分流等。升高主要见于氧疗患者或过度通气患者。

2. 动脉血二氧化碳分压（$PaCO_2$）　与 CO_2 的产量和肺泡通气量相关，作为肺通气功能评估和酸碱失衡判断性指标。升高表示通气功能不足，提示呼吸性酸中毒或代谢性碱中毒的呼吸代偿；降低表示通气过度，提示呼吸性碱中毒或代谢性酸中毒的呼吸代偿。

3. 动脉血氧饱和度（SaO_2）　要受 PaO_2 及血红蛋白与氧的亲和力的影响。

4. 动脉血 pH　用于判断酸碱失衡，受 $PaCO_2$ 和 HCO_3^- 浓度两方面的影响。当其超出正常范围表示失代偿性酸碱失衡，其处于正常范围内表示无酸碱失衡或完全代偿性酸中毒或碱中毒。

5. 实际碳酸氢盐（AB）、**标准碳酸氢盐**（SB）、**缓冲碱**（BB）、**碱剩余**（BE）、**阴离子间隙**（AG）　均为反映血中 HCO_3^- 水平的指标。其中 SB 是指在标准条件下测得的血中的 HCO_3^- 水平，不受呼吸因素的影响，是提示代谢性因素对酸碱平衡影响的重要指标。AG 升高（AG > 16mmol/L）用于 AG 增高型代谢性酸中毒的判断和代谢性酸中毒的病因判断。

三、循环系统功能监测

循环系统功能监测是重症监护病房最常用的基本监护措施，包括无创性和有创性监测。无创监测，是对组织器官没有机械损伤的方法，经皮肤或黏膜等途径间接取得有关心血管功能的各项参数，如无创血压的监测、心电图、血氧饱和度监测等。有创监测是指经体表插入各种导管或监测探头到心脏和（或）血管腔内，利用各种监测仪或监测装置直接测定各项生理参数，如中心静脉压等。

（一）心电监护

心电监护是一种反映心脏电活动的有效无创监测方法，适用于各类心脏疾病、昏迷、各类休克、严重电解质紊乱、各类大手术等危重患者。心电监护仪具有连续性无创监测心电图变化功能。可以显示多导联或某个导联的心电图波形变化，除显示心率、节律变化外，亦可观察心电图波形、分析心律失常和 ST 段改变。

1. 心电监护的临床意义

（1）监护心律失常：对发现心律失常、识别心律失常性质，具有独特的诊断价值。

（2）监护心肌损害：可观察心肌梗死心电图动态演变过程，用于评价再灌注及治疗效果。

（3）监护电解质紊乱：电解质紊乱最常见的是低钾和低钙，持续心电监测对早期发现电解质变化有重要意义。

（4）监护治疗效果：可及时有效地评估各种治疗方法的疗效及不良反应，如监测电复律患者的除颤后心律、安装临时起搏器患者的起搏信号等。

2. 心电监护方法 通常使用心电监护系统，对患者心电变化进行连续动态监测，能同时监测和记录多个患者的心电、呼吸、有创血压和无创血压、血氧饱和度，可实时显示各种数据与波形（图 6-4）（具体操作方法见本章第 4 节）。

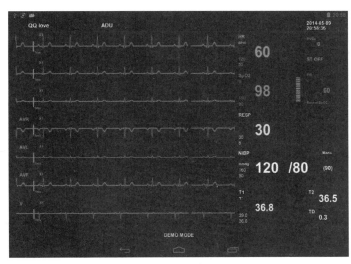

图 6-4　心电监护仪的显示

（二）动脉血压的监测

动脉血压（Bp）能直接反映心脏后负荷、心肌做功、心肌耗氧及周围循环血流，是维持各组织、器官血流灌注的基本条件。受到心排血量、循环血量、周围血管阻力、血管弹性和血液黏滞度等方面的影响。在安静状态下，正常成人的血压范围在 90～140/60～90mmHg，脉压差为 30～40mmHg。

监测方法：分为无创和有创血压监测，可采用间断和连续监测方法。

1. 无创监测方法 是常规的监测项目。一般使用袖带测压，其优点是①无创伤性，可重复性好。②操作简单容易掌握。③适应证广，适用于不同年龄、各种大小手术，高血压患者以及估计血压变动较大者。④自动化血压监测。⑤与直接穿刺插管测压法有良好的相关性，测平均动脉压尤为准确。缺点是不能够连续监测，不能反映每一心动周期的血压，不能显示动脉波形。低温时，外周血管收缩，血容量不足以及低血压时，均影响测量的结果。目前已有电子自动测压装置、超声多普勒无创血压计，可连续监测血压。

2. 有创血压监测 即进行动脉穿刺插入各种导管或监测探头到心脏和（或）血管腔内，用各种监测仪直接测出血压的方法。常选用桡动脉，也可选用肱动脉、足背动脉或股动脉等。可连续测压，能反映每个心动周期内的收缩压、舒张压和平均动脉压。优点是①通过观察动脉压数值和波形变化，能分析和评估病情。②可经动脉穿刺导管取动脉血标本，定时测定血气分析及电解质变化。③体外循环转流时，仍能连续监测动脉压。缺点是①具有创伤性，对穿刺技术要求较高。②有动脉穿刺插管的并发症，如局部血肿、血栓形成等。故应从严掌握指征。

（三）中心静脉压的监测

中心静脉压（CVP）是上、下腔静脉与右心房交界处的压力，能反映右心功能和血容量状态的指标。其正常值为 5 ～ 12cmH$_2$O。中心静脉压最重要的作用在于评估有效循环容量。同时监测血压或心输出量，可更好地判断血压降低原因（表6-6）。最常用的监测方法为中心静脉置管，既可测中心静脉测压，又可以输注血制品、静脉营养液等（具体操作方法见本章第4节）

表 6-6　中心静脉压变化的原因及处理

中心静脉	动脉	原因	处理
低	低	血容量不足	补充血容量
低	正常	心功能良好，因血容量轻度不足	适当补充血容量
高	低	心功能差，心排血量减少	强心、供氧、利尿、纠正酸中毒 适当控制补液或慎用血管扩张药
高	正常	容量血管过度收缩，肺循环阻力增高	控制补液，用血管扩张药 扩张容量血管及肺血管
正常	低	心脏排血功能降低，容量血管过度收缩，血容量不足或已足	强心，补液实验，血容量不足时适当补液

护考链接

目前国际上统一的高血压诊断标准为（　）
A.Bp ≥ 120/80mmHg
B.Bp ≥ 130/85mmHg
C.Bp ≥ 140/90mmHg
D.Bp ≥ 150/95mmHg
E.Bp ≥ 160/100mmHg
答案：C
答案分析： 正常成人的血压范围在（90 ～ 140）/（60 ～ 90）mmHg，大于140/90mmHg 为高血压。

四、中枢神经系统功能监测

（一）意识状态监测

意识状态监测是神经系统功能监测中最常用、最容易观察的监测。简单有效的中枢神经系统功能评估方法，是用格拉斯哥昏迷评分量表（GCS）（表6-7）进行评分，但对眼肌麻痹、眼睑肿胀患者则无法评价其睁眼反应；对气管插管和气管切开患者无法评价其语言反应；对四肢瘫痪患者无法评价其运动反应。满分为15分，分值越低，中枢神经功能越差，7分以下指示预后不良，3 ～ 5者有潜在死亡危险。

表 6-7 格拉斯哥昏迷评分量表

睁眼反应	记分	语言反应	记分	运动反应	记分
自动睁眼	4	定向正常	5	能按指令发出动作	6
呼之睁眼	3	应答错误	4	对刺激能定位	5
疼痛引起睁眼	2	言语错乱	3	对刺激能躲避	4
不睁眼	1	言语难辨	2	刺痛肢体屈曲反应	3
		不语	1	刺痛肢体过伸反应	2
				无动作	1

（二）颅内压监测

颅内压是指颅内容物对颅腔壁产生的压力，与颅内脑组织容量、脑血容量及脑脊液相关。安静状态下颅内压的正常值为 $70 \sim 200 mmH_2O$。有创监测方法包括侧脑室内置管测压、硬膜外或硬膜下测压、脑实质内测压、腰部脑脊液压测定等方法，其中，脑室内置管测压是最为准确的监测方法。无创监测方法包括视觉诱发电位测定、经颅多普勒超声等。

其监测适应证为①进行性颅内压升高的患者，如脑水肿、脑脊液循环通路受阻、颅脑外伤、颅内感染等。②颅脑手术后，颅骨骨瓣复位不当或包扎过紧所致的脑水肿，或因术后疼痛引起颅内压变化，需要颅内压监测的患者。③使用机械通气呼气末正压（PEEP）的患者，包括重症颅脑损伤或其他原因，可根据颅内压改变及血气分析调整机械通气参数。

临床意义为通过颅内压监测，可及早发现颅内压升高，避免继发性脑损伤，有助于观察各种降颅内压治疗的效果和预后评估。

护考链接

1. 护理颅脑损伤患者，最重要的观察指标是（　　）

A. 体温　　　　　B. 血压
C. 脉搏　　　　　D. 呼吸
E. 意识

答案：E。

分析：观察项目以意识观察最为重要。意识障碍的程度可视为判断脑损伤轻重的依据；意识障碍出现的迟早和有无继续加重，可作为区别原发性和继发性脑损伤的重要依据。

2. 患者，女，43 岁，被汽车撞倒，头部受伤，唤之睁眼，回答问题错误，检查时躲避刺痛，其格拉斯哥昏迷评分为（　　）

A. 15 分　　　　　B. 12 分
C. 11 分　　　　　D. 8 分
E. 5 分

答案：C。

分析：唤之睁眼 3 分，回答问题错误 4 分，躲避刺痛 4 分，共计 11 分。

五、肾功能监测

肾脏出现功能性或器质性变化，可出现尿量减少、水电解质平衡紊乱、酸碱失衡等表现。持续或间断地监测肾功能，对早期发现并及时处理肾脏方面的并发症尤为重要。

（一）尿量

尿量是反映机体重要脏器血流灌注状态的指标之一，尿量的变化直接反映肾功能的改变，是肾功能监测最基本和最直接的指标。每小时尿量少于30ml时，多为肾血流灌注不足，提示有血容量不足的可能。当24小时成人尿量少于400ml或每小时少于17ml为少尿，表示有一定程度肾功能损害，24小时尿量少于100ml为无尿。24小时尿量大于2500ml为多尿。

（二）肾浓缩 - 稀释功能

主要用于监测肾小管的重吸收功能。临床上常采用简化的或改良的浓缩 - 稀释试验。方法是在试验的24小时内患者保持日常的饮食和生活习惯，晨8时排弃尿液，自晨8时至晚8时，每2小时留尿一次，晚8时至次晨8时留尿一次，分别测定各次尿量和尿比重。

1. 正常值 昼尿量与夜间尿量之比为3：1～4：1；夜间12小时尿量应少于750ml；最高的一次尿比重应在1.020以上；最高与最低尿比重之差应大于0.009。

2. 临床意义 夜间尿量超过750ml常为肾功能不全的早期表现。昼间各份尿量接近，最高尿比重低于1.018，则表示肾脏浓缩功能不全。若尿比重固定在1.010左右，提示肾小管浓缩功能损害严重，见于慢性肾炎、高血压肾病、肾动脉硬化等的晚期。

（三）血清尿素氮（BUN）

尿素氮是体内蛋白质代谢产物，主要是经肾小球滤过，而随尿排出。测定血中BUN的含量，可判断肾小球的滤过功能。正常值为2.9～6.4mmol/L。当肾实质有损害时，致使血中浓度升高。BUN并非是反映肾小球滤过功能的敏感指标，当肾小球滤过功能降至正常的1/2以下时，BUN才会升高。临床上动态监测BUN浓度极为重要，对尿毒症诊断有特殊价值，其增高的程度与病情严重程度成正比，故对病情的判断和预后地估价有重要意义。

（四）血肌酐（SCr）

血肌酐是监测肾功能的有效方法，其由肾小球滤过而排出体外。正常值参考范围为58～106μmol/L。血肌酐升高提示肾小球滤过功能下降。见于各种类型的肾功能不全。同BUN一样，SCr也非早期反映肾小球滤过功能的敏感指标。血肌酐明显增高，提示肾功能衰竭。

 护考链接

1. 反映肾小球滤过功能最可靠的指标是

A. 内生肌酐清除率   B. 血肌酐   C. 血尿素氮

D. 血尿酸   E. 尿肌酐

答案： A

分析： 肾脏在单位时间内能把若干容积血浆中的内生肌酐全部清除出去，称为内生肌酐清除率，是判断肾小球滤过功能的简便而可靠的方法。

2. 患者，女性，20岁，1周前因感冒吃偏方鱼胆后，出现颜面及双下肢水肿，尿量800ml/d，血压140/90mmHg，查血肌酐380mmol/L，尿素氮120mmol/L，尿蛋白（++），尿沉渣可见颗粒管型，血钾6.5mmol/L，当前护士应重点观察的内容是

A. 水电解质平衡　　　　B. 血压的变化　　　　C. 心率的变化

D. 有无恶心、呕吐　　　E. 有无剧烈头痛

答案：A

分析：患者血钾值较高，易出现心律失常，护士应密切观察。

第 4 节　常用重症监护技术

一、心电监护技术

（一）适应证

凡是病情危重需要进行持续监测心率、心律、体温、呼吸、血压、脉搏及经皮 SpO_2 等的患者。

（二）使用及护理

1. 操作方法

（1）用物准备：操作前评估患者有无紧张、焦虑、恐惧等心理反应；评估胸前区皮肤有无破损或出血点；评估指甲与甲床是否适合放置脉搏血氧饱和度传感器；准备多功能床旁监护仪及其附件、电极片、生理盐水棉球、纱布等。

（2）操作步骤

1）连接多功能床旁监护仪各导联，接通电源，开机自检。

2）心电监测

①清洁皮肤：病人取平卧位或半卧位，清洁贴电极片部位的皮肤，使之脱脂降低皮肤的电阻。

②贴电极片：在相应部位贴出一次性电极片，通过电极片外的金属小扣与电极导联线相连接。临床上多功能床旁监护仪的导联装置有三导联装置和五导联装置两种，每种监护仪都标有电极放置位置示意图，可具体参照放置（图 6-5）。

③观察心电图：选择波形清晰的导联，一般选择 II 导联。

④设置心率报警界限：一般心率报警上限为 110 次 / 分，报警下限为 50 次 / 分。

3）SpO_2 监测：将经皮 SpO_2 传感器的一端与多功能床旁监护仪连接，另一端夹在病人的手指上，感应区对准甲床，观察其波形变化并根据病情设置波幅及报警界限，经皮 SpO_2 报警一般上限设为 100%，报警下限为 96%。

4）无创血压监测：将袖带缠在病人肘上两指处，松紧度以能够插入一指为宜，感应位置在肘前肱动脉处，按血压测量键，根据病情或遵医嘱设定间隔时间和血压报警界限。

5）记录：及时记录显示器上的各项参数，动态观察患者的病情变化。

6）整理用物：整理用物，告知患者在监测过程中的注意事项。

2. 护理及注意事项

（1）注意安全，及时检修机器，避免机器漏电而威胁人身安全。

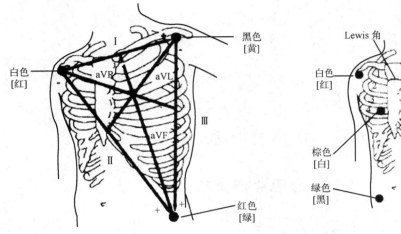

图 6-5　电极位置

（2）监护导联所描记的心电图不能代替常规心电图检查。

（3）贴电极片前，定使皮肤脱脂干净，尽量降低皮肤电阻，避免心电图波形受到干扰变形，出汗时随时更换电极片，保证电极片与皮肤紧密接触，贴电极片时要避开电除颤位置。

（4）电极片连续应用 72 小时需更换放置位置，防止在同一部位过久刺激皮肤引起损伤。若患者对电极片有过敏现象发生，则需每日更换电极片或改变电极片位置。

（5）经皮 SpO_2 检查应每隔 2 小时观察监测部位的末梢循环情况和皮肤情况，并更换经皮 SpO_2 传感器安放位置，避免影响 SpO_2 监测的因素。

（6）机器出现报警，及时查明原因，并处理或报告医生。

二、中心静脉压监测技术

中心静脉压（CVP）能反映循环血量和右心功能之间的关系。

（一）适应证

1. 严重创伤、各种休克（如脱水、失血和血容量不足引起）及急性循环功能衰竭等危重患者。

2. 各种大中型手术，尤其是心血管、颅脑和胸部大手术的患者。

3. 右心功能不全。

4. 大量静脉输液、输血或需要完全胃肠外营养支持的患者。

（二）禁忌证

同经皮中心静脉置管术

（三）使用及护理

1. 操作方法

（1）用物准备：标有 cmH_2O 的 CVP 尺、CVP 尺固定架、三通、测压管、弯盘、胶布、2 块纱布、生理盐水、输液器等。

（2）操作步骤

1）经皮中心静脉置管：穿刺后将导管插至上腔静脉或右心房。详见护理学基础。

2）连接测压装置：将一次性换能器套件连接生理盐水，排净管道内气体，将压力传感器另一端与中心静脉导管相连。

3）零点调节：将压力换能器零点置于右心房（第4肋间腋中线）水平处，关闭换能器三通患者端，开放大气端，使用监护仪上调零钮自动调零。

4）测压：关闭换能器大气端，打开患者端，监测仪屏幕连续显示CVP曲线和CVP数值。

2. 护理及注意事项

（1）确定导管插入上腔静脉或右心房

（2）确保零点置于第4肋间右心房水平。

（3）确保静脉内导管和测压管道系统内无凝血，无空气，无扭曲。

（4）严格无菌技术操作，加强管理，每日消毒穿刺部位、更换测压管道及输液系统。

（5）对应用呼吸机治疗的患者，在进行CVP测定时应暂停使用呼吸机。

（6）密切观察，做好记录。

三、颅内压监测技术

颅内压监测是观察病情变化及指导临床治疗的重要监护方法，监测的方法有植入法和导管法。植入法是经颅骨钻孔或经开颅手术将微型传感器置入颅内，使传感器直接与颅内某些间隙或结构接触而测压。导管法是在颅腔内的脑池、脑室或腰部蛛网膜腔放置导管，将传感器与导管连接，使导管内的脑脊液与传感器接触而测压。

根据传感器放置位置（图6-6）的不同，可将颅内压监测分为脑室内、脑实质内、硬膜下和硬膜外测压。

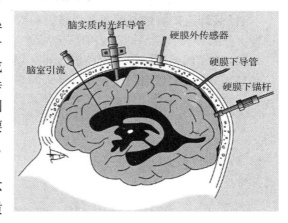

图6-6 颅内压监测传感器放置位置

（一）适应证

1. 有颅内出血倾向者。

2. 有脑水肿倾向者。

3. 术前已有颅内压增高者，如梗塞性脑积水需行脑室外引流者。

（二）使用及护理

1. 操作方法

（1）用物准备：颅内压监护仪、压力传感器、冲洗连接管、旋锁接头延长管、三通管、消毒盘、无菌手套、加压袋和肝素生理盐水（0.9% 氯化钠溶液 500ml 中加肝素 10 ～ 20mg）。

（2）操作步骤

1）确保所有的缆线都被连接。

2）打开主机上的 On/Off 键，并等待屏幕出现提示消息。

3）打开探头包，将探头接到监护仪缆线上。

4）机器自检后，提示您按清零键。取灭菌生理盐水，将探头放在水平面下方，按清零键。机器显示正在清零。

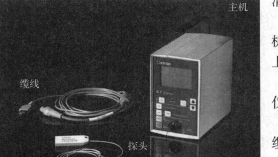

图 6-7　ICP 监护仪

5）零偏移值（参考值）将显示在主机屏幕上，同时被记录在缆线的存储芯片上。请在探头的空白处记下数值备用。

6）取下探头，将传感器与 ICP 监护仪图 6-7 链接。

7）连接探头，打开电源，屏幕显示缆线所记录的零参考值。请核对是否等于在探头上记录的数值，如果是，选择接受，如果不是，选择调整。

8）按下确定键，即可显示颅内压，做好记录。

2. 护理及注意事项

（1）装卸监护装置需要注意严格无菌操作。尤其是经液体传导脑室内压监护的导管、接管、三通开关、储液瓶等必须严格消毒。

（2）脑室内或硬脑膜下压监护时间一般不超过 1 周，以免发生感染。

（3）颅内压监护期间，要保持接头的连接紧密和管道通畅。要注意由于导管损坏、导管折叠受压、脑脊液渗漏、监护仪零点漂移等因素所致的误差。

（4）护士应定时观察颅内压变化，若颅内压超过 266mmH$_2$O 或反复出现"高原"波（A波），应及时报告医师。

（5）光纤颅压探头不能直接放置在减压皮瓣下方，以免造成颅内压波动不准。应放置在骨窗周围骨缘下方。

四、呼吸机的使用

（一）适应证

1. 任何通气、换气功能障碍患者，除张力性气胸外均可使用机械通气。

2. 预防性通气治疗　危重患者尚未发生呼吸衰竭时，但从临床疾病各方面判断有发生呼吸衰竭的高度危险性，可以使用预防性机械通气，有助于减少呼吸功和耗氧量，减轻患者的负担。

3. 中枢神经系统衰竭、神经肌肉病变、药物中毒患者。

4. 严重肺部疾病，如重症哮喘、COPD、ARDS 等患者。

5. 严重脑缺氧或水肿导致自主呼吸不能完全恢复的患者。

（二）禁忌证

呼吸机使用没有绝对禁忌证，但张力性气胸、未经引流的气胸及肺大疱情况下使用呼吸机，可能会使疾病加重。在出现致命性通气或氧合障碍时，应积极处理原发病，同时也应不失时机地应用呼吸机管路及治疗。

（三）使用及护理

1. 操作方法

（1）使用前准备：①建立人工气道：急救时可采用经口气管插管；也可应用面罩，先给患者充分供氧，待缺氧状态改善后再考虑建立人工气道。②呼吸机准备：选择适合的呼吸机，接好电源、气源和呼吸机管路及湿化系统。

（2）操作步骤

1）开机自检，设置呼吸机模式、参数、报警上下限。

2）调节湿化、温化器，温度一般控制在 34 ～ 36℃。

3）调节同步触发灵敏度，根据患者自主吸气力量的大小调整。一般为 -2 ～ -4cmH$_2$O。

4）用模拟肺测试呼吸机处于正常运行状态。

5）呼吸机连接患者，观察 0.5 ～ 1 小时后依据血气分析结果调整参数。

2. 护理及注意事项

（1）严密观察病情：应用呼吸机治疗的患者须有专人进行护理。密切观察患者的治疗反应和病情变化，并做好相关记录。

（2）加强气道管理：注意保护导管，防止导管脱出。注意维护导管套囊。

（3）一般生活护理：①定时翻身拍背，防止压疮形成和引起阻塞性肺不张或肺炎。②眼睑不能闭合的昏迷患者可用凡士林纱布覆盖眼部，定时抗生素滴眼防止眼球干燥、污染或角膜溃疡。③常规口腔护理，预防口炎发生。

（4）心理护理：说明呼吸机治疗的目的，取得患者的配合。

（5）及时处理人机对抗：人机对抗表现：①呼出气 CO$_2$ 监测，CO$_2$ 波形可出现"毒箭"样切迹，严重时可出现"冰山"样改变。②无法解释的气道高压报警或低压报警，或气道压力表指针摆动明显。③潮气量非常不稳定，高低起伏，忽大忽小。④清醒患者出现烦躁不安，不能耐受。发现上述表现，即刻报告医生，紧急处置。

（6）及时处理呼吸机报警，常见报警原因有：

1）气道高压报警：见于插管位置不当、气道内黏液潴留、气管、支气管痉挛等引起。处理方法：查明病因，报告医生对因处理。

2）气道低压报警：最常见为患者脱机和报警参数设置过高。处理方法：做好连接或密封好漏气位置，重新合理设置报警参数。

3）通气不足报警：常见于机械故障、管道连接不良或人工气道漏气、氧气压力不足等。处理方法：及时维修和更换破损部件，正确连接管道，及时倒掉储水瓶的积水。

4）吸氧浓度报警：多为氧浓度报警设置有误、空气-氧气混合器失灵、氧电池耗尽等。处理方法为正确设置报警限度、更换混合器、更换电池。

小结

重症监护病房又称加强监护病房，是应用先进的医疗设备和先进的诊疗、护理技术，对危重患者集中进行严密、动态监测、强化治疗与护理的场所。其特点是危重患者集中，有救治经验的医护人员集中，现代化监测和治疗仪器集中。ICU 的模式大致分为专科 ICU、综合 ICU、部分综合 ICU，其位置设在交通方便的医院中心地带，与经常联系的科室相邻，以方便患者的转运与救治，收治主要对象是能渡过危险期而有望恢复的各类危重患者，对于目前医疗水平认为不可救治的病例不应收入 ICU。ICU 的监测内容很广，包括有心电监护、动脉血压、体温、血氧饱和度、中心静脉压等 20 余项。ICU 的护士应具有扎实的医学基础理论知识，有丰富的处理危重症的经验，并能熟练掌握常用的重症监测技术，同时还应有卓越的管理能力和较高的素质，从而更好地为重症患者服务。

自 测 题

A₁/A₂ 型题

1. ICU 病房空气细菌菌落数控制在（　　）

  A. < 200cfu/m³　　　　　B. > 200cfu/m³

  C. > 100cfu/m³　　　　　D. > 250cfu/m³

  E. < 300cfu/m³

2. ICU 的病床床距应不少于（　　）

  A. l m　　　　　　　　B. 1. 5 m

  C. 2 m　　　　　　　　D. 2. 5 m

  E. 3 m

3. CVP（中心静脉压）正常值为（　　）

  A. 4 ～ 5 cmH₂O　　　　B. 5 ～ 12 cmH₂O

  C. 12 ～ 15 cmH₂O　　　D. 20 ～ 30 cmH₂O

  E. 15 ～ 20 cmH₂O

4. 正常动脉血氧饱和度为（　　）

  A. 90% ～ 100%　　　　B. 85% ～ 90%

  C. 90% ～ 95%　　　　　D. 96% ～ 100%

  E. 80% ～ 100%

5. ICU 护士与床位之比应保证在（　　）

  A. 1 : 1　　　　　　　　B. 1 : 2

  C. 2 : 3　　　　　　　　D.（2 ～ 3）: 1

  E. 4 : 3

6. ICU 湿度要求在（　　）

  A. 10% ～ 20%　　　　B. 20% ～ 30%

  C. 30 % ～ 40 %　　　　D. 40 % ～ 50 %

  E. 50% ～ 60%

7. 患者，男性，42 岁，因肾功能不全 2 年，受凉病情加重 2 天入院，查患者面色潮红，呼吸深快，血肌酐 390mmol/L，WBC 11×10⁹/L，血钾 3.8mmol/L，pH7.30，患者出现的酸碱平衡

失调为（　　）

  A. 代谢性酸中毒　　　　B. 代谢性碱中毒

  C. 呼吸性酸中毒　　　　D. 呼吸性碱中毒

  E. 混合性碱中毒

8. 患者，女性，因发热、胸痛伴咳痰 2 日入院。查体温 40 ℃，右下肺闻及湿啰音。WBC12.0×10⁹/L。入院诊断：发热待查，肺炎？该患者的首要的护理问题是（　　）

  A. 疼痛　　　　　　　　B. 潜在并发症：肺炎

  C. 体温过高　　　　　　D. 气体交换障碍

  E. 白细胞计数增高

A₃/A₄ 型题

  患者，男性，42 岁，突然呕血、解黑便 2 天住院。经输液、输血治疗后，测血压 90/60mmHg，中心静脉压为 20cmH₂O。

9. 以上情况提示（　　）

  A. 血容量不足　　　　　B. 右心功能不良

  C. 左心功能不良　　　　D. 贫血

  E. 呼吸衰竭

10. 应采取的主要措施是（　　）

  A. 加快输液

  B. 减慢输液速度、使用强心药

  C. 使用升压药

  D. 继续大量输血

  E. 使用血管扩张药

（韦锦秀）

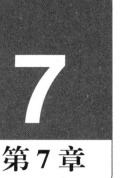

第7章 中毒的紧急救护

人类对化学物质中毒的认识较早。公元前 500 年人们就已经认识到，未吸收入血的毒物不引起全身中毒。20 世纪 30 年代前由于毒理学知识缺乏，对中毒无特殊疗法，只能采用一般清除或支持疗法。近年来研究发现，中毒发病机制与受体、自由基、脂质过氧化及细胞内钙稳态有关，这为探索解毒疗法开拓了新思路。20 世纪 70 年代以来，中毒诊断和治疗取得长足进展，这有赖于毒理学的兴起和急救医学的发展。

第 1 节 概 述

进入人体的化学物质达到中毒量产生组织和器官损害引起的全身性疾病称为中毒。引起中毒的化学物质称毒物。根据接触毒物的毒性、剂量和时间，通常将中毒分为急性中毒和慢性中毒两类：急性中毒是由短时间内吸收大量毒物引起，发病急、症状严重、变化迅速，如不积极治疗，可危及生命；慢性中毒是由长时间小量毒物进入人体蓄积引起，起病缓慢、病程较长，缺乏特异性中毒诊断指标，容易误诊和漏诊。因此，对于怀疑慢性中毒患者要认真询问病史和查体，慢性中毒常为职业中毒。

一、中毒的发病机制

（一）病因

1. 职业中毒 在毒物的生产、保管、运输和使用过程中，如不遵守安全防护制度，就会发生中毒。

2. 生活中毒 自服、误服、意外接触毒物、用药过量等均可引起中毒。

（二）发病机制

1. 毒物的吸收、代谢和排出 毒物可经呼吸道、消化道、皮肤黏膜、伤口、注射等途径进入人体，经血液循环分布于全身，主要在肝脏进行代谢，使大多数毒物的毒性降低，少数毒物在代谢后毒性反而增强。多数毒物由肾脏和肠道排出，少数毒物可经皮肤、汗腺及唾液腺排出，气体及易挥发性毒物以原形态经呼吸道排出，铅、汞、砷等重金属可由乳汁排出。

2. 中毒机制 主要表现为以下几种形式。

（1）局部刺激和腐蚀作用：强酸或强碱吸收组织中水分，与蛋白质或脂肪结合，使细胞变性和坏死。

（2）缺氧：如一氧化碳、硫化氢或氰化物等毒物阻碍氧的吸收、转运或利用，使机体组织器官缺氧。

（3）对机体的麻醉作用：亲脂性强的毒物（如过量的有机溶剂和吸入性麻醉药）易通过血脑屏障进入含脂量高的脑组织，抑制其功能。

（4）抑制酶的活力：有些毒物及其代谢物通过抑制酶活力产生毒性作用。如有机磷杀虫药抑制胆碱酯酶的活性。

（5）干扰细胞或细胞器的功能：如四氯化碳在体内经酶催化产生自由基，后者作用于肝细胞膜中的不饱和脂肪酸，引起脂质过氧化，使线粒体及内质网变性和肝细胞坏死。

（6）竞争相关受体：如阿托品类阻断胆碱能受体。

二、急性中毒的救治原则

考点：急性中毒的救治原则

1. 立即终止与毒物接触。
2. 尽快清除进入体内但未吸收的毒物。
3. 迅速采取措施促进已吸收的毒物排出。
4. 应用减毒药物。
5. 对症支持治疗，防治并发症。

三、急性中毒的救护措施

（一）立即终止与毒物接触

1. 吸入性中毒 尽快撤离中毒现场，解开衣领，保持呼吸道通畅，给予吸氧，注意保暖。

2. 接触性中毒 立即脱去污染的衣服，用大量清水或肥皂水反复冲洗皮肤、毛发。水温不宜过高，以防体表血管扩张，促进毒物吸收。冲洗时间为 15 ～ 30 分钟。毒物溅入眼内，立即用清水或等渗盐水冲洗，时间不少于 5 分钟，然后给予抗生素眼药水或眼药膏，以防继发感染。

（二）清除尚未吸收的毒物

经口服中毒者，早期清除胃肠道内尚未吸收的毒物可使病情明显改善，愈早、愈彻底愈好。

1. 催吐 催吐法易引起误吸，目前临床上已不常规应用。神志清醒且能配合者可选用此法；昏迷、惊厥、休克状态、腐蚀性毒物摄入和无呕吐反射者禁用此法。

2. 洗胃 是口服中毒抢救成功的关键，应尽早、反复、彻底实施。洗胃一般在服毒 6 小时内有效，6 小时后如部分毒物残留胃内，仍有洗胃必要。急性中毒患者洗胃的原则是先出后入，先抽出胃内容物，再注入洗胃液，快进快出，出入基本平衡。洗胃时患者取左侧卧位，洗胃液根据不同毒物选用，以清水和生理盐水最常用。洗胃液的温度应控制在 35℃左右，过热可促进局部血液循环，加快毒物的吸收；过冷可加速胃蠕动，促进毒物排入肠腔。每次注入洗胃液以 200 ～ 300ml 为宜，然后尽量排出，反复进行至排出液澄清为止。

考点：口服中毒患者洗胃的最佳时机

3. 导泻 可清除进入肠道内的毒物，减少毒物的吸收。洗胃后口服或胃管灌入泻药，严重腹泻和虚脱者不宜。导泻常用聚乙二醇、硫酸镁或硫酸钠，一般不用油脂类泻药，以免促进脂溶性毒物吸收。

4. 灌肠 除腐蚀性毒物中毒外，用于口服中毒6小时以上、导泻无效及抑制肠蠕动毒物（巴比妥类、颠茄类或阿片类）中毒者。应用1%温肥皂水连续多次灌肠。

（三）促进已吸收毒物的排出

1. 利尿排毒 毒物多由肾脏排泄，加速利尿可促进毒物排出。①可采取口服或静脉补液增加尿量，也可使用利尿剂（速尿、甘露醇）等加速毒物排出。②改变尿液酸碱度可加速某些毒物排泄，如用碳酸氢钠碱化尿液，可促进弱酸性药物由尿液排出；用氯化铵、维生素C酸化尿液，可促进有机碱由尿排出。

2. 吸氧 纠正组织缺氧状态，加速毒物排出。一氧化碳中毒时，高压氧治疗可使碳氧血红蛋白解离，加速一氧化碳排出。

3. 血液净化疗法 包括血液透析、血液灌流、血浆置换等方法，中毒12小时内进行透析效果较好。

（四）应用解毒药物

1. 特效解毒剂 仅少数毒物有特效解毒药物，常用的特效解毒剂及可对抗毒物见表7-1。

表7-1 常用的特效解毒剂

解毒药物	对抗毒物	解毒机理
依地酸钠钙	重金属（铅、镁、锰、铜）	可与重金属形成络合物排出体外。主要用于铅中毒
二巯基丙醇	砷、汞、金、锑等重金属	与重金属结合成为可溶性化合物由尿排出
亚甲蓝	亚硝酸盐	使高铁血红蛋白还原成正常血红蛋白
亚硝酸盐—硫代硫酸钠	氰化物	亚硝酸盐使血红蛋白氧化成高铁血红蛋白，后者与氰化物结合形成氰化高铁血红蛋白，其可解离出氰离子；硫代硫酸钠使氰离子转变为低毒硫氰酸盐从尿中排出
碘解磷定、氯解磷定	有机磷杀虫药	恢复胆碱酯酶活力
阿托品	有机磷杀虫药	竞争性拮抗乙酰胆碱对M受体的激动作用
氟马西尼	苯二氮䓬类药物	竞争性地抑制苯二氮䓬类药物与苯二氮䓬受体的结合，扭转其中枢镇静作用

2. 一般解毒剂 多数毒物中毒无特效解毒剂，可使用一般解毒剂。常用的有①保护剂：常用牛奶、蛋清、米汤、植物油，口服后能保护消化道黏膜，用于强酸、强碱中毒。

护考链接

急性中毒患者的洗胃原则是

（ ）

A. 快进慢出   B. 先出后入

C. 密切观察   D. 出多入少

E. 对症护理

答案：B

分析：急性中毒患者洗胃的原则是先出后入，先抽出胃内容物，再注入洗胃液，快进快出，出入基本平衡。

②中和剂：包括弱碱、弱酸性药物，通过中和反应降低毒物作用，用于中和吞食的强酸、强碱。③还原剂：维生素 C 能减轻铅、砷等的毒性。④氧化剂：高锰酸钾可破坏生物碱及有机物，减低阿片、硫化锌等的毒性。⑤吸附剂：活性炭可吸附毒物。⑥沉淀剂：包括浓茶、乳酸钙等，使毒物沉淀不被吸收，适用于重金属或生物碱中毒。

（五）对症、支持治疗和防治并发症

关键在于保护心、脑、肾等重要脏器，使其恢复功能。密切观察病情变化，积极治疗脑水肿、肺水肿、休克等，保证营养，防治感染和其他并发症。

第 2 节　常见急性中毒的救护

一、有机磷类杀虫药中毒的救护

案例 7-1

患者，男性，50 岁，农民，在田间喷洒农药 2 小时后昏倒在地，现场人员将其急送医院。查体：血压 90/60mmHg，呼吸 24 次／分，角膜反射消失，瞳孔如针尖样，呼气有蒜臭味，多汗，流涎，两肺布满湿啰音。全血胆碱酯酶活力测定值为 30%。入院诊断为：有机磷杀虫药中毒。

请问：

1. 患者首优的护理问题是什么？

2. 如何配合医生对患者进行紧急救护？

3. 怎样指导患者正确地喷洒农药？

【概述】

1. 毒物分类　有机磷杀虫药在我国农村广泛使用，对人畜均有毒性。依据毒性强弱分为：①剧毒类：甲拌磷（3911）、对硫磷（1605）、内吸磷（1059）等。②高毒类：甲基对硫磷、敌敌畏、氧乐果等。③中度毒类：乐果、敌百虫、乙硫磷（1240）等。④低毒类：马拉硫磷等。

2. 中毒机制　有机磷杀虫药可经皮肤、黏膜、呼吸道和消化道侵入人体，在短期内引起中毒。有机磷酸酯的结构近似乙酰胆碱，进入人体后，与体内胆碱酯酶（cholinesterase，ChE）迅速结合形成稳定的磷酰化胆碱酯酶，使胆碱酯酶失去分解乙酰胆碱的能力，造成乙酰胆碱过量蓄积，引起胆碱能神经功能紊乱，先兴奋后抑制，出现以毒蕈碱样症状、烟碱样症状和中枢神经系统症状为主要表现的全身性疾病。中毒机制见图 7-1。

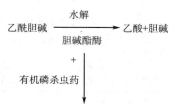

图 7-1　有机磷杀虫药中毒机制

【护理评估】

1. 健康史 询问患者有无职业性或生活性毒物接触史。患者可因生产过程中设备密封不严、使用（如喷洒农药）时个人防护不佳、违章操作等造成职业中毒；生活性中毒常由服毒自杀或误服引起。

2. 身体状况

（1）全身中毒表现：中毒发病时间与毒物种类、剂量、侵入途径和机体状态（如空腹或进餐）密切相关。口服中毒在 10 分钟至 2 小时发病；吸入后约 30 分钟发病；皮肤吸收后 2～6 小时发病。患者可有毒蕈碱样、烟碱样、中枢神经系统表现（表 7-2）。其中，瞳孔缩小和大蒜样气味是有机磷杀虫药中毒的典型表现。

表 7-2 有机磷杀虫药中毒的全身表现

	毒蕈碱样（M 样）症状	烟碱样（N 样）症状	中枢神经系统症状
侵袭部位	副交感神经末梢	横纹肌神经肌肉接头处	中枢神经系统
临床表现	平滑肌痉挛（瞳孔缩小呈针尖样、腹痛、腹泻等）；腺体分泌增加（大汗、流泪、流涎、呕吐、气道分泌物增多、呼吸困难、双肺有干湿啰音，严重者发生肺水肿）	肌纤维颤动，甚至全身肌肉强直性痉挛，如眼睑、面部、舌肌，逐步向四肢和全身抽搐；后期可出现肌力减退或瘫痪，呼吸肌麻痹引起呼吸衰竭或停止	头晕、头痛、烦躁不安、谵妄、抽搐和昏迷，严重者因脑水肿死亡

（2）局部表现：过敏性皮炎、皮肤水疱或剥脱性皮炎；污染眼部时，出现结膜充血和瞳孔缩小。

考点：有机磷杀虫药中毒的表现

（3）其他

1）迟发性多发神经病：个别急性中毒患者在中毒症状消失后 2～3 周，发生多发性、迟发性的感觉和运动神经病变表现，主要累及肢体末端，表现为肢体末端烧灼、疼痛、麻木，以及下肢无力、瘫痪、肌肉萎缩等。可能是有机磷杀虫药抑制神经靶酯酶并使其老化所致。

2）中间型综合征：是指急性有机磷杀虫药中毒所引起的一组以肌无力为突出表现的综合征。因其发病时间在急性症状缓解后和迟发性多发神经病发生前，常发生在急性中毒后 24～96 小时，故称中间综合征。主要变现为屈颈肌、四肢近端肌肉以及第Ⅲ、Ⅶ、Ⅸ、Ⅹ对脑神经所支配的部分肌肉肌力减退，重者可出现呼吸肌麻痹而迅速死亡。可能与胆碱酯酶长时间受抑制有关。

（4）中毒程度：根据病情将急性中毒分为轻、中、重三度（表 7-3）。

表 7-3 有机磷杀虫药中毒的分度

	轻度	中度	重度
毒蕈碱样（M 样）症状	有	有↑	有↑
烟碱样（N 样）症状	无	有	有
胆碱酯酶活力	70%～50%	50%～30%	< 30%
危重表现	无	无	伴有肺水肿、抽搐、昏迷、呼吸肌麻痹和脑水肿

3. 心理—社会状况　患者因突然发病出现精神紧张、焦虑、恐惧心理。自杀者对医务人员的抢救抵触，不配合治疗。

4. 辅助检查

（1）全血胆碱酯酶（ChE）活力测定　是诊断有机磷杀虫药中毒的特异性实验室指标，对判断中毒程度、疗效和预后极为重要。正常值为 100％，低于 80％ 为异常。70％～50％ 为轻度中毒，50％～30％ 为中度中毒，30％ 以下为重度中毒。对长期有机磷杀虫药接触者，血胆碱酯酶活力测定可作为生化检测指标。

（2）尿中有机磷杀虫药代谢物测定　如对硫磷和甲基对硫磷中毒时尿中出现对硝基酚，敌百虫中毒时尿中出现三氯乙醇。

【护理诊断／护理问题】

1. 急性意识障碍　与有机磷杀虫药中毒导致神经功能受损有关。

2. 气体交换受损　与呼吸道分泌物增多，支气管痉挛、肺水肿有关。

3. 体液不足　与恶心呕吐、大汗、流涎有关。

4. 知识缺乏　与缺乏预防有机磷杀虫药中毒的知识有关。

5. 潜在并发症　阿托品中毒。

【护理措施】

1. 紧急救护

（1）迅速清除毒物

1）清洗：经皮肤黏膜吸收中毒者立即脱离中毒现场，脱去污染衣物，用肥皂水彻底清洗皮肤、毛发、指甲缝隙，禁用热水或酒精擦洗。眼部污染者，用 2％碳酸氢钠溶液或生理盐水冲洗。

2）洗胃：口服中毒者，用清水、2％碳酸氢钠溶液（敌百虫忌用）或 1：5000 高锰酸钾溶液（对硫磷、内吸磷、乐果忌用）反复洗胃，直至洗出液清亮、无大蒜味为止。

3）导泻：洗胃后常用硫酸镁 20～40g，溶入水中，一次性口服，30 分钟后可追加用药。

4）血液净化：可采用血液灌流方式，清除血液中游离的有机磷成分。一般在中毒后 1～4 天内进行，每天一次，每次 2～3 小时，以提高清除效果。

（2）特效解毒剂的应用：应用原则为早期、足量、联合、重复用药。

1）胆碱酯酶复能剂：能使抑制的胆碱酯酶恢复活性，有效解除烟碱样症状。常用的药物有氯解磷定、碘解磷定、双复磷等。由于胆碱酯酶复能剂不能复活已老化的胆碱酯酶，故必须尽早用药。常见的不良反应有短暂眩晕、视力模糊、复视、血压升高等。用量过大可致中毒，反而抑制胆碱酯酶活性和引起癫痫样发作，出现呼吸抑制、肌肉颤动、昏迷等。

2）抗胆碱药：能与乙酰胆碱争夺胆碱受体，阻断乙酰胆碱的作用，缓解毒蕈碱样症状和对抗呼吸中枢抑制。最常用的为阿托品，应早期、足量、反复给药，直至毒蕈碱样症状明显好转或出现"阿托品化"为止。此时，应减少剂量或停用阿托品，以免发生阿托品中毒。阿托品应用中应注意区别有机磷杀虫药中毒症状、"阿托品化"与阿托品中毒（表 7-4）。

表 7-4 有机磷杀虫药中毒、阿托品化与阿托品中毒的主要区别

	有机磷杀虫药中毒	阿托品化	阿托品中毒
神经系统	表情淡漠、昏迷或有抽搐	意识开始清醒	谵妄、幻觉、抽搐、昏迷
皮肤	苍白、潮湿	颜面潮红、干燥	紫红、干燥
瞳孔	缩小，濒死时扩大	由小扩大后，不再缩小	极度扩大
体温	无高热	正常或轻度升高，< 38.5℃	高热，> 39℃
心率	心率慢	90～100 次 / 分，脉搏有力	心动过速，甚至室颤

有机磷杀虫药中毒最理想的治疗是胆碱酯酶复能剂和阿托品联合用药，两者协同疗效更好，此时阿托品用量需酌减，防止中毒。

考点：有机磷杀虫药中毒的特效解毒剂

（3）对症紧急处置：有机磷杀虫药中毒的主要死亡原因有肺水肿、呼吸肌麻痹、呼吸中枢衰竭。因此应重点维持正常心肺功能，保持呼吸道通畅，正确氧疗和使用机械通气。

2. 一般护理 卧床休息、保暖。清醒者取半卧位，昏迷者取平卧位、头偏向一侧。

3. 病情观察 观察生命体征、尿量、意识等，警惕中间综合征的发生，及时做好配合抢救工作。

4. 对症护理

（1）维持有效呼吸：及时有效地清除呼吸道分泌物以保持呼吸道通畅。昏迷者头偏向一侧，注意随时清除痰液和呕吐物，备好气管切开包和呼吸机等，必要时行气管插管或气管切开，建立人工气道。也可给予呼吸中枢兴奋剂如尼可刹米，忌用吗啡、巴比妥类等抑制呼吸中枢的药物。

（2）吸氧护理：高流量吸氧，每日更换鼻导管、吸氧鼻孔。

5. 心理护理 护士应了解患者中毒的原因，根据其不同的心理特点，用正确的心理护理方法予以心理疏导。以诚恳的态度为病人提供情感上的支持，转移其消极情绪，并进行相关知识的宣传。还要认真做好家属的思想工作，做到不埋怨、不讽刺、不苛求，使其感到温暖，重新树立生活的信心。

【健康教育】

对生产和使用有机磷杀虫药的人员要进行宣传教育，普及防治中毒常识。

喷洒杀虫药时应注意：①施药前检查好施药工具，并注意个人防护，要穿长衣长裤、戴口罩、帽子、手套，避免皮肤和药液接触。②喷药时，顺风喷、隔行打、倒着走。③施药过程中及施药后，凡出现头晕、胸闷、流涎、恶心、呕吐等症状，应立即就医。④工作完毕，用肥皂水彻底洗手、更换衣服，盛装药液的容器绝对不能盛放食品。

案例 7-1 分析

患者在田间喷洒农药 2 小时后昏倒在地，所以首优的护理诊断是急性意识障碍。对患者应立即将其抬离中毒现场，清除呼吸道阻塞，脱去污染衣物，清洗皮肤毛发、用特效解毒药，观察病情，对症支持治疗，尤其是防治呼吸衰竭。指导患者：喷洒农药时穿长衣长裤、戴口罩、隔行顺风打，有任何不适感即刻停止并就医，回家后彻底洗手、更换衣物。

二、急性一氧化碳中毒的救护

案例 7-2

患者，男性，65 岁，因天气寒冷，于睡前烧碳炉取暖。清晨邻居发现其昏迷不醒，送入医院。查体：体温 38℃，呼吸 28 次 / 分，心率 100 次 / 分，血压 90/60mmHg，面色苍白，口唇呈樱桃红色。

请问：

1. 患者发生了什么情况？

2. 首先需要对患者做什么检查？

【概述】

1. 概念 在生产和生活环境中，含碳物质不完全燃烧可产生一氧化碳（CO），一氧化碳是无色、无臭、无味的气体，比重 0.967。吸入过量一氧化碳引起的中毒称急性一氧化碳中毒，俗称煤气中毒。

2. 中毒机制 一氧化碳吸入人体后，与氧气竞争结合血红蛋白，形成稳定的碳氧血红蛋白（COHb）。一氧化碳与血红蛋白的亲和力，远大于氧气与血红蛋白的亲和力，且又不易解离。所以一氧化碳中毒主要引起组织缺氧，脑组织对缺氧最为敏感，其次为心脏。

【护理评估】

1. 健康史 询问患者的职业，或家中是否使用煤炉、煤气，询问中毒时患者所处的环境是否有通风不良、防护不当等情况及停留时间等。

2．身体状况

（1）急性中毒 根据临床表现与碳氧血红蛋白的量，将急性一氧化碳中毒分为三度。

1）轻度中毒：患者有不同程度头痛、头晕、恶心、呕吐、心悸和四肢无力等，原有冠心病的患者可出现心绞痛。如及时脱离中毒环境，吸入新鲜空气或氧疗，症状很快消失。

考点：一氧化碳中毒的口唇颜色

2）中度中毒：患者出现胸闷、气短、呼吸困难、幻觉、视物不清、判断力降低、运动失调、嗜睡、意识模糊或浅昏迷，口唇黏膜可呈樱桃红色。如及时脱离中毒环境，吸氧，数小时后可清醒，无明显并发症。

3）重度中毒：迅速出现昏迷、呼吸抑制、肺水肿、心律失常或心力衰竭、血压下降、四肢厥冷、瞳孔缩小或扩大、大小便失禁等，可因脑水肿、呼吸、循环衰竭而死亡。

（2）急性一氧化碳中毒迟发脑病（神经精神后发症）：部分患者，尤其是昏迷超过 48 小时者，抢救清醒后，经过 2 ～ 60 天的"假愈期"，可出现表情淡漠、痴呆、谵妄、震颤、偏瘫、大小便失禁、失明、失语、癫痫等其中一些症状，即急性一氧化碳中毒迟发脑病。

3. 心理—社会状况 急性一氧化碳中毒发生突然，患者多无心理准备，往往产生紧张、焦虑情绪。重度中毒患者苏醒后，常因并发症出现悲观失望或绝望的心理。

4. 辅助检查

（1）血碳氧血红蛋白（COHb）测定：是诊断一氧化碳中毒的特异性指标。正常人血液中 COHb 含量在 5 %～ 10 %，轻度中毒时为 10 %～ 20 %，中度中毒时为 30 %～ 40 %，重度中毒时为 40 %～ 60 %。

（2）脑电图检查：可见弥漫性低波幅慢波。

（3）头部 CT 检查：脑水肿时可见脑部有病理性密度减低区。

【护理诊断 / 护理问题】

1. 头痛　与一氧化碳中毒导致脑缺氧有关。

2. 急性意识障碍　与一氧化碳中毒导致中枢神经功能损害有关。

3. 知识缺乏　缺乏对一氧化碳中毒和煤炉、煤气使用的知识。

4. 潜在并发症　迟发性脑病、脑水肿、窒息等。

【护理措施】

1. 紧急救护

（1）现场急救：迅速打开门窗，断绝一氧化碳来源。立即将患者转移到空气新鲜处，终止一氧化碳继续吸入。卧床休息、保暖、解开衣领、保持呼吸道畅通。

（2）迅速纠正缺氧：氧疗是治疗一氧化碳中毒最有效的方法。轻、中度中毒患者可用面罩或鼻导管高浓度（＞ 60%）、高流量（5 ～ 10L/min）吸氧；重度中毒患者应给予高压氧舱治疗，可加速碳氧血红蛋白解离，促进一氧化碳排出。

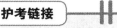

急性一氧化碳中毒，碳氧血红蛋白血标本的采集，描述正确的是

A. 早期及时　　　B. 12 小时后

C. 24 小时后　　D. 36 小时后

E. 48 小时后

答案：A

分析：碳氧血红蛋白血标本的采集，需早期及时，因离开现场吸入新鲜空气后，碳氧血红蛋白很快下降。对脱离现场时间较长的患者，碳氧血红蛋白诊断价值不大。

考点：重度一氧化碳中毒最有效的治疗是高压氧治疗

　链接

高压氧舱治疗

高压氧舱治疗是指让患者在高于一个大气压的氧舱里吸入纯氧，能增加血液中物理溶解氧，提高总体氧含量，达到治疗缺氧性疾病的目的，是药物和其他任何手段不能取代的。高压氧治疗的应用范围很广，目前最常用的就是一氧化碳中毒的治疗。

2. 一般护理　嘱患者取平卧位、头偏向一侧。昏迷患者经抢救苏醒后应卧床休息，观察 2 周，避免精神刺激。

3. 病情观察　观察生命体征、神志变化，记录出入液量。观察有无头痛、喷射性呕吐等脑水肿征象。

4. 对症护理

（1）保持呼吸道通畅：取平卧位、头偏向一侧，随时吸出呼吸道分泌物和呕吐物。

（2）高热惊厥者：给予物理降温，遵医嘱应用地西泮。

（3）脑水肿者：绝对卧床，床头抬高 15°～ 30°；遵医嘱使用脱水剂，如甘露醇、速尿等降低颅压，减轻脑水肿；同时可给予能量合剂促进脑细胞功能恢复，如 ATP、细胞色素 C、维生素 B 和维生素 C 等。

5. 心理护理　引导患者正确认识病情，表达其感受，鼓励其树立乐观、积极的生活信念。给患者及家属讲述相关知识、治疗方法及可能发生的并发症，增进彼此的信任，建立良好的护患关系。

【健康教育】

预防本病首先是在工作或生活中树立安全意识，加强预防一氧化碳中毒的宣传。①家庭火炉、煤炉要安装烟筒或排风扇，定期开窗通风。②厂矿应加强劳动防护措施，煤气发生炉和管道要经常维修，定期测定空气中一氧化碳的浓度。③在可能产生一氧化碳的场所停留，若出现头痛、头晕、恶心等先兆，应立即离开。④进入高浓度一氧化碳环境内执行紧急任务时，应注意戴好防毒面具。⑤抢救一氧化碳中毒患者时，由于一氧化碳的比重比空气略轻，浮于上层，故救助者进入和撤离现场时，如能匍匐行动会更安全。

案例 7-2 分析

患者因寒冷睡前生炉取暖、清晨昏迷不醒、口唇呈樱桃红色，这些都说明患者极有可能发生"一氧化碳中毒"。碳氧血红蛋白的测定是诊断一氧化碳中毒的特异性指标，故进一步确诊首先需要做"血碳氧血红蛋白测定"，根据测定值和临床表现还可以判断一氧化碳中毒的程度。

三、镇静催眠药中毒的救护

案例 7-3

患者，女性，18岁。因与同学发生口角，1小时前吞服大量安定（地西泮）出现昏迷，被父母发现后急诊入院。

请问：

如何对患者进行毒物清除？

【概述】

1. 概念　镇静催眠药是中枢神经系统抑制药，具有镇静、催眠作用，一次大剂量服用可引起急性镇静催眠药中毒。

2. 常用镇静催眠药分类（表 7-5）

表 7-5　常用镇静催眠药分类

药物类别	药物名称
苯二氮䓬类	地西泮、氟西泮、阿普唑仑、三唑仑等
巴比妥类	巴比妥、苯巴比妥、戊巴比妥、司可巴比妥等
非巴比妥非苯二氮䓬类	水合氯醛、甲喹酮、格鲁米特等
吩噻嗪类	氯丙嗪、奋乃静等

【护理评估】

1. 健康史

询问患者有无应用镇静催眠药史，了解药物种类、剂量、用药时间等。

2. 身体状况

（1）轻度中毒：嗜睡、头痛、眩晕、乏力、语言不清、视物模糊、眼球震颤、共济失调、出现欣快感。各种反射存在，生命体征平稳。

（2）中度中毒：患者呈浅昏迷，各种反射仍存在。

（3）重度中毒：深昏迷，全身肌力减退，各种反射消失，脉搏细弱，血压下降，严重者可出现尿少、体温降低、休克，常因呼吸或循环衰竭而死亡。

3. 心理—社会状况　误服者产生紧张、恐惧心理；自杀者有抵触情绪，极其痛苦，不配合治疗。

4. 辅助检查　血、尿及胃液药物浓度测定对诊断有参考意义。

【护理诊断 / 护理问题】

1. 急性意识障碍　与药物对中枢神经系统抑制有关。

2. 气体交换受损　与药物对呼吸中枢抑制、呼吸肌麻痹有关。

3. 潜在并发症　感染、休克、脑水肿、肺水肿、肾衰竭等。

【护理措施】

1. 紧急救护

（1）评估和维持重要脏器功能

1）保持呼吸道通畅：平卧位、头偏向一侧。清醒病人鼓励其咳嗽、协助拍背。昏迷者给予吸痰，必要时备气管切开包和呼吸机。

2）维持血压：尽快建立静脉通路输液，无效者应用多巴胺。

3）心电监护：持续心电监护，一旦发现心律异常，及时报告医生，遵医嘱应用抗心律失常药。

4）促进意识恢复：给予葡萄糖、维生素 B_1、纳洛酮。

（2）迅速清除毒物

1）洗胃：用 1 ∶ 5000 高锰酸钾溶液、清水或淡盐水洗胃。

2）药用炭：吸附各种镇静催眠药。

3）碱化尿液、利尿：用 5% 碳酸氢钠溶液碱化尿液，用呋塞米利尿。此法对吩噻嗪类中毒无效。

（3）应用特效解毒剂：巴比妥类药物中毒无特效解毒药，苯二氮䓬类药物中毒可用氟马西尼来拮抗。

2. 一般护理　加强营养，给予高蛋白、高热量的流质饮食，必要时鼻饲或静脉补充营养。

3. 病情观察　观察生命体征、意识、瞳孔大小及对光反射、角膜反射；观察有无缺氧、呼吸困难、窒息等症状；监测脏器功能变化，尽早防治脏器衰竭。

4. 对症护理　对休克者，迅速建立静脉通路补液，必要时用升压药；昏迷患者给予翻身、拍背、吸痰；高热时行物理降温，及时更换衣物和床单。

5. 心理护理　对服药自杀者，不宜让患者单独留在病房内，防止其再度自杀。加强心理疏导，分析其自杀原因，稳定患者情绪，指导家属关心、爱护患者，必要时请心理医生进行心理咨询和心理干预，使其树立生活的信念。向失眠者宣教导致失眠的原因及调整睡眠的方法。

考点：苯二氮䓬类药物中毒的特效解毒剂是氟马西尼

【健康教育】

加强镇静催眠药的管理，长期使用该类药物者，必须在医生指导下规范用药。

案例 7-3 分析

可以通过洗胃、使用药用炭、利尿等措施来清除毒物。

四、急性酒精中毒的救护

 案例 7-4

患者，男性，30 岁。经常过量饮酒，一天同学聚会大量饮酒后，被人扶着跌跌撞撞地走回家，之后出现恶心、呕吐等症状。

请问：

1. 患者此次情况属于酒精中毒的哪一期？

2. 如何劝导患者戒酒？

【概述】

酒精，又称乙醇，是无色、易燃、易挥发的液体，具有醇香气味，能与水和大多数有机溶剂混溶。一次饮入过量酒精或酒类饮料引起先兴奋继而抑制的状态称为急性酒精中毒，或称急性乙醇中毒。

【护理评估】

1. 健康史　询问患者有无大量饮酒或摄入含高浓度酒精的饮料，呼气或呕吐物是否有酒精气味等。

2. 身体状况　酒精中毒的临床表现与饮酒速度、个人耐受性、摄入总量有关，按中毒的表现大致可分为三期。

（1）兴奋期（轻度）：面色潮红、健谈、饶舌、情绪不稳定、自负、易激怒，可有粗鲁行为或攻击行动，也可能沉默、孤僻等。

（2）共济失调期（中度）：肌肉运动不协调、行动笨拙、言语含糊不清、眼球震颤、视物模糊、复视、步态不稳，出现明显共济失调。还会有恶心、呕吐等。

（3）昏迷期（重度）：表现为昏睡、昏迷、体温降低、呼吸慢而有鼾音、心率快、血压下降、瞳孔散大、大小便失禁，可出现呼吸、循环麻痹而危及生命。此外，重症患者可并发意外损伤、酸碱平衡失调、电解质紊乱、低血糖症、肺炎，甚至出现急性肾衰竭等。

3. 心理—社会状况　患者清醒后常有懊悔、羞愧之意，下定决心不再大量饮酒，可仍有部分人酗酒成瘾。

4. 辅助检查　呼气和血清乙醇浓度的测定有助于诊断，经常大量饮酒者可有肝功能异常。

【护理诊断／护理问题】

1. 急性意识障碍　与酒精对中枢神经系统的损害有关。

2. 有窒息的危险　与呕吐、意识不清有关。

3. 有受伤的危险　与共济失调有关。

4. 潜在并发症　呼吸、循环衰竭，低血糖，酒精性肝硬化等。

【护理措施】

1. 紧急救护

（1）清除毒物：催吐、洗胃、导泻等对清除胃肠道内残留乙醇有一定作用。

（2）促进乙醇氧化：应用葡萄糖溶液、维生素 B_1、B_6 等促进乙醇氧化为醋酸，达到解毒的目的。

（3）保护大脑功能：应用纳洛酮缓慢静脉注射，有助于缩短昏迷时间，必要时可重复给药。

（4）血液净化：病情严重者，可尽早行透析治疗。

2. 一般护理　轻症一般不需特殊治疗，卧床休息、注意保暖，可自行恢复；共济失调者应严格限制其活动，以免受伤。

3. 病情观察　密切观察生命体征，尤其是神志、呼吸、呕吐物性状，必要时行心电监护。

4. 对症护理　给予足够的热量，复合维生素 B 等，防治肝损害；呕吐严重者应注意维持水、电解质、酸碱平衡；烦躁不安和过度兴奋者可用小剂量地西泮；呼吸抑制、严重昏迷者可用呼吸中枢兴奋剂。

5. 心理护理　给予患者安慰，劝其戒酒，鼓励其家属给予关心体贴。

【健康教育】

宣传大量饮酒的害处，帮助患者认识过量饮酒时对身体的危害，以及长期酗酒对家庭社会的不良影响。

链接

国家《车辆驾驶人员血液、呼气酒精含量阈值与检验》中规定，车辆驾驶人员血液中酒精含量：大于或等于 20 mg/100ml，小于 80 mg/100ml 的驾驶行为是饮酒后驾车，大于 80 mg/100ml 的驾驶行为是醉酒后驾车。

案例7-4分析

患者有步态不稳、恶心、呕吐的表现，处于酒精中毒的共济失调期。应从酗酒对自身、家庭、社会的危害等方面来劝导小李戒酒。

五、其　他

（一）强酸、强碱中毒

强酸、强碱对皮肤、黏膜的刺激和腐蚀作用较强，经口服、呼吸道吸入、皮肤接触等，引起局部腐蚀性烧伤、组织蛋白凝固变性和全身症状。

皮肤接触者，应立即用大量清水反复冲洗，再用中和剂继续冲洗（如酸烧伤局部用 2%～5% 碳酸氢钠或 1% 肥皂水中和，碱烧伤用 1% 醋酸或 4% 硼酸中和）；口服强酸、强碱的患者禁止洗胃，可给予胃黏膜保护剂，如牛奶、蛋清、米汤、植物油等经胃管缓慢注入胃内。

考点：口服强酸、强碱的患者禁止洗胃

（二）细菌性食物中毒

细菌性食物中毒是指由于进食被细菌或其毒素所污染的食物而引起的急性中毒性疾病。患者有呕吐、腹痛、腹泻，排便次数每日数十次以上，多呈水样便、血水便，可带少量黏液，重者有脱水、酸中毒、休克等。

在进食可疑食物4小时以内，应尽快用碳酸氢钠溶液或高锰酸钾溶液洗胃，并用硫酸镁导泻及清洁灌肠，同时防治水、电解质、酸碱平衡紊乱，必要时给予抗菌药物治疗。

（三）灭鼠药中毒

灭鼠药中毒是由于患者误服或自服灭鼠类药物，造成大量毒物进入人体侵犯主要器官，引起肺水肿或全身出血等表现。病情发展迅速，如抢救不及时很快会死亡。

口服中毒者应立即催吐、洗胃，并迅速建立静脉通路，使用镇静止痛药，保护肝功能，防止肺水肿等。

（四）百草枯中毒

百草枯是目前应用的高效除草剂之一，在酸性环境下性质稳定，在碱性环境下易分解，接触土壤后迅速失活。可经胃肠道、呼吸道和皮肤吸收，在我国以口服中毒为主。常表现为多器官功能损伤或衰竭，肺、肝和肾是最常见的受累脏器。

急性百草枯中毒目前尚无特效解毒剂。一旦发现，立即给予催吐并口服白陶土悬液，或就地取泥浆水口服。治疗以减少毒物吸收、促进体内毒物清除和对症支持治疗为主。

小结

进入人体的化学物质达到中毒量产生组织和器官损害引起的全身性疾病称为中毒，引起中毒的化学物质称毒物。急性中毒后，应立即终止与毒物接触、迅速清除尚未吸收的毒物、促进已吸收毒物的排出、应用解毒药、对症支持治疗、防治并发症等。洗胃是口服中毒抢救成功的关键，但口服强酸、强碱的患者禁止洗胃。

有机磷杀虫药中毒出现毒蕈碱样、烟碱样和中枢神经系统症状，可用阿托品、解磷定来解救。一氧化碳主要引起组织缺氧，重症患者最有效的治疗方法是高压氧治疗。常见的中毒还有镇静催眠药、乙醇、强酸、强碱、细菌性食物、灭鼠药、百草枯中毒等。

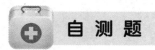 自 测 题

A₁ 型题

1. 确诊 CO 中毒最主要的依据是（   ）

　A. 空气中 CO 的浓度

　B. 与 CO 接触的时间

　C. 血液中碳氧血红蛋白的含量

　D. 昏迷的程度

　E. 缺氧的程度

2. 诊断有机磷杀虫药中毒最重要的指标为（   ）

　A. 确切的毒物接触史

　B. 呕吐物有大蒜味

　C. 毒蕈碱样和烟碱样症状

　D. 血胆碱酯酶活性降低

　E. 瞳孔缩小

3. 下列哪种毒物口服中毒后，不宜洗胃的是（   ）

A. 有机磷杀虫药　　　B. 镇静催眠药

C. 灭鼠药　　　D. 毒品

E. 强酸、强碱

4. 急性中毒已发生昏迷的患者，下列哪项不宜采用（　　）

A. 氧疗　　　B. 催吐

C. 洗胃　　　D. 导泻

E. 解毒剂

A₂ 型题

5. 有机磷杀虫药中毒患者，在使用阿托品抢救过程中，出现烦躁不安、高热、抽搐、心动过速、瞳孔散大，应考虑（　　）

A. 阿托品中毒　　　B. 阿托品量不足

C. 阿托品化　　　D. 有机磷杀虫药中毒
　　症状加重

E. 加大阿托品的用量

6. 男，40 岁，被人发现昏倒在地，可闻及煤气味，发现者考虑病人呼吸微弱，于是就地人工呼吸，医生到场后说抢救者的做法错误的是（　　）

A. 未及时撤离现场　　　B. 未及时供氧

C. 未及时用兴奋剂　　　D. 未及时输液

E. 未及时注射激素

7. 男，49 岁，因一氧化碳中毒 1 天入院。查体：深昏迷，呼吸尚规则，余无异常。为加快一氧化碳的排出，宜采用的最佳治疗是（　　）

A. 高浓度间断给氧　　　B. 持续低流量给氧

C. 呼吸中枢兴奋剂　　　D. 高压氧治疗

E. 使用呼吸机

A₃/A₄ 型题

女，24 岁，因误服有机磷杀虫药对硫磷急诊入院，测定血胆碱酯酶活力为 60%.

8. 对该患者急诊洗胃，洗胃液忌用（　　）

A. 生理盐水　　　B. 清水

C. 2% 碳酸氢钠溶液　　　D. 高锰酸钾溶液

E. 以上都有

9. 对该患者用氯解磷定治疗的目的是（　　）

A. 恢复胆碱酯酶活力　　　B. 对抗毒蕈碱样症状

C. 减少毒物活性　　　D. 减少毒物吸收

E. 竞争性拮抗乙酰胆碱对 M 受体的激动作用

（杨晓芳）

第8章 常见意外伤害紧急救护

日常生活中，人们常常会遇到各种意外伤害。正确的紧急救护可将意外伤害降低到最小，面对各种意外伤害，正确救护尤为重要。

第1节 气管异物梗阻紧急救护

 案例 8-1

患儿，男性，3岁，边吃西瓜边看电视，突然小明用手使劲往嘴里抠并激烈咳嗽，面红耳赤，呼吸费力，很快口唇发绀，家人紧急送医院处理。查体：体温 36.8℃，脉搏 156次/分，呼吸 30 次/分，口唇发绀，吸气性三凹征明显。

请问：

1. 患儿目前主要护理问题是什么？

2. 如果你是目击者，该做何紧急救护？

··

气管异物梗阻是临床常见急症之一，多见于 5 岁以下儿童，成人比较少见。发生气管异物时，通过现场紧急救护解除气道梗阻，确保呼吸道通畅。或者急送医院将异物取出，否则常造成气道损伤、肺部损害，严重者出现窒息死亡。

【病因及发病机制】

1. 病因

（1）儿童进食时哭闹、逗玩、惊吓等。

（2）成人进食急促、进餐说笑或工作时口含食物。

（3）老年人义齿脱落误吸入气管。

（4）全身麻醉或昏迷患者，呕吐物误吸入气管。

（5）自杀或精神病患者，故意将异物塞入呼吸道。

2. 发病机制 异物进入呼吸道后所引起的各种病理改变，与异物性质，形状大小，停留在气道内时间有密切关系。异物引起炎症反应可造成气道不完全性梗阻，随着分泌物不断增多，异物吸水后膨胀，则可出现梗阻加重，分泌物逐渐转化为脓性及异物周围有肉芽组织增生，且包裹异物。异物长时间滞留可引发气管炎、支气管炎、肺炎、肺脓肿、脓胸等。尖锐异物进入气道时，可损伤黏膜，局部黏膜出血，继之充血肿胀。

【护理评估】

1. 健康史 了解患儿当时进食详细情况，成人患者有无进食说笑或边进食边工作，有无昏迷或实施全身麻醉等病史。常见的异物为花生米、瓜子、黄豆、栗子、玉米粒、果冻等食品，或纽扣、硬币、小玩具等。

2. 身体状况（表 8-1）

表 8-1 不同异物存留的位置的临床表现

异物位置	临床表现
喉头	异物小、尖锐者吸气性呼吸困难、喉鸣、声音嘶哑甚至失音，异物停留时间较长者疼痛、咳血，异物较大立即窒息死亡
气管	剧烈阵发性咳嗽、吸气性呼吸困难、异物较大嵌在气管隆突之上，则为混合性呼吸困难，同时有喘鸣音、入睡后减轻
支气管	早期无症状、后期表现为炎症反应，甚至全身中毒现象

3. 心理－社会状况 气管异物可出现不同程度的气道梗阻，呼吸困难甚至窒息，突发此类急诊，患者出现紧张、惊慌、恐惧的心理反应。患儿烦躁、不停哭闹引起家属出现烦躁、焦虑等不安心理问题。

4. 辅助检查

（1）X 线和 CT 检查：可确定异物的位置、形状大小、后期可发现炎症反应等影像改变。

（2）支气管镜检查：镜检可以明确诊断并可同时取出异物。

【护理诊断／护理问题】

1. 有窒息的危险 与异物堵塞气道，阻碍正常呼吸有关。

2. 清理呼吸道无效 与气管内异物无法排出，炎症反应致呼吸道分泌物增多有关。

3. 惊慌、恐惧 与呼吸费力、缺氧及担心预后有关。

4. 知识缺乏 与缺乏气管异物紧急救护及防治知识有关。

5. 潜在并发症 气管炎、肺炎、肺不张、肺气肿、脓胸、心力衰竭、破伤风等。

【护理措施】

1. 院前紧急救护

（1）气道梗阻轻者：鼓励患者通过咳嗽自行排出异物。

（2）气道梗阻重者：及早使用海姆里克手法协助患者现场异物排出。

1）自我急救法：气管异物发生，现场无人帮助施救时，可用自己的拳头和另一手掌快速向上冲击上腹部，或利用周围固定的钝角物体如椅背快速向上冲击上腹部（图 8-1）。

2）站位急救法：施救者位于患者身后，环抱其腰腹部，一手握拳，拳头拇指侧顶住患者上腹部（脐稍上方），另一手握住握拳的手，向上、向内反复冲击患者上腹

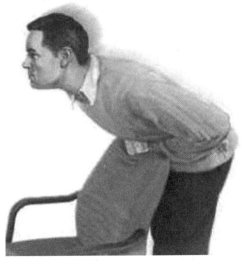

图 8-1 自我急救法

部（图 8-2）。

　　3）卧位急救法：患者仰卧位，施救者双腿分开跪在患者大腿双外侧，双手掌重叠置于患者上腹部，向内向上反复快速冲击（图 8-3）。

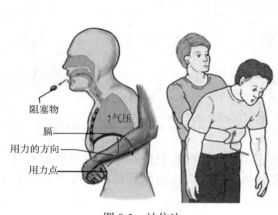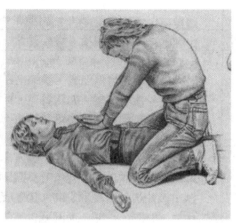

图 8-2　站位法　　　　　　　　　　　　图 8-3　卧位法

　　4）儿童及婴幼儿急救法：患儿俯卧在施救者一大腿上，头低足高，施救者掌拍患儿双侧肩胛骨间 3～4 次。或患儿仰卧施救者腿上，施救者食指、中指向上向内挤压患儿中上腹部，即压即放，重复 4～5 次（图 8-4）。

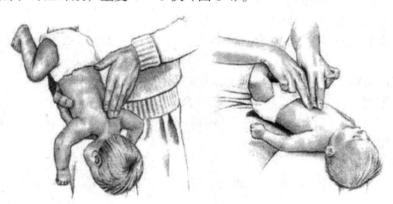

第1步"拍背法"　　　　　　　　　　第2步"压胸法"

图 8-4　儿童及婴儿急救法

　　（3）窒息或呼吸停止：现场行环甲膜穿刺术，开放气道并急送医院。

2. 院内紧急救护

（1）一般护理

1）做好异物取出术前准备。

2）做好床旁气管切开、吸氧、吸痰等一切物品准备。

3）建立静脉输液通道，做好患者家属沟通工作。

4）做好心肺复苏及药物支持准备工作。

（2）观察病情：观察生命体征、面色、神志等情况变化。

（3）手术护理

1）术前准备：术前 4 ～ 8 小时禁食禁饮，严肃讲明禁食的重要性；向患者及家属说明手术情况，可能发生的情况，注意事项等。

2）全麻患者：去枕平卧，头偏向一侧，防止分泌物误吸，如呼吸困难明显，则提示有喉水肿发生，应通知医生，必要时气管切开。观察患者有无发热、胸痛、咳嗽、咳痰，积极预防气管炎、肺炎等。

3）保持呼吸道通畅

①吸痰：一般每 2 小时吸痰 1 次，或听到气道痰鸣音即吸，选择粗细适宜的吸痰管，吸痰时严格执行无菌操作，吸引器负压不得超过 2.45kPa，吸痰管插入深度以能刺激患者咳嗽为宜，时间 5 ～ 15 秒，边吸边退边旋转，直至呼吸音清晰，同时观察心率、面色。先吸气管，后吸鼻咽。②呼吸道湿化：呼吸道充分湿化是保护呼吸道通畅，防止肺部感染的重要措施。用注射器将湿化液每隔 2 小时，随呼吸沿气管缓慢滴入 4 ～ 6 滴，也可使用超声雾化器进行雾化吸入，以稀释痰液，促进排痰，减少渗出，抗菌消炎。

4）饮食护理：术后禁食 1 天，而后给予半流饮食。先试以小口饮水，自套管无水呛出方可给予半流饮食，但仍应注意勿大口进食吞咽，完全恢复后逐渐改为普食。

（4）心理护理：与患者及家属进行有效沟通，耐心安慰患儿，争取患者及家属积极配合抢救工作。

（5）防治并发症护理：如治疗过程中，如出现发热、咳嗽、咳浓痰、咯血、进行性呼吸困难等，应及时报告医生，并配合医生做好急救工作。

【健康教育】

1. 尽可能不要给 5 岁以下小孩自己吃花生米、瓜子、豆类、果冻等食品。

2. 不能让小孩边进食边逗玩乐。

3. 不要躺着进食，不要边工作边进食。

案例 8-1 分析

患儿发生了气管异物梗阻。气道梗阻轻者，鼓励患儿通过咳嗽自行排出异物。气道梗阻重者，及早使用海姆里克手法现场排出异物。

第 2 节　中暑紧急救护

案例 8-2

患者，男性，50 岁，厨师，在厨房连续工作 4h 后出现头痛、头晕、眼花、耳鸣、全身乏力 1 小时入院。查体：神志不清，T40℃，P118 次 / 分，R24 次 / 分，BP110/78mmHg，余未发现异常。

请问：

现场首要急救措施是什么？

中暑（heat stroke）是指机体在高温、湿度大、通风不良的环境下，发生体温调节中枢功能障碍、汗腺分泌功能衰竭、水、电解质代谢紊乱，神经系统和循环系统功能损害的一种急性疾病。主要临床表现为口渴、头晕、多汗或皮肤干热、体温升高、肌肉痉挛、意识障碍等。

【病因及发病机制】

1. 病因

（1）长时间在高温（≥35℃）、湿度大、通风不良的环境下作业。

（2）机体热适应能力减退。

（3）体温调节中枢调节功能下降或障碍。

（4）个体诱因：年老体弱、营养不良、疲劳、肥胖、饥饿、饮酒、甲状腺功能亢进、糖尿病、心血管疾病、长期卧床患者、服用阿托品或其他抗胆碱能类药物等。

2. 发病机制　人体通过下丘脑体温调节中枢的作用，将体内产热和散热保持在一种动态平衡中，维持正常人体温在37℃左右。周围环境温度超出正常体温时，散热主要靠出汗、皮肤和呼吸的蒸发，同时机体也可以通过血液循环，将深部组织的热量带到皮下组织经扩张的皮肤血管散热。当机体产热大于散热，体内将有大量的热量蓄积，产生高热，造成机体组织和器官的损害。

【护理评估】

1. 健康史　详细了解患者有无长时间在高温、高湿度、不通风的环境下工作经历，是否存在中暑的常见诱因。

2. 身体状况

（1）先兆中暑：高温环境下劳动或工作一定时间后，出现口渴、乏力、头晕、眼花、耳鸣、注意力不集中和动作不协调等症状，体温正常或偏高（＜38℃）。

（2）轻度中暑：除上述症状加重外，面色潮红、皮肤灼热、胸闷、脉快、体温升高（＞38℃）或者出现大汗淋漓、恶心呕吐、面色苍白、四肢湿冷、血压下降等早期周围循环衰竭的表现。

（3）重度中暑：除上述症状进一步加重外，还出现高热、晕厥、昏迷伴痉挛等症状。临床上将重度中暑分三种类型：

1）热痉挛：常见青壮年，多为剧烈运动大量出汗引起失水、失盐过多，血钠和血氯过低导致肌肉痉挛，称热痉挛。以腓肠肌痉挛最多见，发作持续数分钟，能自行缓解。严重时还可发生肠道平滑肌痛性痉挛，出现阵发性腹痛，无明显体温升高。

考点：热痉挛的临床表现。

2）热衰竭：是最常见的重度中暑类型。高温环境下，由于大量出汗导致水、盐丢失过多，外周血管扩张引起循环血量不足，周围循环衰竭，称为热衰竭。表现为头痛、头晕、乏力、胸闷、恶心呕吐、面色苍白、皮肤湿冷、脉搏细弱、血压下降、昏迷等症状。体温可轻度升高，无明显中枢神经系统损害的表现。

3）热射病：是最严重的中暑类型。人体受到高温及烈日直接照射，使人体内热量不能通过正常的生理散热，体内热量蓄积，导致体温明显升高，称为热射病。以高热、无汗、意识障碍"三联症"为典型的表现。发热前常有大汗，至高热时出汗已止，有"皮肤干热"的特征。最突出的表现为神经系统症状：早期头痛、呕吐、烦躁不安、后转为嗜睡、谵妄、昏迷、惊厥。严重者出现休克、心力衰竭、肺水肿、脑水肿及多器官功能衰竭而死亡。

考点：热射病的三联征表现

3. 心理 - 社会状况　常有心慌、紧张等心理反应。

4. 辅助检查

（1）血液检查：常有血液浓缩，低钠、低钾、低氯血症，轻度氮质血症及肝功能异常。

（2）尿液检查：尿肌酐升高，有不同程度蛋白尿、血尿、管型尿改变。

【护理诊断／护理问题】

1. 体液不足　与大量排汗、呕吐等体液丢失有关。

2. 体温过高　与体温调节中枢功能障碍、高温环境有关。

3. 活动无耐力　与体液丢失补充不足有关。

4. 缺乏疾病知识　对中暑相关预防措施，自我保护常识缺乏有关。

5. 潜在并发症　休克、心力衰竭、肺水肿、脑水肿、多器官功能衰竭。

【护理措施】

1. 院前紧急救护

（1）迅速脱离高温环境，转移到通风、阴凉处。

（2）安置好患者体位，取平卧位。

（3）冷水擦拭全身散热。

（4）口服含盐冷水或防暑饮料。

（5）一旦出现高热、昏迷抽搐等症状，应让患者侧卧，头向后仰以保持呼吸道通畅，立即拨打"120"求救。

2. 院内紧急救护

（1）一般护理：卧床休息，保持气道通畅，吸氧，生命体征监测，严密观察病情变化。

（2）有效降温

1）环境降温：及时将患者转移至阴凉、通风处或安置在室温为 20 ～ 25℃的房间内休息。

2）物理降温：在患者头、颈、腋下及腹股沟等大血管行走处放置冰袋，还可以用 4 ～ 10℃ 5% 葡萄糖盐水 1000 ～ 2000ml 静脉滴注或 4 ～ 10℃ 10% 葡萄糖盐水 1000ml 灌肠。此法在短时间内可取得明显降温效果，并能改善周围循环衰竭。

3）药物降温：必须与物理降温同时使用。常用氯丙嗪 25mg、异丙嗪 25mg 加入 5% 葡萄糖溶液或生理盐水 500ml 中，在 1 ～ 2 小时内滴完。必要时可重复 1 次。注意观察血压、呼吸、脉搏、神志变化，肛温降至 38℃后暂停降温。

（3）病情观察

1）加强脑水肿防治及护理，必要时用 20% 甘露醇、地塞米松、呋塞米等药物降低颅内压，可有效地降低重症中暑患者的病死率和缩短昏迷时间。

2）维护心、肾功能，防止发生多器官功能衰竭。

（4）对症支持：有效降温后，加强口腔、皮肤等基础护理，防止压疮发生。保持气道通畅，吸氧。适当给予补充高热量、高蛋白、高维生素等饮食，多饮水，多食蔬菜水果等营养丰富的食物。

（5）心理护理：对意识清醒患者给以精神支持，鼓励其积极配合治疗，增加康复信心。

【健康教育】

1. 普及防护知识　对户外、烈日下作业的群体，加强相关防暑宣传教育，提前做好各项防护工作。

2. 尽量减少高温环境下户外活动　对中暑高危人群要尽可能减少高温酷暑天气户外活动。特别是不宜长时间在烈日下暴晒。

3. 注意饮食、睡眠，提高机体抵抗力　摄入清淡易消化食物，大量出汗及时补充水、盐，保证足够睡眠，保证机体损耗后得到恢复。

案例 8-2 分析

　　患者在高温下连续工作 4 小时，发生了中暑，现场首要急救措施是脱离高温环境，转移到通风、阴凉处。安置患者平卧位，给予冷水擦拭全身散热，口服含盐冷水或防暑饮料。一旦出现高热、昏迷抽搐等症状，应让患者侧卧，头向后仰以保持呼吸道通畅，立即拨打"120"求救。

第 3 节　淹溺的紧急救护

案例 8-3

　　暑假，高中生小张和小李结伴到江边游泳，突然小张喊："救命！救命！"随即被江水淹没……小李吓得爬上岸高声呼救，江面上正在游泳的大人们纷纷顺着小张淹没处游去，很快，小张被救上岸。

　　请问：

　　小张被救上岸后，现场该如何紧急救护？

....

　　淹溺（drowning）又称溺水，是指人淹没在水中，被水和水中污泥、杂草等堵塞呼吸道，引起呼吸道梗阻或因反射性喉、气管、支气管痉挛引起缺氧、窒息。严重者合并有呼吸心跳骤停，复苏不及时引起死亡。淹溺是意外伤害中常见死亡原因。

【病因及发病机制】

1. 病因

（1）意外落水又缺乏游泳能力。

（2）游泳时体力耗竭或突发意外事故。

（3）跳水时发生意外导致头部外伤并昏迷。

（4）游泳时突发疾病。

（5）入水前饮酒或服用镇静剂。

（6）潜水意外或跳水自杀。

2. 发病机制　淹溺的基本病理改变是急性窒息所产生的缺氧状态。根据发生机制分为干性淹溺、湿性淹溺两大类。

（1）干性淹溺：人入水后，受恐惧、寒冷等强烈刺激，引起喉头痉挛，以致呼吸道完全梗阻，造成窒息死亡。呼吸道和肺泡很少或无水吸入，约占淹溺者的 10%。

（2）湿性淹溺：人淹没于水中，本能地引起反应性屏气，避免水进入呼吸道。由于缺氧，不能坚持屏气而被迫深呼吸，从而使大量水进入呼吸道和肺泡，阻滞气体交换，引起全身缺氧和二氧化碳潴留；呼吸道内的水迅速经肺泡吸收到血液循环，数秒钟后神志丧失，继之发生呼吸停止和心室颤动，约占淹溺者的 90%。由于淹溺的水域不同，又可分为淡水淹溺和海水淹溺。

1）海水淹溺：海水属于高渗性液体。吸入肺泡后促使血管内的液体或血浆大量渗出进入肺泡内，引起严重肺水肿。

2）淡水淹溺：淡水属于低渗性液体。吸入大量淡水后，可迅速从肺泡毛细血管渗入血液循环，引起血液稀释、血容量增加、低钠、低氯、低蛋白血症，产生心力衰竭及肺水肿。同时低渗性液体可使红细胞胀裂，发生溶血，造成高钾血症和血红蛋白血症，严重时可引发急性肾功能衰竭。

淡水淹溺与海水淹溺各有明显不同的病理特点（表 8-2）

表 8-2　淡水淹溺与海水淹溺的不同病理特点

项目	淡水淹溺	海水淹溺
血液总量	高血容量	低血容量
血液形态	稀释显著	浓缩显著
RBC 损害	大量	少量
血浆电解质变化	低钠、低氯、低蛋白血症	高钠、高氯、高镁血症
心室颤动	常见	极少发生
主要致死原因	急性肺水肿、急性脑水肿、急性肾功能衰竭、心力衰竭	急性肺水肿、心率失常、心力衰竭、中枢神经及周围神经抑制

【护理评估】

1. 健康史　详细询问现场目击者患者发生淹溺具体情况（时间、地点及水的性质），分清淹溺类型，以便施救。注意查看全身，有无合并其他损伤及既往相关病史。

2. 身体状况　临床上患者因溺水时间长短，灌入肺内水量多少，吸入水的性质，窒息程度及器官损害范围不同都有相应不同的表现。

（1）轻者：恐惧、面色苍白、口唇发绀、神志清楚，肺部可闻及湿性啰音，呼吸心跳存在。

（2）重者：面部肿胀、结膜充血水肿、口鼻腔充满血性泡沫或泥沙、全身苍白或发绀、肢体湿冷、寒战、烦躁不安、神志不清甚至昏迷不醒、呼吸浅不规则、肺部湿啰音、心音弱不规整、腹部胀满、重者瞳孔散大、呼吸、心跳停止、部分患者 24～48 小时后可出现肺部感染、肺水肿、急性呼吸窘迫综合征（ARDS）、心力衰竭、急性肾功能衰竭、溶血性贫血或弥散性血管内凝血（DIC）。

3. 心理 – 社会状况　患者常因突发意外事故而出现紧张、恐惧心理，亦常思日后可能出现各种后遗症而担心。若是心存轻生念想投水自杀的患者可能会有抵触情绪，不配合治疗。

4. 辅助检查

（1）血液检查：血常规检查白细胞总数和中性粒细胞比例增高，红细胞和血红蛋白因血液稀释或浓缩而存在不同变化，淡水淹溺者血液稀释，血钠、血钙、血氯降低，血液中出现游离血红蛋白。海水淹溺者血液浓缩，血钠、血氯、血钙、血镁增高。血气分析显示有明显低氧血症、高碳酸血症、代谢性酸中毒。

（2）尿液检查：可见蛋白尿、管型尿、血红蛋白尿。

（3）X 线检查：肺部 X 线片显示肺门阴影扩大、加深，肺野可见大小不等絮状渗出。重者出现两肺弥漫性肺水肿。

【护理诊断 / 护理问题】

1. 清理呼吸道无效　与气道痉挛、泥沙、水草堵塞有关。

考点：淡水淹溺的病理变化

2. 有体液失衡的危险 与体液进入体内过多有关。

3. 紧张、焦虑、恐惧 与意外伤害、突发刺激及担心后遗症有关。

4. 潜在并发症 脑水肿、肺水肿、心力衰竭、ARDS、DIC、急性肾功能衰竭。

【护理措施】

1. 院前紧急救护

（1）迅速将淹溺者救出水面，置放岸上安全处。

（2）呼救：大声呼喊：救命！请拨打"120"电话。

（3）确保气道通畅：清理淹溺者口腔、鼻腔的污泥、杂草等异物，松解衣领、内衣、裤带确保呼吸道通畅。牙关紧闭者撬开牙关，有义齿者取下义齿，将舌头拉出，避免舌根后坠堵塞气道。

（4）倒水处理：适用于神志清醒的患者，意识丧失患者慎用（图8-5）。

1）膝顶法：救护者一腿跪地，另一腿屈膝，将患者腹部横置于屈膝的大腿上，头部下垂，按压其背部，将口、鼻、肺部及胃内积水倒出。

2）肩顶法：将患者腹部放在救护者的肩部，使其头胸下垂并护住头部，救护者抱住患者的双腿，快步奔跑，使积水倒出。

3）抱腹法：救护者从背后双手抱住患者腰腹部，使其背部向上，头胸部下垂注意护头并摇晃，以利积水倒出。

注意倒水处理动作要敏捷，时间不宜太长，千万不可因倒水而延误其他急救治疗。

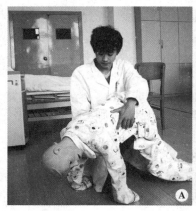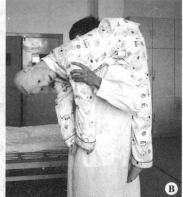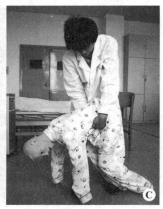

图8-5 淹溺倒水方法

A.膝顶法；B.肩顶法；C.抱腹法

（5）心肺复苏：现场初级心肺复苏是淹溺患者心跳、呼吸停止抢救工作中最重要的措施（详见第5章）。

2. 院内紧急救护

（1）一般护理

1）安置病房，注意保暖。

2）饮食护理，高热量、高维生素饮食。

（2）病情观察

1）严密观察生命体征、神志变化。

2) 观察患者咳痰及痰的颜色、性状。

3) 观察尿液的颜色、量并详细记录。

（3）对症护理

1) 维持水、电解质酸碱平衡：海水淹溺者不宜补盐，切忌输入生理盐水。可用 5%葡萄糖溶液、低分子右旋糖酐和血浆增加血容量。淡水淹溺者应严格控制输液量，从小剂量、低滴速开始。补充电解质，但避免补钾。如有明显溶血和贫血，可输红细胞和全血。用 5% 碳酸氢钠纠正代谢性酸中毒。

2) 防治肺水肿：可吸入氧气，给予脱水、利尿药物和肾上腺皮质激素，以减轻肺水肿。

3) 防治脑水肿：除头部降温外,应使用大剂量肾上腺皮质激素和脱水剂治疗脑水肿。如有抽搐可用地西泮、苯巴比妥、水合氯醛等镇静剂。

4) 防治肺部感染：常发生吸入性肺炎，应给予广谱抗生素治疗。

5) 复温护理：一般水温越低，淹溺者存活机会越大，但低温也是淹溺者死亡的常见原因。因此，患者心跳呼吸恢复后应立即复温，入院后，脱去湿衣物，用干爽的毛毯裹身，也可采用热水浴或温热林格液灌肠法等复温。

（4）心理护理：鼓励患者消除各种心理问题，积极配合治疗。对自身淹溺患者进行心理疏导，同时做好家属的思想工作，消除自杀念想。

【健康教育】

1. 各个大、中、小学校应加强学生溺水相关安全教育。

2. 小儿游泳要做好充分的安全防范工作。

3. 有突发急症或饮酒后的人避免游泳。

4. 加强对突发淹溺自救和互救方法宣传。

5. 对心存轻生淹溺者，加强心理疏导工作。

案例 8-3 分析

淹溺者救上岸后，移至安全处，呼救并拨打"120"。清除口、鼻淤泥、杂草、呕吐物，打开气道；控水处理（倒水），时间不宜过长（1 分钟即可）；现场持续心肺复苏，不可轻易放弃。

第 4 节　触电患者紧急救护

案例 8-4

患者，男性，30 岁，建筑工人，在工地电焊施工时，突然拿电焊钳的手颤抖，数秒钟后倒地不省人事，工友急送入院。查体：意识丧失，双侧瞳孔散大、呼吸、心跳停止。

请问：

如果当时你在现场，如何迅速实施现场急救？

电击（electric injury）又称触电，是指一定强度的电流通过人体，引起组织损伤或器官功能障碍，严重者可致呼吸和心跳停止。雷击是属于高压触电，是电击伤一种特殊形式。

【病因及发病机制】

1. 病因　可分为人为、电器、管理、操作、环境五个方面。

（1）人为：缺乏安全用电知识，错接电线导致触电事故，高温、高湿、出汗使皮肤表面电阻降低，容易引发电击伤。

(2) 电器：闸箱（配电板）不合格发生触电，电线破损，电线接头漏电，医源性使用起搏器、心导管监护、内镜检查治疗，如果仪器漏电，电流可以直接流过心脏致电击伤。

(3) 管理：电线安装不符合要求，拖地线乱放，电线乱拉、乱接，电线老化不及时更换，遇到大风雨、地震等自然灾害易折断触到人体，习惯在电线上挂吊衣物等。

(4) 操作：安装维修电器、电线违反操作规程。

(5) 环境：场地潮湿，离高压线太近，用电设备放置不当，雷雨时大树下躲雨或使用铁柄伞可致雷击伤。

2. 发病机制 触电后，电流对人体的损害可分为全身性损害和局部性损害两大类。全身性损害主要损害心脏，引起心室颤动，导致心脏停搏。局部损害主要是局部组织电烧伤和电流通过组织时受阻而转化为热能，造成局部组织灼伤、炭化、血栓形成。电流对机体的伤害和引起的病理改变极其复杂。

【护理评估】

1. 健康史 详细询问、了解患者触电时间、地点；电流类型、强度、电流通过途径、电压大小等情况，以利急救，详细检查患者受伤情况。

2. 身体状况

(1) 局部表现：主要表现为电流通过部位出现局部电烧伤。创面皮肤焦黄或灰白色，可深达肌层、神经、血管和骨骼，组织炭化。

(2) 全身表现：主要表现为头晕、心悸、惊慌、面色苍白、口唇发绀、四肢无力、触电部位肌肉抽搐、疼痛、呼吸心跳增快、抽搐、休克、心室颤动、昏迷、心跳及呼吸骤停。

(3) 并发症：触电后可出现短暂精神失常、周围神经病变、急性肾功能衰竭、局部继发性感染、骨折、关节脱位及内脏损伤等并发症。

3. 心理－社会状况 触电患者早期存在紧张、烦躁、焦虑等心理反应。后期因为害怕残废、死亡及后遗症而情绪低落，后期治疗费用及截肢术后给工作、生活、家庭造成影响都使患者产生悲观、绝望等心理问题。

4. 辅助检查

(1) 血液检查早期可出现肌酸磷酸激酶及其同工酶、乳酸脱氢酶、丙氨酸氨基转移酶活性增高。

(2) 尿液检查可见血红蛋白或肌红蛋白。

(3) 心电图检查可有心室纤颤、传导阻滞及期前收缩。

(4) X线检查常见有四肢骨折。

【护理诊断／护理问题】

1. 体液不足 与电击伤后创面体液丢失有关。

2. 皮肤完整性受损 电击伤部位皮肤烧灼、炭化、焦痂有关。

3. 心输出量减少 与触电导致心脏功能损害有关。

4. 疼痛 与触电部位组织受损、感染有关。

5. 焦虑／恐惧 触电后意识短暂丧失、担心预后有关。

6. 潜在并发症 急性肾功能衰竭、感染、骨折、关节脱位、内脏出血等。

【护理措施】

1. 院前紧急救护

（1）立即脱离电源：根据触电现场情况，切断电源是最安全和有效的办法。如果无法切断电源，可用绝缘物撬开或分离电线、电器等，切不可用手推拉触电者，以免施救者触电。

（2）现场查看伤情及救护：查看触电者神志、生命体征，如触电者神志清楚，自觉心慌、四肢无力、麻木等，应原地平卧休息并密切观察。如发生心跳、呼吸停止者，立即就地进行心肺复苏，对触电者应坚持较长时间抢救，不可轻易放弃，因大多数系呼吸麻痹所致。同时，拨打"120"电话，使其能迅速转入院内进一步救治。

2. 院内紧急救护

（1）一般急救护理：尽早建立有效人工气道，必要时给予人工辅助呼吸。触电者常有心肌损害及心律失常，严重者发生心室颤动，急救时可先用盐酸肾上腺素静脉注射，使细颤转为粗颤，再用电除颤，有利于恢复窦性节律。

（2）严密观察病情变化：密切观察患者神志变化，定期测量生命体征等，特别注意有无心律失常及呼吸麻痹、窒息等发生。如有上述情况发生，及时报告医生，并做好配合医生的抢救工作。

（3）对症护理：建立静脉输液通道，遵医嘱补液，纠正水、电解质及酸碱平衡失调。应用冰帽、冰袋降低脑部温度，静脉滴注 20% 甘露醇防治脑水肿。出现肌红蛋白尿，用 5% 碳酸氢钠碱化尿液，利尿剂应用，增加尿液，防止急性肾功能衰竭。触电时产生的高钾血症和缺氧，可引起心肌损害、心律失常，应加强床旁心电监护并及时处理。对有休克者，在常规抗休克治疗的同时，注意检查是否合并有内脏损伤或骨折，如发现有内出血或骨折者，应立即给予适当处理。

（4）创面护理：积极清除坏死组织，保持创面清洁，预防感染，给予抗生素治疗，注射破伤风抗毒素，局部坏死组织如与周围健康组织分界清楚，应在伤后 3～6 天及时切除焦痂。如皮肤缺损较大，可给予植皮治疗。遇有筋膜明显水肿，应立即进行筋膜松解术减压。组织坏死严重者，可考虑进行截肢处理。

（5）心理护理：触电患者通常存在紧张、惊慌、烦躁、焦虑、悲观、绝望等心理问题，应积极给予心理安慰和疏导，消除各种心理问题。根据具体情况鼓励患者增强战胜疾病的信心，配合治疗。

案例 8-4 分析

发现有人触电，应立即拔掉电源插头，脱离触电现场，呼救并拨打"120"求救。安置患者平卧位，确保呼吸道通畅，严密观察意识、瞳孔、生命体征。如果呼吸、心跳停止，现场心肺复苏抢救。

小结

气管异物是指异物不慎进入气道内，引起不同程度的气道梗阻。熟悉各种现场急救方法，解除气道梗阻；中暑是指人体在高温环境中或受到烈日暴晒时，发生体温调节中枢调节功能障碍、汗腺分泌功能衰竭和体液平衡失调的一种急症。熟练掌握中暑的紧急救护方法；淹溺指人体淹没在水中，引起缺氧、窒息、血流动力学及血液生化改变，严重者可致死亡。掌握紧现场急救技术可提高淹溺患者抢救成功率；触电是指一定强度的电流通过人体，引起组织损伤或器官功能障碍甚至呼吸、心跳停止。紧急救护原则是立即脱离电源，必要时实施心肺复苏。

自测题

A₁型题

1.关于气管异物健康教育中，下列哪项错误（　　）

    A. 5 岁以下小孩不能吃花生米、果冻

    B. 不要让小孩玩硬币、纽扣

    C. 不能躺着吃东西

    D. 进食时不要嬉戏

    E. 小孩哭闹时不要喂食

2.气管异物常见并发症中，不包括（　　）

    A. 心力衰竭　　　　　　B. 肺气肿

    C. 肺炎　　　　　　　　D. 肺脓肿

    E. 血胸

3.重度中暑最常见的类型（　　）

    A. 热痉挛　　　　　　　B. 热衰竭

    C. 热射病　　　　　　　D. 脑水肿

    E. 肺水肿

4.关于中暑患者紧急救护原则错误的是（　　）

    A. 迅速脱离高温环境　　B. 确保空气流通

    C. 迅速降温　　　　　　D. 严密观察生命体征

    E. 下病危通知书

5.重度中暑的"三联症"是指（　　）

    A. 高热、腹痛、腹泻

    B. 高热、无汗、意识障碍

    C. 高热、烦躁、嗜睡

    D. 高热、头痛、耳鸣

    E. 高热、呕吐

6.关于淡水淹溺患者输液处理错误的是（　　）

    A. 严格控制输液量、输液速度

    B. 补充电解质

    C. 补液时从小剂量开始

    D. 输给患者血浆或全血

    E. 必要时，补充 10% 氯化钾溶液。

7.淡水淹溺患者电解质出现紊乱，错误的说法是（　　）

    A. 低钠血症　　　　　　B. 低钙血症

    C. 低钾血症　　　　　　D. 低氯血症

    E. 高钾血症

8.关于淹溺患者急救处理，下列错误的是（　　）

    A. 迅速将患者救出水面

    B. 确保呼吸道通畅

    C. 快速现场倒水处理

    D. 现场实施心肺复苏

    E. 通知家属

9.触电者最容易损伤的组织或器官是（　　）

    A. 大脑组织　　　　B. 肺脏　　　　C. 肾脏

    D. 心脏　　　　　　E. 骨骼

10.关于触电常见原因的叙述，错误的是（　　）

    A. 台风夜间行走

    B. 在电杆上晾晒衣物

    C. 雷雨天气在大树下避雨

    D. 切断电源后检修电线、电器

    E. 手机边充电边使用

11.触电现场紧急救护中，处理错误的是（　　）

    A. 立即切断电源，脱离电源

    B. 迅速查看患者伤情

    C. 抱起患者急送医院

    D. 呼吸、心跳停止者，就地实施心肺复苏

    E. 拨打"120"电话

12.触电患者防治急性肾功能衰竭错误做法（　　）

    A. 大量输液，增加尿量

    B. 及时碱化尿液

    C. 促使肌红蛋白从尿中排出

    D. 定期肾功能检查

    E. 插尿管留置

A₂型题

    患者，男性，足球运动员，比赛结束后因口渴大量饮水后出现面色苍白、四肢无力，勉强行走几步后突然小腿疼痛并肌肉僵硬。

13.首先考虑什么疾病（　　）

    A. 热痉挛　　　　　　　B. 热衰竭

    C. 热射病　　　　　　　D. 代谢性碱中毒

    E. 呼吸性酸中毒

14.目前紧急救护措施中错误的是（　　）

    A. 口服含盐溶液

    B. 静滴 5%GNS

    C. 局部制动，避免肌肉损伤

    D. 急送附近医院

    E. 口服解痉药物

（韦寿宏）

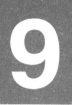

第9章 灾害紧急救护

近几年来，无论是汶川地震、玉树地震，还是舟曲泥石流、云南彝良泥石流都给当地带来巨大的人身伤亡和财产损失。我国地域辽阔，自然灾害种类繁多、灾情十分严重。同时，近年来我国大规模的资源开发和工程建设以及对地质环境保护重视不够，又人为地诱发了很多灾害。各种灾害发生后，救援的关键环节是针对伤员的医学救援。现场紧急救护技术是各级救治机构的主要急救手段，急救人员应当根据灾害事故现场的环境和条件灵活组织和运用，降低死亡率、伤残率，为后续治疗争取时间。

第1节 概 述

一、概 念

灾害是指自然的、人为的或综合因素的严重损害使地质环境产生突发的或累进的破坏，并造成人类生命财产损失的现象或事件；包括自然灾害和人为的灾害。灾害紧急救护就是在各种灾难发生时，实施紧急医学救治、疾病预防、卫生保障。它涉及灾害预防、灾害现场急救、救援的组织管理、灾后恢复重建等多方面。

二、灾害产生原因

（一）自然因素

1. 气候因素 如气温、风暴等，其中降水与地质灾害形成关系最为密切，如2015年"10·4"云南彝良泥石流事故就是由暴雨引发所致。

2. 地形地貌因素 高山陡坡沟谷，在降水冲刷下，地面土层被剥蚀，易形成滑坡及泥石流等灾害。

3. 土壤和植被因素 如山区的石质土、粗骨土，其透水性、抗蚀和抗冲性都较弱，易形成水土流失。植被覆盖率低易发生土地沙漠化、水土流失现象。

4. 地质因素 地壳运动、地质构造等因素在适当时机皆可引发地质灾害。

（二）人为因素

1. 人口因素 随着人口增长，种植面积扩大，住房空间加大，破坏生态环境，引起河道淤积，环境污染等。

2. 工业生产中的不当因素 如采矿过程中降低地下水位或过量开采地下水等引发地面沉降塌陷；采矿、建筑等乱挖土石、乱堆废渣引发滑坡、泥石流等。

3. 农林开发生产中的不当因素 开山垦植、围湖造田、水利设施落后等，可直接或间接引发地质灾害。

4.城市规划和建设中的不当因素 如将一些重要市政设施布置在地质灾害易发区，会引发或加重灾害。未按规定进行地基工程勘查，地基基础设计不适应地质环境条件，亦易诱发地质灾害。

三、灾害防治原则

1. 健全机制，明确责任 建立灾害防治工作责任制。从县、乡、村入手，实行地质灾害预报、巡查、汛期值班和灾情速报制度。

2. 全面排查，消除隐患 组织人员对乡村驻地、学校、矿山和工程建设施工区等重点区域进行全面排查，发现问题，及时妥善处理。

3. 预防为主、避让和治理相结合 对重点保护区，在加强监测预防的同时，有计划地进行工程治理；对农村地质灾害防治，以监测预防和居民搬迁避让为主。

四、灾害现场紧急救护技能

1. 现场创伤急救 主要包括通气、止血、包扎、固定、搬运等技术均是灾难现场最常用的急救技术。

2. 现场检伤分类 包括事故现场评估、伤员伤情判断、伤员分类及相应处理。

3. 现场基本生命支持 一旦发现循环呼吸停止，力争在 4 ~ 6 分钟内恢复自主心跳呼吸。

4. 创伤综合处理 灾难对人体造成的伤害复杂多样，急救人员必须具备现场解决复杂伤情的能力。

5. 熟练应用急救设备 根据伤员伤情需要，熟练准确运用急救医疗设备，如心电监护仪、除颤仪、呼吸机等。

第2节　自然灾害的紧急救护

 案例 9-1

汶川大地震，发生于北京时间 2008 年 5 月 12 日 14 时 28 分，震中位于四川省阿坝藏族羌族自治州汶川县境内、四川省省会成都市西北偏西方向 90 千米处。根据中国地震局的数据，此次地震面波震级达 8.0Ms，矩震级达 8.3Mw，破坏地区超过 10 万平方公里。截至 2008 年 9 月 18 日 12 时，大地震共造成 69 227 人死亡，374 643 人受伤，17 923 人失踪，直接经济损失达 8451 亿元，是新中国成立以来破坏力最大的地震，也是唐山大地震后伤亡最惨重的一次。

请问：

作为一名护生，一旦遇到类似灾难，你将怎样实施救护？

一、自然灾害的特点

1. 定义 自然灾害也称为"天灾"，是指大自然异常变化造成的人员伤亡、财产损失、社会失稳等现象或一系列事件。它的形成须具备两个条件：一是有自然异变作为诱因，二是有受到损害的人、财产、资源作为承受灾害的客体。常见的自然灾害有地质灾害，如火山爆发、地震、泥石流等；气象灾害，如热带风暴、台风等；气候灾害，如大气变暖、旱灾等；水文灾害，如水灾等；生态灾害，如恶性传染病、沙尘暴；天文灾害，如流星撞击地球，太阳异常活动引发的灾害等。

2. 自然灾害的特点

（1）分布范围广：无论是海洋或陆地、地上或地下、城市或农村，只要有人类活动，自然灾害就有可能发生。

（2）频繁而不确定性：全球每年发生的自然灾害非常多，近年来还呈现上升趋势，且灾害发生的时间、地点和规模等均不确定。

（3）周期性和不重复性：无论是地震还是干旱、洪水等，其发生都呈现一定的周期性。自然灾害"十年一遇、百年一遇"就是对自然灾害周期性的一种描述，自然灾害的不重复性是指灾害过程、损害结果的不可重复。

（4）危害严重性：例如汶川地震造成直接经济损失大约 8000 多亿元人民币，全球每年仅干旱、洪涝两种灾害造成的经济损失就可达数百亿美元。

（5）不可避免性和可减轻性：只要有人类存在，自然灾害就不可能消失，因而自然灾害是不可避免的。但随着科技进步，人类可以在越来越广阔的范围内进行防灾减灾、避害趋利等，因此自然灾害又是可以减轻的。

3. 自然灾害对人的行为和精神影响

（1）灾害会带来实质性的创伤和精神障碍。绝大多数的灾民通过自我调整，痛苦在灾后一两年内可消失，但少数灾民会出现慢性精神障碍。

（2）灾难严重扰乱了社会、家庭以及个体生活秩序。

（3）灾害会引起人情绪不稳、精神压力上升，甚至焦虑、压抑以及其他精神问题。创伤后应激障碍，是指经历了创伤以后，人会出现持续不必要的、无法控制的无关事件的念头，强烈的避免提及事件的愿望，睡眠障碍，社会退缩以及强烈警觉等焦虑障碍。

（4）有些灾难的整体影响可能是正面的，因为它可能会增加社会的凝聚力。

二、自然灾害紧急救护原则

（一）现场急救原则

1. 急救原则

（1）排除窒息和呼吸道梗阻：灾害造成呼吸道梗阻的原因有：伤员口鼻被沙土等异物堵塞；困在与外界隔绝处致缺氧性窒息；面部外伤肿胀、骨折变形引起机械性压迫；口、鼻部的血液、黏液、呕吐物吸入气道；胸部外伤引起血气胸；昏迷者舌后坠；高位截瘫者呼吸肌麻痹等。抢救前在短时间内了解主要伤情及呼吸困难的原因，针对病因进行急救，如清除口、鼻异物，手法开放气道、人工呼吸等，有条件时气管插管以维持呼吸道通畅。

（2）处理创伤性休克：冬季应注意保暖，防止冻伤；夏季注意通风、降温，以免中暑；伤员取平卧位，清除呼吸道异物，保持通畅；妥善包扎伤部、固定骨折；及时控制外出血；药物镇痛、镇静，但诊断不明者禁用止痛药物。

（3）迅速建立静脉通路：根据情况给予静脉补液、纠正酸中毒及其他相应药物治疗。

（4）外伤止血、包扎和固定：现场抢救需要较长时间止血时，可用加压包扎止血法，如效果不佳，可使用止血带止血；保护创面，尽量避免伤口污染；利用现有材料（夹板、木板、树枝、对侧下肢等）固定伤肢；包扎时尽量使用消毒敷料，亦可使用干净的毛巾、衣物等；固定四肢时露出伤肢末端，以便观察血液循环。

2. 分类　面对大批伤员，救护人员按国际惯例的红、黄、绿、黑颜色进行检伤分类。红色表示伤情最为严重、生命垂危，需要立即给予生命支持、急救和立即送至医院；黄色表示伤情很严重，应优先运送至医院；绿色表示伤情较轻、可以稍后转送医院，或经处理不需要送往医院；黑色表示伤员已经死亡。检伤分类工作是将最有限的资源发挥最大效益的最佳方案。在检伤分类中要注意将危重，也是最具抢救价值的伤病员，作为重点救治对象。

3. 处理并后送

（1）对因创伤发生休克者、活动性出血者应先予以止血、建立静脉输液通道、及时补充液体。

（2）对剧痛者应先止痛，保持呼吸道通畅，采取平卧位，伤口创面要清洁包扎，尽快优先转运。

（3）对有骨折者，应先固定伤处，开放性骨折断端已露出或内脏脱出者，禁忌在现场还纳。

（4）对烧伤者，要保持创面清洁干净，不可在创面上涂洒药物。

（5）对挤压伤者，在解除压迫后，伤肢不可抬高，不可活动，也不可热敷或按摩。

（6）搬动、转运伤员：脊柱损伤者，搬动、转运不当极易引起截瘫，故必须用颈托固定，用硬板担架（或用平整的木板、门板）转运伤员。在转运途中必须由专业人员护送，途中严密观察伤病情。对上止血带的伤员，要定时放松。在送达后，要完整交代伤情。

（7）特大灾害发生后，伤员多，伤势重，伤员运送时依照先重后轻、先急后缓的顺序，有条不紊。途中注意巡视，及时发现危急情况，组织急救。与接收方做好交接工作。

（二）院内的进一步救护原则

临时设置的医疗站、野战医院担负第二线的救护医疗任务：

1. 接受现场救护处理后转送来的伤员，或未经第一线处理而直接送来的伤员。

2. 对收治伤员进行分类、登记。重点抢救危重伤员，突击治疗轻伤员。

3. 及时进行急诊手术：如开颅减压，气管切开，胸腔闭式引流，腹部探查等手术。

4. 抢救休克，及时输液扩容，必要时输血。

5. 检查并纠正现场处理中不恰当的包扎、固定等。

6. 对开放伤的伤员注射破伤风抗毒血清，应用抗生素预防控制感染。

7. 对尿潴留者行导尿、膀胱穿刺或膀胱造瘘。

8. 留治短期内可治愈或不宜转送的重伤员。

（三）心理、康复救护原则

大灾害对人的伤害是长期的，集中表现在两方面：一是精神和心理创伤持久。由于灾难时的极度恐惧、痛苦可导致精神分裂症；灾后因亲友去世引发的长期悲痛、内疚等情感，对自己或亲属突发的伤残难以接受，都可能导致受灾者的精神疾患。二是大量伤残人员的进一步康复治疗，以及截瘫伤员的长期治疗与安置。这些不全是医学问题，涉及社会的各个方面。按照实际条件，采取分散与集中相结合的方法，对伤残人员实行分级管理。对家庭条件较好者，可建立家庭病床，由所在地医院指定专人负责定期巡视和康复指导；收治单位应关心伤者心理和精神康复，为他们提供疗养、娱乐条件。对有心理障碍的伤员，应及时给予心理治疗，解决好生活问题，进行经常性思想工作，促进他们的心理康复和功能康复。

三、救援人员的安全防护

（一）救援现场存在的安全隐患

1. 救援人员防护装备不完善 救援装备基础差、技术薄弱，尤其部分欠发达地区救援装备水平较低，甚至还较落后。此外，随着消防安全任务越来越多，救援装备的损耗也越来越大，导致救援装备老旧破损，增大了救援人员的不安全因素。

2. 救援人员对装备性能不熟悉 现在许多基层救援机构过多、过快地配备了进口装备，但救援人员对先进装备性能不熟悉，在实战中无法发挥其作用。

3. 救援人员的安全防护意识不高 在平时训练中重操作技术，轻安全防护知识教育，救援人员整体的自我安全防护意识不强，在紧急情况下救援人员无自觉自我保护意识，更无法在危险中采取安全防护手段。

4. 对灾害现场情况掌握不够 救援人员事先对单位和场所情况不熟悉，对救援预案的制订不重视，对灾害现场情况判断不准确，盲目采取救援行动，导致安全事故的发生。

5. 现场组织指挥能力不强 抢险救援组织指挥是一项系统和复杂的综合工作，它包括多种专业知识和各类组织领导能力。许多基层救援人员对各类灾害处置经验不足，临场组织指挥能力欠缺，致使在灾害事故的处置过程中发生不必要的伤亡。

（二）救援人员的安全防护

1. 加强基础装备，提升装备效能 救援人员要积极掌握各类装备的性能，且不断探索装备的最大化利用，同时还要不断改进和创新各项装备，使装备能够充分利用，实现人与装备的最佳结合。

2. 强化安全教育，增强安全防护意识 突出安全教育，组织救援人员进行安全防护知识集中学习，增强其安全防护意识，把安全意识贯彻到平时的训练中，从而提高救援人员整体的安全防护意识。

3. 准确把握灾害现场情况 全面把握灾情变化情况，形成准确的判断，提高事故处置的效率，最大限度地减少不必要的损失和伤亡。

4. 积极提升组织指挥水平 救援人员要强化救援相关的专业知识、安全意识，提高综合素质，在灾害现场做到镇定自若，掌控全局，提高救援效率，降低伤亡风险。

四、各类灾害的紧急救护

（一）地震紧急救护

地震灾害是指由地震引起的强烈地面振动及伴生的地面裂缝和变形，使各类建筑物倒塌，设备设施损坏，交通通讯中断等破坏，以及由此造成人畜伤亡和财产损失的灾害。现场救援的关键是针对伤员的医学紧急救护。

1. 抢救生命 迅速使伤员脱离险境，先救命后治伤、先重伤后轻伤、先易后难、先救活人后处置遗体。

2. 对症处理　熟练应用现场急救五大技术（通气、止血、包扎、固定、搬用），保持伤员生命体征平稳。

3. 及时处置　对危急重症如大出血、窒息、休克、心跳呼吸骤停等进行必要的现场紧急处置，以挽救生命。

4. 救护环节紧凑　现场急救措施衔接紧密、完善，做好记录，以保障后续处理的连续性和准确性。

5. 安全转送　经现场初步抢救后，及时转送到有条件医院进一步处理，在运送途中严密观察病情变化，如有异常及时处置。

（二）洪涝紧急救护

洪涝灾害包括洪水灾害和雨涝灾害两类。其中，由于强降雨、冰雪融化等原因引起江河湖泊水量增加、水位上涨而泛滥以及山洪暴发所造成的灾害称为洪水灾害；因大暴雨或长期降雨量过于集中而产生大量的积水，排水不及时，致使土地、房屋等受淹而造成的灾害称为雨涝灾害。统称为洪涝灾害。洪涝发生时，通过以下措施紧急救护：

1. 受到洪水威胁，如果时间充裕，应按照预定路线，有组织地向山坡、高地等处转移；若已经受到洪水包围，要尽可能利用船只、木排、门板、木床等，做水上转移。

2. 若洪水迅猛，来不及转移时，要立即爬上屋顶、楼房高屋、大树、高墙，做暂时避险，等待援救。切不可单身游水转移。

3. 在山区连降大雨，容易暴发山洪。应避免渡河，还要防止山体滑坡、泥石流的伤害。

4. 救援人员要对伤员进行检伤分类，急危重症立即就地施救，然后按照先重后轻原则迅速后送。

5. 救援人员须穿救生衣，注意自身安全。

（三）热浪紧急救护

热浪是指大范围异常高温空气入侵或空气显著增暖的现象。热浪天气持续保持高温高湿度，对人体健康会造成很大的影响，会促进呼吸系统、消化系统及心血管系统疾病的加重，严重者可发生死亡。热浪袭击时救护措施如下：

1. 尽量避免曝晒，在阳光下要涂防晒油，戴帽子。

2. 多喝水，少喝含酒精和咖啡因的饮料。

3. 保证清凉饮料供应，改善休息条件，做好防暑医药的供应准备，及时抢救中暑病人。

4. 穿浅色、宽松衣服。避免过量运动。

5. 可通过多淋浴，房屋通风降温。

（四）海啸的紧急救护

海啸是由海底火山、地震和滑坡、塌陷等活动引起的波长可达数百公里的巨浪。当传播到浅海地区时，发生能量集中，形成巨浪狂涛；到滨岸地带时，海浪瞬间形成 10～30 米巨大的水墙，以排山倒海之势摧毁堤防，涌上陆地，吞没城镇、村庄，在滨海地区造成巨大的生命财产损失。海啸来临时紧急救护：

1. 当感觉强烈地震或收到海啸警报时，要立即离开海岸，快速到高地等安全处避难。

2. 一旦落入水中，尽可能寻找可用于救生的漂浮物，沉着冷静，等待救援。

3. 救援人员对伤员进行检伤分类，先救后治、先重后轻、以救为主、边救边送。

4. 做好疫情监测与报告、环境与饮水食品卫生及救护人员自身防护。

（五）泥石流的紧急救护

泥石流是山区沟谷中，由暴雨、冰雪融水等水源激发的，含有大量的泥砂、石块的特殊洪流。其特征是突然暴发，在很短时间内将大量泥砂、石块冲出沟外，在宽阔地带冲撞、堆积，给人类生命财产造成重大危害。

泥石流发生时的紧急救护如下：

1. 如遇暴雨或大面积冰雪融化，要注意观察周围环境，若听到山谷远处传来雷鸣般声响，可能是泥石流将至，要迅速转移到安全的高地。

2. 发现泥石流后，要立即与泥石流成垂直方向，向两边的山坡上面爬跑，越快越高越好。

3. 救援人员到达现场后，立即对伤员检伤分类，现场急救和后送。

4. 救治与卫生防疫相结合，保障灾民安置点环境、食品饮水安全。

（六）其他（风灾、雾霾）

1. 龙卷风的紧急救护　龙卷风多发生在夏秋季的雷雨天，当云层下面出现乌黑的滚轴状云或云底见到有漏斗云伸下来时，龙卷风就出现了。其特点是：范围小、寿命短、跳跃性强、破坏力大。龙卷风袭来时，应马上采取紧急措施：

（1）停止地面一切活动，避开活动房屋和活动物体，远离树木、线杆等。

（2）重点保护头部。在室内，人应面向墙壁蹲下；在室外，应寻找低洼处趴下，闭上口、眼，用双手、双臂保护头部。

（3）有条件者，及时躲避至地下或半地下的掩蔽处，如地下室、防空洞及建筑物的底层、地下部位。在田野空旷处，可选择沟渠、河床等低洼处卧倒。

（4）救援人员到达现场后，迅速检伤分类，就地抢救，安全后送。

（5）做好灾区防疫检测、环境饮食卫生。

2. 雾霾的紧急救护　雾霾主要由二氧化硫、氮氧化物和可吸入颗粒物这三项组成，它们与雾气结合在一起，让天空变得阴沉灰暗。雾霾的源头多种多样，比如汽车尾气、工业排放、建筑扬尘、垃圾焚烧等，雾霾天气通常是多种污染源混合形成。在雾霾天气应做好以下防护：

1. 外出戴口罩　可以有效防止粉尘颗粒进入体内。口罩以棉质口罩最好，外出归来，应立即清洗面部及裸露的肌肤。

2. 饮食清淡，多喝水　饮食宜选择清淡易消化且富含维生素的食物，多饮水，多吃新鲜蔬菜和水果（如梨、枇杷、橙子、橘子等）可起到润肺除燥、祛痰止咳作用。

3. 关闭门窗　若通风，最好在太阳升起，中午前后再开窗。

4. 适量补充维生素 D　雾霾天气太阳紫外线照射不足，人体内维生素 D 生成少，会使人产生精神懒散、情绪低落等现象，必要时补充维生素 D。

　　案例 9-1 分析：

　　地震救护措施：①抢救生命，迅速使伤员脱离险境，转移至安全地带。②及时处置危急重症，如大出血、窒息、休克、心跳呼吸骤停等。③对症处理，熟练运用通气、止血、包扎、固定等急救技术，保持伤员生命体征平稳。④安全转送，及时转送到有条件医院进一步处理。

第3节 突发公共事件的紧急救护

案例 9-2

2014年12月31日晚23时35分许，上海市黄浦区外滩陈毅广场发生群众拥挤踩踏事故。因有人抛洒类似美金纸币引发哄抢，现场十多人瘫倒在场，随后被抬离现场，现场满地鞋子和遗留物，伤者多为学生。截至2015年1月1日上午11时已有36人死亡，47人受伤。

请问：

作为一名护生，遇到类似情况，你应如何救护？

一、突发公共事件的特点

突发公共事件是指突然发生，造成或者可能造成严重社会危害，需要采取应急处置措施予以应对的自然灾害、事故灾难、公共卫生事件和社会安全事件。具有以下特点：

1. 客观性和复杂性 它由多种原因、多种因素、多种条件构成，且这些原因、因素和条件相互联系，相互影响，甚至相互转化。它不以人的意志为转移。

2. 长期潜伏性 如我国1998年的特大洪水，很大的程度是因长期对森林的过度采伐和对植被的破坏，导致区域自然生态失衡。这是一个量变过程，具有隐蔽性。

3. 突发性 这些事件会在何时、何地或何种情况下发生，具有极大的不确定性。

4. 灾难性 这些事件对社会大众的财产和生命会带来灾难和毁灭，这种损害是刚性的，不可逆转的。

5. 广泛性 如2002年底至2003年的"非典"疫情扩散到我国20多个省市区，并波及欧美。

6. 共振性 公共事件一旦发生，往往会造成连锁反应。如大洪水不仅影响农业，而且影响教育、交通运输、工业生产、商业流通等，洪水退后还可能造成大面积的流行病疫情暴发等。

二、突发公共事件的紧急救护原则

1. 统一指挥与独立救治相结合。
2. 区域救治与巡回救治相结合。
3. 地方自救与外来救援相结合。
4. 现场救援强调安全第一。
5. 分级救治与合理转运相结合。
6. 救治的基本原则是"先救命，后治伤"。
7. 危重症患者必须进行现场处置后再转运。

三、突发公共事件的安全防护

（一）原则

1. 以人为本，预有准备 以保护人民群众生命财产安全为根本，要防患于未然，预先制定应急防护预案，大力开展民众防护宣传教育和民防演习训练。

2. 属地为主，严密组织 以事发地所在的街道乡镇、机关、企事业单位等基层单位为责任主体，负责在灾害事故发生的第一时间内，广泛动员社区各种力量，严密组织实施辖区内民众疏散防护的应急行动。

3. 快速反应，科学应对 突发灾害事故时，力争做到早发现、早报告，及时组织民众疏散撤离，并针对灾害事故的特点采取正确有效的防护措施，最大限度减少人员伤亡。

（二）安全防护的基本措施

1. 及时发出警报，迅速通知相关民众采取相应的防护措施，加强自我保护。
2. 及时组织危险地区建筑内的民众撤离转移。
3. 专业救援队到达前，组织基层民防组织、志愿者和民众开展自救互救。
4. 组织好撤离人员的临时安置，做好物资和卫生防疫保障，稳定民众情绪，维持社会秩序。

四、各种突发公共事件的紧急救护

（一）交通事故的紧急救护

1. 现场组织 临时组织救护小组，统一指挥；立即扑灭烈火或排除发生火灾的一切诱因，如熄灭发动机、搬开易燃物品；同时派人向急救中心呼救；指派人员保护现场，维持秩序；开展自救互救，做好检伤分类。

2. 现场施救 根据分类，分轻重缓急进行救护，如保持呼吸道通畅、基本生命支持、控制外出血、骨折临时固定等。

3. 正确搬运 凡重伤员从车内移出前，首先行颈部固定，以防颈椎错位，发生高位截瘫；对昏迷在坐椅上的伤员，先行固定颈部，然后将颈与躯干一并固定在靠背上，拆卸座椅与伤员一起搬出；对抛离座位的昏迷伤员，应原地先固定颈部，包扎伤口，再由数人按脊柱损伤的原则搬运伤员，平放在木板担架上。

4. 迅速转送 现场急救后按轻重缓急由急救车运送伤员，不可现场拦车运送，以免发生意外。

（二）火灾事故的紧急救护

1. 组织逃生 组织、引导、帮助受困人员采取正确的方法逃离火灾现场。

2. 转移避险 若火灾蔓延，及时组织危险地区的人员迅速转移到安全处。

3. 现场施救 保持镇静，迅速脱去燃烧的衣服，或就地卧倒，缓慢打滚压灭火焰，或跳入附近水池、河沟内灭火。他救时，用就便材料如棉被、雨衣、毯子或砂土压灭火焰。用清洁水冷敷或浸泡创面；若化学烧伤，立即剥除污染的衣物，用清水反复冲洗创面；若磷烧伤，立即用湿布覆盖浸入水中去除磷颗粒，忌用油膏包扎。

4. 保护创面 用各种现成的敷料或清洁的衣服被单等覆盖创面，避免再污染或损伤。

5. 补充液体 口服淡盐水或烧伤饮料。如病情严重，有条件时应及早静脉输液（如生理盐水、血浆等）。切忌口服大量白开水或单纯输入大量5%葡萄糖溶液。

6. 伤员后送 中小面积烧伤原则上应就近组织抢救；大面积烧伤伤员，如不能在短时间转送医院，应就地抢救，待休克平稳后再转送。

7. 临时安置 对因火灾失去家园或暂时不能返回者，做好临时安置工作。及时提供生活必需品、医疗服务，搞好卫生防疫，稳定民众的思想情绪。

（三）矿难的紧急救护

1. 应采用多种有效手段，直接与遇险人员联络，确定遇险人员所在的位置和人数。

2. 设法保障遇险人员所在地点的通风，通过掘巷道、打钻孔等方法，向遇险人员输送新鲜空气、饮食。

3. 在抢救中，必须注意救护人员的安全，有准备地做好安全退路。

4. 抢救和运送长期被困井下的人员时，要防止突然改变环境和生存条件，避免造成不应有的伤亡。

5. 后送，及时送达有条件的医院进一步处理。

（四）踩踏事件的紧急救护

1. 在人流中行进时，若发现慌乱人群向自己方向涌来，应快速躲到一旁，或蹲在附近的墙角下，等人群过去后再离开。

2. 在人群拥挤混乱的情况下，双脚站稳，抓住身边一件牢固物体（栏杆或柱子），但要远离店铺和柜台的玻璃窗。

3. 在人群拥挤中前进时，要用一只手紧握另一手腕，手肘撑开，平放于胸前，微微向前弯腰，形成一定空间，以保持呼吸道通畅。

4. 一旦被人挤倒在地，设法使身体蜷缩成球状，双手紧扣置于颈后，保护好头、颈、胸、腹部。

5. 设法维持现场秩序，紧急施救受伤人员。

6. 安全转送。

（五）危险化学品事故的紧急救护

1. 组织污染区人员防护 对于空气已经污染或将要污染的地区，居民立即关闭门窗，佩戴防毒面具或使用毛巾、口罩等就便器材进行呼吸道防护。

2. 控制受染区 对有毒有害化学物质污染的地区进行标志、隔离和警戒，防止无关人员进入而受到伤害。

3. 适时组织居民撤离 受污染区，可在空气中的染毒浓度明显下降，不会对人员造成明显伤害时，组织民众撤离受染区；当距染毒空气到达该地区的时间还来得及组织居民撤离时，迅速组织居民转移到安全处。

4. 根据情况组织洗消 对受染的人员、物品、地面、空气和水源进行消毒处理。

（六）恐怖袭击的紧急救护

1. 迅速封锁现场，全力抢险救人 由现场指挥部划定警戒区域，实施现场管制，疏散中心现场及其附近滞留群众。消防特勤人员和防暴警全力营救被困、遇险的伤亡人员，并送至指挥部指定的安全地带。

2. 尽快查明情况，控制事态发展 迅速采取针对性措施，排除险情，消除隐患。必要时，经现场指挥部同意，可采取紧急避险措施。

3. 综合采取措施，查缉犯罪嫌疑人 立即开展现场调查访问，尽快确定犯罪嫌疑人，并迅速开展缉捕行动。

4.维护现场治安交通秩序　严密现场管制措施，禁止无关人员进入。现场指挥部可视情况在更大的范围内实施警戒，维护治安交通秩序。在中心现场和相关道路实施交通管制。

5、严密社会面防范控制　加强对危险分子、危险物品的管理控制，适时组织开展治安清查。加强巡逻守护，坚决打击各类现行违法犯罪活动。

（七）核泄漏事故的紧急救护

1. 对危重伤员的救治，按常规医疗救护进行。

2. 设立临时分类点，初步确定是否存在体表污染和内污染。

3. 酌情发放稳定碘和抗放射药。

4. 对于体表污染伤员进行去污洗消，对于内污染者采取促排治疗。

5. 根据现场分类诊断，组织后送伤员到有条件医院进一步处理。

6. 勿淋雨，在室外不暴露身体；如果留在室内，关闭空调等设施的进风口。

7. 彻底更换衣服和鞋子，将暴露过的衣物放在塑料袋中密封，置于偏僻处。

8. 将食品放在密闭容器内或冰箱里，暴露食物应先清洗后再放入容器。

9. 如有条件，进入地下室或地下掩体躲避。

案例 9-2 分析：

踩踏事件救护：①发现慌乱人群向自己方向涌来，应快速躲到一旁，或蹲在附近的墙角下。②在人群拥挤混乱的情况下，双脚站稳，抓住身边一件牢固物体。③在人群拥挤中前进时，要用一只手紧握另一手腕，手肘撑开，平放于胸前，微微向前弯腰，形成一定空间，以保持呼吸道通畅。④一旦被人挤倒在地，设法使身体蜷缩成球状，双手紧扣置于颈后，保护好头、颈、胸、腹部。⑤设法维持现场秩序，紧急施救受伤人员。⑥安全转送。

第 4 节　灾难心理救援

案例 9-3

2008 年 10 月 3 日，汶川大地震之后的第 145 天，9·24 特大洪涝地质灾害后的第 10 天，40 岁的北川县救灾办主任董玉飞在办公地点自缢身亡。董玉飞遗书里写下"工作、生活压力实在太大"。儿子在地震中遇难对他的打击非常大，据平时与他经常在一起的同事讲，地震之后，他经常谈及儿子，总觉得对不起儿子，不愿承认儿子遇难这个事实，常常泪流满面，失声痛哭，地震后长时间处于痛失爱子、痛失亲人的阴影下，不能自拔。据董玉飞家属讲，董玉飞生前患抑郁症。

10 月 18 日早上 6 时 30 分，59 岁的都江堰地震灾区受灾群众罗桂琼自己翻出成都某医院外科大楼 12 楼病房坠楼身亡。该医院外科大楼 12 楼康复科住的均是地震中的伤者。罗桂琼的腰椎和左腿在地震中骨折，因而住院治疗。跳楼前两三个小时，她曾经尝试自缢，但被病友家属和医护人员解救。

11 月 15 日晚，北川县擂鼓镇男子杨俊杀妻后自杀。当天晚上 11 时许，正在北川中学读初中的大儿子波娃推开父母房间的门，发现父母"相拥而眠"，他走上前去才发现：母亲朱菊华脸上有三处刀痕，鲜血顺着面颊流下打湿了枕头；父亲杨俊左手腕有一道伤口，脚上还缠着几圈电线。警方通过现场勘察初步认为：朱菊华脖子上有掐痕，是窒息而亡；杨俊手腕伤很浅，从现场看，是触电自杀。亲属、邻居、村干部都认为，是杨俊的心理障碍毁掉了这个美满家庭。"地震过后他整个人都变了！"杨俊的父亲杨德富说，"地震后，他变得更加沉默、更加焦躁，动不动就大声吼叫，甚至是摔东西"……

请问：

作为一名护生，你认为谁是这些亡者的真正杀手？应如何避免？

一、群体性灾难心理应急反应

目前，我国仅各类突发自然灾害平均每年就使 2 亿人受到不同程度的影响，再加上人为灾害（如交通意外、恐怖暴力事件等）的受害者，就构成了一个巨大群体。突发灾难事故不仅严重威胁人们的生命安全，同时也给人们造成极大的心理创伤。具体表现有：

1. 亚健康状态　突发灾难事故后，人们常会产生"生活得很累"的意念，这种慢性疲劳和精力低下的表现就是一种亚健康状态，进一步恶化可导致精神崩溃。此过程呈渐进性，分三个阶段：①应激唤醒阶段，表现为失眠、不安和焦虑。②能量储备阶段，表现为疏懒，持久疲劳，淡漠，大量吸烟、酗酒。③耗竭阶段，表现为抑郁、心身疲惫、社会孤独，极端的可产生自杀念头等。

2. 精神崩溃　突发灾难事故导致强烈的心理应激，给灾民带来的一种无助、绝望的情感体验，心身耗竭状态。表现为：①体力耗竭，常有频繁头痛、疲劳、睡眠不良。②情绪耗竭，有抑郁、绝望情感。③精神衰竭或变态，对人、对己、对周围的一切都持消极态度。④自暴自弃的情感。

3. 创伤后应激障碍（PTSD）　是一种焦虑障碍，常常发生于强烈应激和长期处在下列情境时：①个体必须的基本需求受到威胁。②基本是无法控制的事件。③由于其他应对方法不能利用或无效而被迫使用防御机制。创伤后应激障碍常见于自然灾害如洪水、台风、地震，或者是突发的灾难性事故如火灾、飞机失事及爆炸、恐怖活动等。灾难研究表明仅少数人在事发时立即出现应激，而多数人均出现在灾害后数天或数月，呈现延缓应激反应，每个灾民都会有焦虑、激惹、夜惊、记忆损害及身体不适等复合症状。

二、心理救援系统的建立与运作

利用各种社会力量，建立广泛的心理和社会支持系统，如单位、社区、群众团体、红十字会以及慈善机构、志愿者组织等。发挥心理救援系统作用的具体措施如下：

1. 参加公共突发事件应急处理指挥系统　专业心理救援人员可以作为指挥或咨询、督导、执行人员发挥作用。

2. 进行突发事件的监测与预警　针对重点地区、人群，运用实地观察、现场调查、资料分析等方法，向公众及决策部门提出预警报告和相应心理干预的建议。

3. 进行突发事件的信息收集、分析、通报　突发事件发生后，及时、广泛了解人群的心理行为反应，并向有关部门提交分析结果与处理建议。

4. 提出实施应急处理的技术性方案　包括危机干预技术、心理治疗技术、重症患者转会诊技术、现场控制技术等。

5. 专业队伍的建设和培训　应按照统一、规范的内容要求，对专业人员进行充分的理论与技术培训。

三、灾民社区心理救援服务

1. 社区心理卫生服务的意义　以社区作为基地和平台，体现社区的作用：①灾后第一时间启动对受灾人员的安全救援、及时转移和救助受伤人员，把灾难造成的伤亡降至最小程度。②提供基本安全和生活保障，让灾民基本安全感得以恢复，稳定情绪。③迅速组织、分配社会资源，尤其医药卫生资源，提高生存率，减少二次伤害。④及早建立包括心理卫生服务在内的各种社区服务功能。

2. 灾后三个阶段的不同任务　社区心理服务要顺应灾后应急反应及康复过程的规律，开展针对性的工作。

（1）灾后急性应激阶段：为高危人群筛查和处理阶段。主要任务是降低死亡率，提高救治率和存活率，减少伤残发生，保障幸存人员基本生活和安全。

（2）灾后一周到半年：重点发现发生心理障碍及精神疾病易感的高危人群，并提供精神医学处理、药物治疗、危机干预、心理治疗等。

（3）灾后半年至社区功能基本恢复：此阶段受灾人员心理社会功能基本建立，应随访各种心理卫生服务的目标人群，帮助其在社区得到全面治疗。

四、非专业人员的心理救援意识与技能

是指受过心理救援训练的非精神卫生专业人员及时帮助身边一些遇到突发心理事件的人员，但不能获得专业治疗的行为。为了科学有效应对我国频发的各种突发事件及灾难，应培训一些非专业救援人员，在突发事件发生后，能第一时间实施系统的、有效的心理救援。给予处于危机中的当事人最及时的援助，直到危机解决或转往专业医生处治疗。具体措施：

1. 接近、评估和救助

（1）评估：一些人在灾难发生时会立即产生强烈的反应，需要即刻给予帮助；另一些人则是延迟反应或恢复缓慢，就需要规律地评估后续的情况。

（2）援助：确保自身安全；向当事人介绍自己及职责；表示自己的关注和理解，并询问需要何帮助；与当事人谈话时，要称呼其名；要与当事人平等地交流；向当事人解释所有的反应都是正常的；给予其准确的相关信息；提供当事人基本的需要等。

（3）后续援助：是指事件发生后几周或几个月。勿强迫当事人谈论其经历；认真倾听其谈话并给予支持；提供实际的援助；鼓励当事人告诉别人自己的实际需要；做一些自己喜欢的事情；保证充足休息等。

2. 非评判性倾听　①让当事人能够讨论自己的感受。②认真地倾听。③勿批评或表达挫败。④承认当事人的痛苦是真实存在的。⑤确保倾听到的信息准确无误。⑥允许当事人沉默。

3. 给予支持和信息　①尊重受助者。②勿批评。③提供持续的情感支持和理解。④提供准确信息。⑤给予他们康复的希望。⑥提供给他们日常现实的帮助。

4. 鼓励寻求恰当的专业援助　①询问当事人是否需要帮助处理其感受。②讨论专

业的援助和可以获得的服务。③支持他们主动寻求服务和帮助。

5. 鼓励寻求其他的支持　能够提供援助的其他人群包括了解情况的家人、朋友、同事以及政府机构、慈善机构等。

案例 9-3 分析：

真正杀手：突发灾难事故，给人们造成极大的心理创伤，进一步恶化可导致精神崩溃，表现为失眠、不安和焦虑，淡漠、抑郁，心身疲惫、社会孤独，极端的可产生自杀念头。

防范措施：心理救援机构要顺应灾后应急反应及康复过程的规律，开展针对性的工作。灾后一周到半年，重点发现发生心理障碍及精神疾病易感的高危人群，并提供精神医学处理、药物治疗、危机干预、心理治疗等。

小结

灾害是指自然的、人为的或综合因素的严重损害使地质环境产生突发的或累进的破坏，并造成人类生命财产损失的现象或事件；包括自然灾害和人为的灾害。重大的灾害事故往往会给国民经济建设和人民生命财产造成严重危害。各种灾害发生后，救援的关键环节是针对伤员的医学救援。现场紧急救护技术是各级救治机构的主要急救手段，急救人员应当根据灾难事故现场的环境和条件灵活组织和运用，降低死亡率、伤残率，为后续治疗争取时间。另外，突发灾难对灾民会产生严重的心理创伤，使灾民在灾后一段时间内处于心理应激反应状态，如果此反应发生偏异，就会直接影响救灾工作，甚至威胁社会安定。灾难心理救援就是由专业心理人员对灾害相关人群联合实施的紧急精神卫生服务，包括群体社会心理监测、个体心理应激反应管理疏导、心理创伤预防及心理障碍诊断治疗。

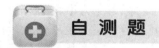
自 测 题

A₁ 型题

1. 在抢救现场或伤员刚送到急诊室时应（　　）

　　A. 病史采集

　　B. 全面而详细的检查

　　C. 迅速判断有无威胁生命的征象

　　D. 立即辅助检查

　　E. 建立静脉输液通路

2. 急救人员到达创伤现场后，首要的任务是（　　）

　　A. 安全运送伤员

　　B. 除去正在威胁病人生命的因素

　　C. 骨折固定

　　D. 包扎创面

　　E. 静脉输液

3. 大脑组织缺氧后发生不可逆时间一般为（　　）

　　A. 1 分钟　　　　　　　　B. 2 分钟

　　C. 3 分钟　　　　　　　　D. 4 分钟

　　E. 5 分钟

4. 下列外伤哪项不会致命（　　）

　　A. 张力性气胸　　　　　B. 单纯肋骨骨折

　　C. 心包填塞　　　　　　D. 主动脉破裂

　　E. 颅内血肿

5. 不属于昏迷的院外救护措施是（　　）

　　A. 合适的体位　　　　　B. 畅通气道

　　C. 禁食　　　　　　　　D. 骨折复位

　　E. 建立静脉通道

6. 有关骨折急救处理，下列哪一项错误（　　）

　　A. 首先止血及包扎伤口

　　B. 无夹板时，可用树枝、木棍等作临时固定物

　　C. 可将伤员上肢缚于胸壁侧面，下肢两腿绑在一起固定

　　D. 脊柱骨折病人用硬板担架抬送

E. 搬动脊柱骨折病人时，应采取一人抱肩，一人抬腿的方法

7. 下述骨折的急救措施不正确的有（　　）

　A. 首先抢救生命，抢救休克

　B. 用绷带压迫包扎止血或止血带止血。

　C. 妥善固定

　D. 迅速转运

　E. 迅速现场内固定术

8. 上臂上止血带的标准部位（　　）

　A. 上臂的上 1/3　　　　B. 上臂的上 1/4

　C. 上臂的上 1/2　　　　D. 上臂的上 1/5

　E. 上臂中下 1/3

9. 脊柱骨折的正确搬运法（　　）

　A. 单人搀扶　　　　　　B. 双人搀扶

　C. 抱扶　　　　　　　　D. 背驮

　E. 平托式

10. 下列哪项属于缓发性灾难性事故（　　）

　A. 环境污染　　　　　　B. 地震

　C. 车祸　　　　　　　　D. 坠机

　E. 洪灾

11. 地震损伤中，下列哪一项发生率最高（　　）

　A. 软组织挫伤　　　　　B. 肝挫裂伤

　C. 颅内出血　　　　　　D. 骨折

　E. 烧伤

12. 院前急救处理病人时遵循（　　）的顺序最为可靠

　A. 从躯干到四肢　　　　　B. 从头到脚

　C. 哪里出血先处理哪里　　D. 个人习惯

　E. 从脚到头

13. 对创伤急救，病人的生命取决于救援者是否很好地处理了（　　）步骤

　A. 关键的　　　　　　　B. 所有的

　C. 一般的　　　　　　　D. 全部的

　E. 特殊的

14. 院前处理突发昏迷首先选择（　　）

　A. 呼叫 120 急送医院

　B. 行心肺复苏术

　C. 测量血压

　D. 检查瞳孔

　E. 保持呼吸道通畅

15. 关于结扎止血带，下列哪项是错误的（　　）

　A. 结扎止血带前，应先加衬垫

　B. 手断离后，止血带应结扎在上臂的中段

　C. 每隔 40 ～ 50 分钟，放松 2 ～ 3 次

　D. 结扎不要过紧或过松，远端动脉搏动消失即可

　E. 标明扎止血带的时间

16. 对下列哪种胸部损伤的伤员，应优先抢救（　　）

　A. 胸部挫伤　　　　　B. 肋骨骨折

　C. 开放性气胸　　　　D. 张力性气胸

　E. 闭合性气胸

17. 核泄漏事故紧急救护错误的是（　　）

　A. 设立临时分类点，初步确定污染情况

　B. 酌情发放稳定碘和抗放射药

　C. 对于体表污染伤员进行去污洗消，对于内污染者采取促排治疗

　D. 根据现场分类诊断，组织后送伤员到条件医院进一步处理

　E. 可淋雨，在室外不必遮掩身体，室内开窗通风

18. 火灾现场施救错误的是（　　）

　A. 保持镇静，迅速脱去燃烧的衣服

　B. 用清水冷敷或浸泡创面

　C. 若化学烧伤，立即剥除污染的衣物，用清水反复冲洗创面

　D. 保护创面

　E. 口服大量白开水补液

19. 不属于突发公共事件特点的是（　　）

　A. 客观性和复杂性

　B. 长期潜伏性

　C. 突发性

　D. 灾难性

　E. 局部性

20. 热浪的救护措施错误的是（　　）

　A. 避免曝晒，在阳光下要涂防晒油

　B. 多喝含酒精和咖啡因的饮料

　C. 保证清凉饮料供应，改善休息条件

　D. 穿浅色、宽松衣服

　E. 可通过多淋浴，房屋通风降温

（王海平）

10

第 10 章 常用急救技术及护理

很多突发事件发生如果不能对患者采取及时有效的应对措施，很有可能就会造成患者出现生命危险。尤其作为急诊医护人员更应熟练掌握各种急救护理技术，以便及时有效地对危重症患者实施紧急救助，挽救生命，减轻痛苦。

第 1 节 球囊、面罩通气术

 案例 10-1

患者，男性，59 岁，慢性支气管炎并发肺气肿。医生查房时发现患者呼吸急促，鼻翼翕动，面色青紫。执行医嘱：立即对患者进行球囊面罩通气。

请问：

1. 简易呼吸器使用前有哪些注意事项？

2. 为患者通气时应注意哪些？

球囊 - 面罩又称简易呼吸器，通过面罩，挤压呼吸囊使空气或氧气直接进入肺内维持和增加机体通气功能，纠正低氧血症，改善换气功能的一项简单通气技术。

一、适 应 证

1. 现场无自主呼吸或者呼吸衰弱患者的抢救。
2. 转运途中或临时代替呼吸机的人工通气。

二、禁 忌 证

1. 面部软组织损伤严重。
2. 大量胸腔积液或中等以上的活动性咯血。

三、使用及护理

（一）操作方法

1. 用物准备 纱布 2 块，弯盘 1 个，简易呼吸器及面罩 1 套（图 10-1），治疗盘 1 个，听诊器 1 个，必要时另备氧气。

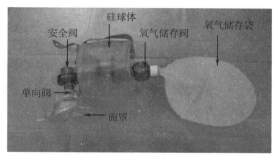

图 10-1　简易呼吸器的组成

　链接

简易呼吸器工作原理

氧气进入球行气囊和贮氧袋时，通过人工指压气囊打开前方活瓣将氧气压入与患者口鼻相连的面罩内，以达到人工通气的目的。当挤压球体时，产生正压，将进气阀关闭，内部气体强制性推动压力阀打开，球体内气体即由单向阀中心切口送向患者。如用氧气，则氧气随球体复原吸气动作暂存于球体内，在挤压球体时直接进入患者体内。将被挤压的球体松开，单向阀即刻向上推，并处于闭合状态，以使患者吐出的气体由出气口放出。

与此同时，进气阀受到球体松开所产生的负压，将进气阀打开，储气袋内氧气送入球体，直到球体完全回复挤压前的原状。为避免过高的氧气流量及过低挤压次数而造成球体及储气袋内压力过高，特设计氧气储存阀释放出过量气体，以便保持低压的氧气供应，保障患者的安全。

2. 操作步骤

（1）病情评估：有无意识、自主呼吸、呼吸道是否通畅，有无活动义齿，患者的脉搏、血压、血气分析值等。对清醒患者做好心理护理和解释工作，使其配合。

（2）选择合适的面罩：面罩外围的下缘置于下嘴唇和下颌之间的凹槽上，面罩可以放置于鼻梁上，密封良好。球囊、面罩和氧气袋连接正确；检查安全阀门并处于开启状态；调节氧流量（8 ～ 10L/ 分），保持给氧管道通畅。

（3）开放并清理气道：去被子、枕头，解领口，松裤带。查看口腔是否有异物，戴手套，清除口鼻腔异物分泌物，取下活动义齿。

（4）摆放体位：使口张开，必要时插入口咽通气管，防止舌后坠和舌咬伤。操作者站在患者头顶，使头后仰，并紧托下颌使其朝上，通畅气道。将压力阀下压关闭，以增加送气压力（建立人工气道前关闭安全阀，建立人工气道后可打开）。

（5）固定面罩：单人操作时，将面罩扣在患者口鼻部，用一手拇指和食指呈"C"形按压面罩，中指和无名指放在下颌下缘，小拇指放在下颌角后面，呈"E"形，两组手指相向用力，将面罩紧密置于患者面部，保持面罩的密封性，即 E-C 技术（图 10-2）。双人操作时，一人双手 E-C 手法持面罩，即双手拇指和食指呈"C"形按压面罩，中指、无名指和小指呈"E"形紧托下颌骨下缘并使朝上伸展头部，畅通气道（图 10-3）。

（6）挤压气囊：单人操作时，一手固定面罩，另一只手规律、均匀挤压呼吸囊，时间应大于 1 秒。双人操作时，一人固定面罩，另一人两手捏住呼吸囊的中间部分，两拇指相对朝内，四指并拢或略分开，两手均匀用力挤压呼吸囊，待呼吸囊重新膨起后开始下一次挤压,对有自主呼吸的患者应尽量与患者的呼吸同步并尽量在患者吸气时挤压呼吸囊。

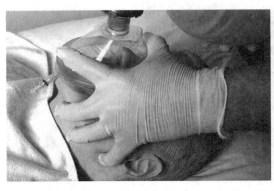
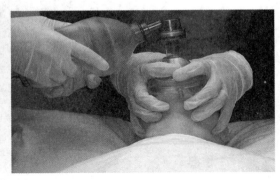

图 10-2　单人操作 E-C 手法　　　　　图 10-3　双人操作 E-C 手法

（7）观察：①患者胸廓是否随着呼吸囊的挤压而起伏。②在呼气时观察面罩内是否呈雾气状态。③口唇与面部颜色的变化,观察呼吸改善的情况。④呼吸囊单向阀工作是否正常。⑤观察胃区是否胀气,避免过多气体挤压到胃部而影响呼吸的改善。

（8）根据患者病情选择合适体位,整理床单元,洗手,记录。

链接

输送气体量的选择

输送气体量是通过观察患者的状态来决定：假如患者窒息,成人以 10～12 次/分钟,即 5～6 秒送气一次；儿童 12～20 次/分钟,即 3～5 秒一次；新生儿 40～60 次/分。每次送气时间为 1 秒,吸呼比为 1：1.5～2。潮气量按 8～10ml/kg 计算,一般 400～600ml 见胸廓抬起即可,挤压气囊的 1/2～2/3 即可,不宜过大。儿童 10ml/kg,有条件时测定 $PaCO_2$ 分压以调节通气量,避免通气过度。在仍然有呼吸运动的患者中,球囊、面罩辅助通气将在患者的吸气相定时给予正压；假如患者呼吸急促,应该每 3 或 4 次呼吸给予一个简单的辅助呼吸。慢阻肺、呼吸窘迫综合征吸呼比为 1：2～3,呼吸频率、潮气量均可适当少些。

（二）护理及注意事项

1. 操作观察　注意保持气道的持续开放状态,面罩与口鼻紧贴,不漏气。

2. 面罩选择　面罩大小要合适,婴儿及小孩最好不要使用成人型简易呼吸器,且应具备安全阀装置,能自动调整压力,以确保患儿安全。

3. 输送气体　挤压气囊时,压力适中,挤压气囊的 1/2～2/3 为宜,节律均匀,勿时快时慢,以免损伤肺组织,或造成呼吸中枢紊乱,影响呼吸功能恢复。

4. 单向阀污染时的处理　如果操作中单向阀受到呕吐物、血液等的污染时,首先要用力挤压球体数次,将积物清除干净,再将单向阀取下用水清洗干净,送供应室消毒。

5. 简易呼吸器的使用与维护　使用简易呼吸器时要专人保管,定时检查、测试和维修。简易呼吸器提倡一人一用。使用前应检查各阀的性能是否完好。呼吸器使用后,呼吸活瓣、接头、面罩拆开,用肥皂水擦洗,清水冲净,再用 1：400 消毒灵浸泡 30

分钟，清水冲净、晾干、装配好备用。

案例 10-1 分析

患者出现了呼吸困难，需立即对其进行呼吸支持，简易呼吸器使用前需检查各管道连接是否完整。在对患者进行通气时，要考虑到其为肺气肿患者，吸呼比为 1：2 ～ 3，呼吸频率、潮气量均可适当少些。

第 2 节 口咽通气管置入术

 案例 10-2

患者，男性，30 岁，民工，因电击所致呼吸、心跳停止 10 分钟急来我院。患者于 10 分钟前电焊时，手持钢筋触到电源，当即被击倒，昏迷抽搐片刻，呼吸心跳停止，马上切断电源，现场未做抢救，由出租车送住我院。急查：面色青紫，昏迷，双瞳孔散大，对光反射消失，触颈动脉无搏动，口鼻无呼吸气流，胸部无呼吸起状。

请问：

对于有发生抽搐的呼吸抑制的患者，如何保持患者呼吸道通畅？

口咽通气道又称口咽导气管或口咽通气管，是一种非气管导管性通气导管，适用于没有咳嗽或咽反射的无意识的患者。通过下压舌体防止舌后坠，支撑腭舌弓和悬雍垂从而开放气道，并减少口到咽喉部的解剖死腔而改善通气。为一种非气管导管性通气管道，是最简单、有效且经济的气道辅助物。

一、适 应 证

1. 气道分泌物多需行吸引的昏迷患者。
2. 院外呼吸、心跳骤停患者，无气管插管条件时，可利用口咽通道进行口对口人工呼吸者。
3. 癫痫发作、痉挛性抽搐及昏迷患者。
4. 较长时间解除舌后坠或上气道肌肉松弛而致气道梗阻者。
5. 麻醉诱导后有完全性或部分性上呼吸道梗阻且意识不清患者。

二、禁 忌 证

1. 频繁呕吐、咽反射亢进者。
2. 牙齿松动、上下颌骨受损严重者。
3. 喉头水肿、气管异物、哮喘严重发作患者。

三、使用及护理

（一）操作方法

1. 用物准备 口咽通气管 1 个，压舌板或舌钳 1 个，开口器 1 套，手套 1 副，纱布 2 块，弯盘 1 个，治疗车。

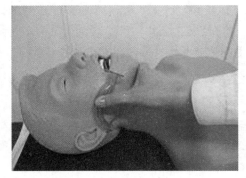

图 10-4　口咽通气管测量

2. 操作步骤

（1）备齐用物，携至床边：选择合适的口咽通气管。合适的口咽管应该是：口咽通气管末端位于上咽部，将舌根与口咽后壁分开，使下咽部到声门的气道通畅。长度相当于从唇角开始到接近下颌角的距离（图 10-4）。较为安全的选择方法是宁长勿短，宁大勿小。宽度以能接触上颌和下颌的 2～3 个牙齿为最佳，降低患者咬闭通气管腔可能性。成年女性使用 8cm 长的口咽通气管，成年男性为 9 或 10cm。

（2）畅通气道：清除口腔内分泌物、呕吐物，取下活动义齿，保持呼吸道通畅。

（3）摆放体位：放平床头，头后仰，颈部垫一小枕头，使颈部过度伸张，同时使口、咽、喉三轴线尽量重叠。

（4）置入口咽通气管：置管方法分为两种，一种为直接放置法：对意识障碍，牙关紧闭、抽搐、躁动者，用舌钳或压舌板作为辅助工具，将压舌板从臼齿处放入抵住舌，口咽通气管凹面向下对准咽喉部迅速置入，将舌根与口咽后壁分开，其末端突出门齿 1～2cm；右手托起患者下颌，将左手的拇指放置在翼缘上，向下推送直至口咽通气道的翼缘到达唇部上方，咽弯曲正好位于舌根后。另一种为反向插入法（图 10-5）：通气管弯头向上向腭部放入口腔（可先用压舌板压住舌协助），当其内口接近口咽后壁时（已通过悬雍垂），即将其旋转 180°，借患者吸气时顺势向下推送，弯曲部分下面压

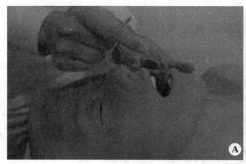
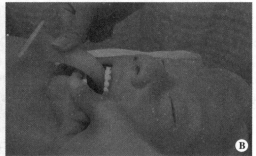
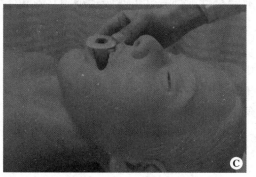

图 10-5　口咽通气管反向放置法

A. 将口咽通气管弯面对准口腔；B. 旋转口咽管并向前推进；C. 完成

住舌根，弯曲部分上面抵住口咽后壁，放置于口腔中央位置。口咽通气管通过下压舌体防止舌后坠，支撑腭舌弓及悬雍垂，从而开放气道，并减少了从口到咽喉部的解剖死腔，改善通气。

（5）检测气道是否通畅：将手掌放于通气管外口，感觉是否有气流呼出；或者用棉絮放于通气管外口，观察其随呼吸运动的情况。此外，还应该观察胸廓起伏和听诊肺部呼吸音。检查口腔，以防舌或唇夹置于齿与口咽通气管之间。

（6）固定：置管成功后，传统的固定方法是用 2 条胶布固定口咽通气管于口角，避免移位，保持呼吸道通畅。因胶布固定易粘住患者毛发，又易产生皮肤过敏或破溃等缺点，可在口咽管翼两侧各打一小孔，用寸带穿过这两个小孔，将寸带绕至患者颈后固定，解决了胶布固定的缺点。

（二）护理及注意事项

1. 选择合适的口咽通气管　口咽通气管使用时，要因患者具体情况选择合适的型号。选择适当的大小是很重要的。因为口咽管太短不能经过舌根，起不到开放气道的作用，太小容易误入气管。

2. 保持管道通畅　及时吸痰，清理呼吸道，防止误吸，甚至窒息。吸痰前后应吸入高浓度氧，并注意加强呼吸道湿化管理。每次吸痰时间控制在 15 秒左右，达到清理呼吸道的目的。

3. 监测病情变化　严密观察病情变化，并记录病情进展，在口咽通气管治疗过程中若患者呼吸频率、血氧饱和度进行性下降甚至呼吸骤停，应配合医生拔除口咽通气管，迅速改行气管插管，进行胸外心脏按压，球囊辅助呼吸或呼吸机机械通气。

4. 加强呼吸道湿化　口咽管外口盖一层生理盐水纱布，既湿化气道又防止吸入异物和灰尘。也可适时经口咽管直接滴入蒸馏水，或在吸痰时将 5～10ml 生理盐水缓慢滴入，然后吸出，也能达到湿化气道目的。

5. 口腔护理　昏迷者，口咽管可持续放置于口腔内，但应每隔 2～3 小时重新换位置，并每隔 4～6 小时清洁口腔及口咽管 1 次，防止痰痂堵塞。每天更换口咽管一次，换下的口咽管浸泡消毒后，晾干备用。

> **案例 10-2 分析**
> 　　该患者有抽搐发作，可以选择口咽通道的建立防止患者舌后坠阻塞气道，由于抽搐会有大量分泌物排除，所以要及时做好口腔护理。

第 3 节　鼻咽通气管置入术

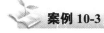 **案例 10-3**

患者，女性，39 岁，晚上用煤气取暖因通风不畅引起一氧化碳中毒。早晨家人发现呼之不应现送入医院救治。患者昏迷，对光反射迟钝，呼吸不畅，立即对患者进行鼻咽通气置入术。

请问：

1. 鼻咽通气置入术的鼻咽管怎么插入？

2.鼻咽通气置入术和口咽通气置入术有何优缺点?

鼻咽通气置入术是经鼻腔安置的通气道,刺激小,恶心反应轻,容易固定,患者端可有侧口,气路端加粗,可防止滑入鼻腔。

一、适 应 证

1.全麻拔管后呼吸道不完全梗阻的患者。

2.不清醒的全麻术后患者。

3.脑外伤后呼吸道有梗阻的患者。

4.手术室外的呼吸心跳骤停的急救。

5.口腔科手术后的麻醉护理。

6.各种原因导致的上呼吸道梗阻者。

二、禁 忌 证

1.颅底骨折、凝血机制异常、脑脊液耳鼻漏的患者。

2.各种鼻腔疾病,如鼻出血、鼻腔肿物、下鼻甲肥大、鼻气道阻塞、鼻骨骨折、明显鼻中隔偏移等。

三、使用及护理

(一)操作方法

1.用物准备 鼻咽通气管1套,血管收缩药(呋麻合剂或麻黄素稀释液)和局部麻醉药(利多卡因),手套1副,纱布2块,弯盘2个,治疗车。

2.操作步骤

(1)选择鼻咽通气管:选择合适型号的鼻咽通气管,长度大约相当于鼻外孔至下颌角的距离。合适鼻咽通气管的末端应位于上咽部,将舌根与口咽后壁分开,使下咽部达到声门,才能保持气道通畅。按患者的身高来区分大小有着很大的解剖意义,建议一个6mm内径的鼻咽通气管用于一个一般成人女性,7mm内径的鼻咽通气管用于一般成年男性。

(2)摆放体位:患者去枕取仰卧位。

(3)确定鼻孔:检查鼻腔,确定大小和形状,同时查看是否有明显的鼻中隔偏移或鼻息肉等禁忌证。选择合适一侧的鼻腔,清洁鼻腔吸净痰液。

(4)收缩鼻孔:鼻腔黏膜表面喷洒血管收缩药和局部麻醉药,如呋麻合剂或麻黄素稀释液、利多卡因等,收缩鼻孔,方便插管。

(5)插入鼻咽管:润滑鼻腔通气管的外侧,将其弯面对准硬腭插入鼻腔,缓慢沿鼻咽底向内送入,直至通气管尾部达鼻腔外口。将斜面位于左侧,以利于进入气道和减少对黏膜的损伤,遇到阻力不要强行硬插,应尝试在鼻道与鼻咽的转角处微转通气管置入或换另一根较细的通气管,并且需用棉棒扩张鼻道,也可在另一鼻孔试插。如果患者咳嗽或抵抗,应后退1~2cm。在鼻咽部,鼻咽通气道必须弯曲60°~90°才能向下到达口咽部（图 10-6）。插入深度为患者鼻翼至耳垂的长度。

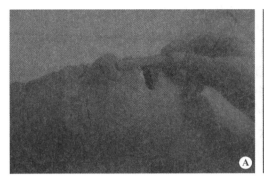
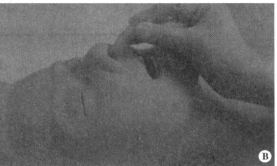
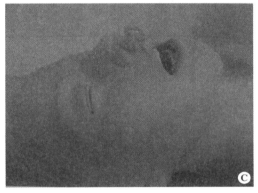

图 10-6 插入鼻咽通气管方法
A. 插入鼻咽通气管；B. 鼻咽部弯曲 90°；C. 完成

（6）评估气道：评估气道是否通畅，以鼾声消失、呼吸顺畅、解除舌后坠为标准。

（7）固定：置管成功后，用胶布妥善固定于鼻侧部，防止滑脱。

（8）拔管：拔出前，先吸净鼻腔及口腔分泌物，于呼气期拔出，以免误吸。当拔除过程中遇到阻力时，可暂停，待用润滑剂或水湿润后反复转动通气管，待其松动后再行拔除。

链接

鼻咽通气管与口咽通气管的比较

鼻咽通气管患者耐受性好，不影响口腔功能，仍可经口进食，保持口腔清洁；减少感染便于护理；通气效果较放置口咽管明显改善。口咽管存在患者耐受差，吐管、堵管现象，影响正常口腔功能，易引起口腔感染发生，但如果确有舌后坠和舌咬伤倾向应首选口咽导管。

（二）护理及注意事项

1. 选择合适的鼻咽通气管 太短舌根仍可能在咽水平阻塞气道，太长可达到咽喉部接触会厌或管腔太大不易置入。鼻咽通气管插入之前要充分润滑，以防止鼻的损伤和出血。

2. 吸痰 置入鼻咽通气管前为防止分泌物堵塞前端，先清洁鼻腔吸净痰液，置入后要密切观察，发现分泌物多要及时吸引。注意吸痰动作轻柔，送入吸痰管深度为15 ～ 18cm，一般不宜超过 20cm，每次吸痰时间不超过 15 秒，吸痰前后充分吸氧，吸痰时出现心动过速或心律不齐时暂停吸痰，待症状缓解再进行。

3.密切观察呼吸 使用监护仪进行生命体征监测，可监测患者的呼吸、心率、血压、心电图和血氧饱和度等的变化。如血氧饱和度小于95%，应检查患者是否有分泌物堵塞，随时清除干净，避免口内分泌物误吸入呼吸道。

4.做好鼻腔护理 术后做好鼻腔护理，定时湿化气道，定时吸痰，加强口腔护理，每1～2天更换鼻咽通气管一次，且从另一侧鼻孔插入。

案例10-3 分析

该患者可选择一个6mm内径的鼻咽通气管。将导管与面部作垂直方向轻轻地插入鼻孔。鼻咽通气管患者耐受性好，不影响口腔功能，仍可经口进食，保持口腔清洁。

第4节 环甲膜穿刺术

案例10-4

患儿，男性，6岁，因急性呼吸道感染引起喉头水肿，现患者面色发绀，呼吸急促，双眼圆瞪。立即行环甲膜穿刺术。

请问：

1. 环甲膜穿刺术适用于哪些患者？

2. 环甲膜穿刺和环甲膜切开有何异同？

环甲膜穿刺术对有插管困难而严重窒息的患者，可用环甲穿刺针或粗针头刺入环甲膜，可缓解患者缺氧情况，为下一步环甲膜切开或气管切开赢得时间。

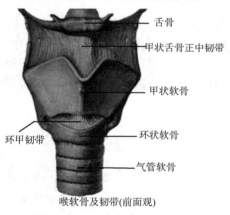

	舌骨
	甲状舌骨正中韧带
	甲状软骨
环甲韧带	环状软骨
	气管软骨

喉软骨及韧带(前面观)

图10-7 环甲膜位置

环甲膜位于甲状软骨和环状软骨之间（图10-7），前面仅有柔软的甲状腺通过，后连气管，它仅为一层薄膜，周围无要害部位，因此利于穿刺。

一、适 应 证

1. 牙关紧闭经鼻插管无效者。

2. 喉源性呼吸困难（如白喉、喉头严重水肿等）者。

3. 3岁以下小儿不宜做环甲膜切开者。

4. 头面部严重外伤者。

5. 气管插管有禁忌或病情紧急而需快速开放气道时。

二、禁 忌 证

1. 有出血倾向。

2. 喉部、环甲膜以下的气道梗阻。

三、使用及护理

（一）操作方法

1. 用物准备　药品和器材：7～9号注射针头或用作通气的粗针头1个，10ml注射器1个，无菌注射器1个，1%丁卡因（地卡因）溶液或所需的治疗药物，必要时准备支气管留置给药管（可用输尿管导管代替）、消毒液（碘伏）1瓶，供氧装置等。

2. 操作步骤

（1）解释：向清醒患者解释操作的目的及操作过程中的注意事项。消除不必要的顾虑，取得配合，并签署知情同意书。

（2）摆放体位：如果病情允许，应尽量取仰卧位，垫肩，头后仰。不能耐受上述体位者，可取半卧位。

（3）判断环甲膜位置：摸清患者颈部的两个隆起，第一个隆起是甲状软骨（俗称喉结），第二个隆起是环状软骨，在这两个之间的凹陷处就是环甲膜穿刺点。

（4）局部消毒麻醉：环甲膜前的皮肤按常规用碘酊及乙醇消毒；穿刺部位局部用2%普鲁卡因麻醉。危急情况下可不用麻醉。

（5）穿刺：以左手拇指、中指固定穿刺部位两侧，食指触摸环状软骨上缘，右手持环甲膜穿刺针垂直刺入环甲膜（图10-8），注意勿用力过猛，出现落空感即表示针尖已进入喉腔。再顺气管方向稍向下推行少许，退出穿刺针芯。

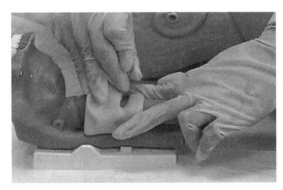

图 10-8　环甲膜穿刺示意图

（6）检验有无呼吸气流：挤压双侧胸部发现有气体自针头逸出或接10ml注射器，回抽应有空气；或用棉絮在穿刺针尾部测试，应见棉絮摆动，确定无误后将针末端用胶布固定。

（7）供氧：连接供氧装置，持续供氧。

（8）整理用物，洗手，做好记录。

（二）护理及注意事项

1. 观察患者缺氧状况有无改善，穿刺针不要进针太深，避免损伤喉后壁，穿刺后要用干棉球按压，如有明显出血，应及时止血，以防血液进入气管内并做好记录。

2. 环甲膜穿刺术为上呼吸道梗阻的紧急处理，不宜长期放置，以防止假气道的形成，所以术后的插管时间，一般不应超过 48 小时。

3. 如遇血凝块或分泌物阻塞套管，可用注射器注入空气，或用少许生理盐水冲洗，以保证其通畅。

案例 10-4 分析

环甲膜穿刺术适用于各种原因引起的上呼吸道完全或不完全 梗阻者。相对环甲膜切开术来说创伤小，操作方便，可就地取材。

 链接

环甲膜切开

环甲膜穿刺只能作为临时缓解呼吸道梗阻的紧急处理措施，不宜长期放置。必要时还需对患者做环甲膜切开术。切开部位为喉结与环状软骨中间的凹陷。穿刺部位消毒，铺无菌洞巾。操作者一手固定该处皮肤，另一手持刀在膜上方做一横切口，长 2～3cm。分离其下组织，露出环甲膜部，用小刀横行切开该膜 1cm，并迅速用刀背旋转 90°，或用血管钳撑开切口，插入橡胶管或气管套管，畅通气管。

第 5 节　气管内插管术

案例 10-5

患者，男性，68 岁，早上起床时突然倒地，呼之不应。家属送往医院急诊科，查体：意识丧失，大动脉搏动消失。

请问：

1. 应首先为患者进行哪项护理操作？

2. 作为急救人员，在操作中和操作后还应该注意什么？

气管内插管是建立人工通气道的最有效及最可靠的一种方法，是指将一种特制的气管内导管经声门置入气管的一项技术，这一技术能为起到通畅、辅助呼吸、呼吸道吸引和防止误吸等提供最佳条件。气管内插管术根据插管途径可分为经口腔插管和经鼻腔插管；根据插管时是否用喉镜显露声门，分为明视插管和盲视插管。经口明视插管术是临床应用最广泛的一种气管内插管方法。

一、适　应　证

1. 呼吸道分泌物不能自行咳出，需行气管内吸痰者。

2. 心肺脑复苏。

3. 呼吸功能不全或呼吸困难综合征。

4. 大手术呼吸道难以保持通畅者。

5. 各种全身麻醉或静脉复合麻醉手术者。

6. 婴幼儿气管切开前需行气管插管定位者。

二、禁　忌　证

1. 急性喉头水肿、急性喉炎、喉头黏膜下血肿或脓肿。
2. 胸主动脉瘤压迫气管者。
3. 咽喉部烧伤、肿瘤或者异物残留者。
4. 颈椎骨折或者脱位者。
5. 有严重出血倾向者。

三、使用及护理

（一）操作方法

1. 用物准备　喉镜（图 10-9）、气管导管（图 10-10）、导丝、灭菌凡士林或液状石蜡、无菌纱布、无菌手套、胶布、牙垫、注射器、听诊器、吸引器、吸痰管、简易呼吸器、氧气等。

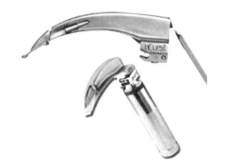

图 10-9　喉镜

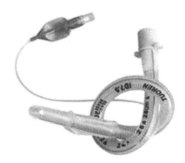

图 10-10　气管导管

链接

气管导管型号的选择

根据患者的年龄、性别、身材选用不同型号的气管导管，方法有两种：① F 标号（导管周长）= 导管外径（OD）×3.14，小儿可按以下公式选择导管：1 ～ 7 岁，F= 年龄 +19；8 ～ 10 岁，F= 年龄 +18；11 ～ 14 岁，F= 年龄 +16。成人男性用 F36 ～ F40 号，女性用 F32 ～ F36，8 岁以下儿童一般选择无套囊气管导管。② ID（导管内径）=4+ 年龄 ÷4±0.5。单位 mm，每号相差 0.5。ID×4+2=F。

2. 操作步骤

（1）经口明视插管术

1）患者体位：患者仰卧、头后仰，使口、咽、气管于同一轴线。如喉头暴露仍不好，可在患者肩部或颈部垫一小枕，使头部尽量后仰。

2）撑开口腔：操作者站于患者头端，用右手拇指推开患者下唇及下颌，示指抵住上门齿，以二指为开口器，使口张开。

3）暴露会厌：左手持喉镜，镜柄偏右，顺右侧舌面插入，镜片抵咽部后，使右侧的镜柄转至正中位，并轻轻将喉镜向左靠，使舌偏左，扩大镜片下视野，此时可见到悬雍垂（为暴露声门的第一标志），然后顺舌面将喉镜片稍伸入至舌根，稍稍上提喉镜，即可看到会厌的边缘（为暴露声门的第二标志）。

4）暴露声门：使喉镜片前端抵达会厌的腹面，向上提起喉镜，即可暴露声门。

5）插入导管：右手持气管导管，前端对准声门，在吸气未迅速将导管插入，插入声门1cm左右，拔除导管芯，将导管继续旋转深入气管，成人5cm，小儿2～3cm（图10-11）。

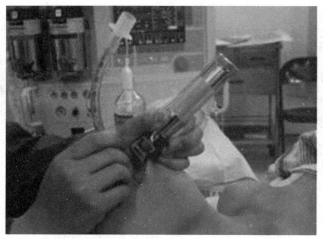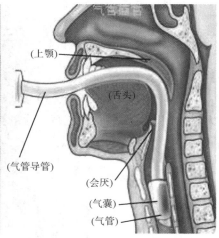

（上颚）

（舌头）

（气管导管）

（会厌）

（气囊）

（气管）

图10-11　气管插管示意图

6）检查确认：安置牙垫，拔出喉镜。患者若有自主呼吸，操作者将耳凑近导管外端，感觉有无气体进出，或连接麻醉机后，观察麻醉机呼吸囊随患者呼吸有无张缩；如果呼吸已经停止，经导管或麻醉机呼吸囊自导管外端吹入气体，观察患者胸廓是否有起伏运动，并用听诊器听双肺呼吸音，若呼吸音两侧不对称，可能是导管插入过深进入一侧支气管内，此时，可将导管稍稍拔出，直至两侧呼吸音对称。

7）固定充气：检查确认导管在气管内，用胶布妥善固定牙垫和气管导管。向导管前端的气囊内充气3～5ml，以气囊恰好封闭气道不漏气为准，以免在使用呼吸机向肺内送气时漏气，也可防止呕吐物、分泌物反流入气管内。

8）管内试吸：用吸痰管在气管导管内试吸分泌物，了解呼吸道通畅情况。

（2）经鼻腔明视插管术：适用于开口困难（如颞颌关节强直），或口腔内插管妨碍手术进行时。①插管前仔细检查患者鼻腔有无鼻中隔偏斜、鼻息肉等异常现象。②选一较大鼻孔以1%丁卡因作鼻腔内表面麻醉，并滴入3%麻黄素，使鼻腔黏膜麻醉和血管收缩，减少患者痛苦，增加鼻腔容积，并可减少出血。③选用较口腔插管为细的气管导管，头端涂抹凡士林，向插管的鼻孔滴入少量石蜡油。④患者仰卧，头向后仰，操作者站立于患者的头部，右手持导管与面部垂直方向（腹背方向）插入鼻孔，沿下鼻道经鼻底部出鼻后孔，至咽喉腔。⑤导管进入口咽部后，用喉镜显露声门，同时右手将导管继续向声门方向推进，当导管达会厌上方时，可利用插管钳经口腔夹住导管的前端并挑起，将导管送入声门，成功后将导管用胶布固定在患者的鼻面部。

（3）经鼻盲探插管术：适用于张口困难、喉镜无法全部置入口腔的患者。①插管时必须保留自主呼吸，可根据呼出气流的强弱来判断导管前进的方向。②表面麻醉，同经鼻腔明视插管术。③右手持管插入鼻腔。在插管过程中边前进边侧耳听呼出气流的强弱，同时左手调整患者头部位置，以寻找呼出气流最强的位置。④声门张开时将导管迅速推进，导管进入声门感到推进阻力减小，呼出气流明显，有时患者有咳嗽反射，接麻醉机可见呼吸囊随患者呼吸而伸缩，表明导管插入气管内。⑤如导管推进后呼出气流消失，为插入食道的表现。应将导管退至鼻咽部，将头部稍仰使导管尖端向上翘起，可对准声门利于插入。⑥经反复插管仍然滑入食道者，可先保留一导管于食道内，然后经另一鼻孔插入，往往可获成功。

（二）护理及注意事项

1. 插管前　应检查患者是否有义齿，是否有呼吸困难，如有义齿要取下，如有呼吸困难，应先给予纯氧吸入，再行插管；插管时动作要轻柔，以防损伤局部软组织或致缺氧；上提喉镜时将着力点始终放在喉镜片的顶端，严禁以上门齿作支点，以免损伤上切牙。

2. 防止气管导管和牙垫移位或脱出　在气管导管平中切牙的位置画线作明显标记，经常观察标记位置，发现移位及时调整。患者因不能耐受插管而躁动时，可适当给予镇静剂。必要时可采用双固定法（胶布加布带）固定气管导管。

3. 定时测定气囊压力及插管深度并记录　保持气囊内压力在 25cmH$_2$O 以下，以防气管壁黏膜因受压而发生局部缺血性损伤，导致黏膜溃疡、坏死。因此，气囊注气要适量，需要较长时间使用时，一般每 2～3 小时做短时间的气囊放气一次，放气前先吸净口腔及咽部的分泌物，气囊注气后压力应小于毛细血管灌注压。插管深度要适宜（成人门齿距气管隆凸 22～23cm，插管深度在隆凸上 1～2cm 为宜），过深可引起左侧肺不张，过浅会引起声带损伤。

4. 保持气道通畅　加强气道湿化，及时清理呼吸道分泌物，吸痰时严格执行无菌技术，保持气管内→口腔→鼻腔的吸痰顺序，每次吸痰时间不超过 15 秒。必要时可先行吸氧片刻后再吸痰，以免加重患者缺氧。

5. 预防感染，加强口腔护理　定时翻身、叩背协助排痰，并注意观察痰的性质、颜色、量和气味，必要时定期做痰细菌培养。保持口腔卫生，每日三次口腔护理。

6. 拔管　患者意识恢复，气管分泌物明显减少，吞咽、咳嗽反射良好，在吸入30% 氧的情况下血气基本正常。或当间歇指令通气（SIMV）的频率＜ 10 次 / 分，压力型呼吸机的气道峰压＜ 18mmHg，吸 30% 氧时血氧及二氧化碳分压能维持在可接受水平时即可拔管。拔管前要充分吸引咽部及气管分泌物，并以纯氧过度通气 10 分钟，放掉气囊内气体，在呼气相拔出导管。拔管应尽量在白天进行，以便观察病情、处理发生的并发症。拔管后严密观察病情，4 小时内禁食，禁止使用镇静剂。导管留置时间不能过长，超过 72 小时病情仍不能改善者，应考虑行气管切开。

> **案例 10-5 分析**
> 　　患者是呼吸心跳骤停，要求医护人员立即开放气道，同时胸外心脏按压、电除颤、建立人工气道、监测生命体征及应用急救药物，挽救患者生命。

第6节 气管切开术

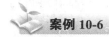 **案例 10-6**

患者，男性，40岁，建筑工人，施工过程中不慎从高楼坠落。急诊入院时意识丧失，大动脉搏动消失。行气管内插管不能有效改善患者的通气功能。请你协同其他医护人员为该患者行气管切开术。

请问：

哪些患者需要进行气管切开术？

气管切开术是切开颈段气管前壁，使患者能够通过新建立的人工气道进行呼吸的一种手术。可迅速解除或防止呼吸道梗阻，维持有效通气量。

一、适 应 证

1.各种原因导致的上、下呼吸道梗阻。

2.各种原因引起的呼吸衰竭或呼吸困难、需行人工通气，且估计短期病情难以恢复者。

3.上呼吸道手术前预防性气管切开。

二、禁 忌 证

1.颈椎骨折的患者。

2.颈前部肿瘤、甲状腺肿瘤的患者。

3.出、凝血功能障碍者。

三、使用及护理

（一）操作方法

1. 用物准备　气管切开盘一个、气管切开包一个、一次性气管切开套管一套或金属套管一套、一次性吸痰管数根、无菌手套、消毒物品、注射器、局麻药、负压吸引器及吸氧装置。

2. 操作步骤

（1）患者的体位：取仰卧位（图 10-12），肩下垫一小枕，头后仰并固定于正中位，使下颏、喉结、胸骨切迹在同一直线上，气管向前突出接近皮肤，明显暴露；若为小儿，由助手固定其头部；严重呼吸困难者，可取半卧位，头略向后仰。

（2）消毒及麻醉：常规消毒，操作者戴无菌手套铺无菌巾。采用局麻，沿颈前正中上自甲状软骨下缘下至胸骨上窝，以1%普鲁卡因浸润麻醉，对于昏迷，危重或窒息患者，若患者已无知觉也可不予麻醉。

（3）切口及分离：多采用直切口（图 10-13），操作者以左手拇指、中指固定甲状软骨，示指置于环状软骨上方，自甲状软骨下缘至胸骨上窝上约1～1.5cm处，做一长3～5cm

的切口，沿颈前正中线切开皮肤、皮下组织和颈浅筋膜，分离颈前组织及舌骨下肌群，暴露气管。

（4）确定及切开：确定气管后，一般于第 3～4 或 4～5 气管软骨环处，用尖刀头自下向上挑开气管软骨环（图 10-14），撑开切口，吸出气管内分泌物及血液。

（5）插管及固定：以弯钳或气管切口扩张器，撑开气管切口，插入大小适合，带有管芯的气管套管，插入外管后，立即取出管芯，放入内管，吸净分泌物，并检查有无出血。将气管套管上的带子以外科结缚于颈后固定（图 10-15）。

（6）创口的处理：导管周围可填塞引流纱布条 1 根，次日取出。如皮肤切口过长，在切口上方缝合 1～2 针，套管下方创口不予缝合，以免发生皮下气肿，并便于引流及换管。最后用一块中间剪开 1/2 的纱布经套管下两侧覆盖切口。

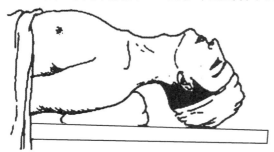

图 10-12　气管切开术的体位

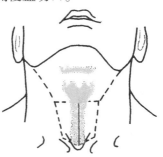

图 10-13　气管切开术的切口

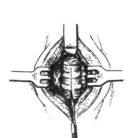

图 10-14　挑开气管环
正中

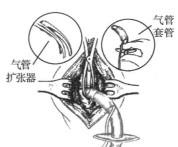

图 10-15　插管固定
A. 插入气管套管；B. 固定气管套管于颈部

（二）护理及注意事项

1. 术前不用过量镇静剂，以免加重呼吸抑制。

2. 床旁应备有各种急救药品和物品。如吸引器、氧气、同号气管套管、电筒等物品，并妥善存放，以备急用。

3. 皮肤切口要保持在前正中线上，防止损伤颈部两侧大血管及甲状腺，以免引发出血。

4. 严禁切断或损伤第 1 气管软骨和环状软骨，以免后遗喉狭窄。切开气管时，刀尖向上，不宜插入过深，以免伤及气管后壁和食管前壁，引起气管食管瘘。

5. 保持气道通畅湿润，定期吸痰。定时气管内滴注生理盐水，或加入适量抗生素或祛痰药，管口用呋喃西林纱布覆盖或覆盖 2～4 层温湿纱布，病室内经常洒水，或应用加湿器，以保持空气清洁湿润，增加吸入气体的湿度。

吸痰时选择质地柔软粗细合适的一次性吸痰管；吸引器压力不宜超过200mmHg，以防引起肺泡萎陷，加重缺氧；吸痰时间不应超过15秒；吸痰前后应加大给氧浓度；吸痰方法正确，动作轻柔，不要上下提插吸痰管，注意无菌操作，防止交叉感染。

6. 套管的固定带松紧适宜，以带子与颈部间可放入一手指为宜，并打外科结。术后应经常调节固定带的松紧。太松套管易脱出，太紧影响血循环。

7. 气管内套管，每1～4小时取出清洗消毒。内管取出的时间不可超过30分钟，以免外套管管腔因分泌物干稠结痂而堵塞。

8. 病情好转后，可试行拔管。可先堵塞1/3～1/2，若患者没有呼吸困难，可行完全性堵塞，观察24～48小时，如呼吸平稳、发声好、咳嗽排痰功能佳，即可将套管拔出。

9. 创口的护理

（1）观察伤口：注意有无红、肿、热、痛，如有感染情况，遵医嘱给予抗生素或抗真菌类药物。

（2）皮肤护理：每日用过氧化氢溶液消毒伤口周围皮肤，生理盐水洗净后擦干，及时更换敷料。

（3）拔管后护理：消毒伤口周围皮肤，用蝶形胶布将切口两侧皮肤向中线拉拢粘合，不需缝合，然后再盖以无菌纱布，2～3天后创口即可自愈。

案例10-6分析

行气管内插管72小时后，患者病情仍未缓解，为解除呼吸道梗阻，应考虑行气管切开术。

第7节　静脉穿刺置管术

案例10-7

患者，女性，48岁，以乳腺癌收住入院治疗。查体：体温36.9℃，脉搏86次/分，呼吸22次/分，血压98/62mmHg，血、尿、便常规及各项生化检查正常，全身骨扫描无转移。为防止化疗药物引发皮下组织坏死现象，需行静脉穿刺置管术。

请问：

1.哪些患者需要进行静脉穿刺置管术？

2.静脉穿刺置管术的护理要点有哪些？

一、适　应　证

1.外周静脉穿刺困难，需建立静脉通路者。

2.急救时需快速补液、输血、给药和监测中心静脉压、肺动脉压或心输出量者。

3.穿刺法行导管检查术者。

4.行肠外营养者。

5.行血液净化者。

6.安装心脏起搏器者。

二、禁　忌　证

1. 出血倾向者。
2. 穿刺部位局部感染者。
3. 需穿刺的静脉通路上存在损伤或梗塞者。
4. 极度躁动不安，不能合作者。

三、使用及护理

（一）操作方法

1. 用物准备　清洁盘、深静脉穿刺包、中心静脉导管、穿刺套管针、扩张管、生理盐水、5ml 注射器及针头、1% 普鲁卡因。

2. 操作步骤

（1）锁骨下静脉穿刺置管术：此方法不影响气管插管和患者活动，是临床上较常用的方法（图 10-16）。

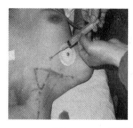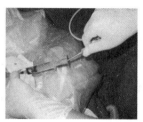

图 10-16　静脉穿刺置管术示意图

1）体位：患者取头低足高位，头偏向穿刺对侧，使静脉充盈，减少空气栓塞发生的机会。重度心衰患者可取半坐卧位。

2）穿刺点定位：首选右锁骨下静脉，以防损伤胸导管。可经锁骨上和锁骨下穿刺。锁骨上穿刺点（图 10-17）取胸锁乳突肌外侧缘和锁骨上缘所形成的夹角平分线上距顶点 0.5～1cm 处，沿锁骨上缘，指向胸锁关节进针，一般进针 1.5～2cm 可进入静脉。此方法指向锁骨下静脉与颈内静脉交界处，穿刺范围大，成功率高，安全性好，可避免胸膜损伤或刺破锁骨下动脉。锁骨下穿刺点（图 10-18）取锁骨中内 1/3 交界处，锁骨下缘为穿刺点，针尖向内，向同侧胸锁关节后上缘进针，如未刺入静脉，可退针至皮下，针尖改指向甲状软骨下缘进针，也可取锁骨中点、锁骨下方 1cm 处，针尖指向颈静脉切迹进针。针身与胸壁成 15°～30° 角，一般刺入 2～4cm 可入静脉。此方法便于操作，但如进针过深易引起气胸，因此目前除心肺复苏时临时给药外，已较少应用。

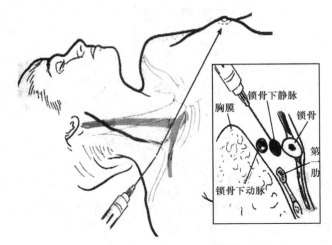

图 10-17　经锁骨上锁骨下静脉穿刺点

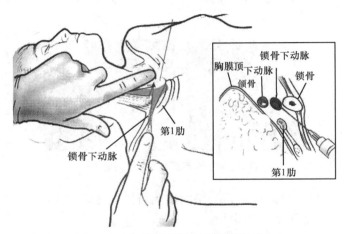

图 10-18　经锁骨下锁骨下静脉穿刺点

3）穿刺：检查中心静脉导管是否完好，用生理盐水冲洗，排气备用。常规消毒皮肤，铺洞巾。1% 普鲁卡因 2 ～ 4ml 局部浸润麻醉。取抽吸有生理盐水 3ml 的注射器，连接穿刺针按上述穿刺部位及方向进针，入皮下后应推注少量生理盐水，将可能堵塞于针内的皮屑推出，然后边缓慢进针边抽吸，至有落空感并吸出暗红色血液，提示已入静脉。

4）置管：有两种方法，一是外套管针直接穿刺法，进入静脉后向前推进 3 ～ 5cm，再撤出针芯，将注射器接在外套管上，回抽静脉血时缓慢地旋转套管向前进入。二是钢丝导入法，回血时，左手固定穿刺针，右手取导引钢丝，自穿刺针尾插入导引钢丝，拔出穿刺针，取备好的静脉导管在导引钢丝引导下插入静脉。导管插入深度一般不超过 15cm。注意动作轻柔，以防损伤甚至穿通血管。取出导引钢丝后，缝合 2 针固定导管，无菌敷料包扎。

（2）颈内静脉穿刺置管术

1）体位：患者取头低足高位，头偏向穿刺对侧。

2）穿刺点定位：一般选右侧颈内静脉（图 10-19）。根据穿刺点与胸锁乳突肌的关系分为三种进路。①前路：以胸锁乳突肌前缘中点（距中线约 3cm）或稍向上为穿刺点。也可选择在甲状软骨上缘水平颈总动脉搏动处外侧 0.5～1cm 处进针，针尖指向胸锁乳突肌三角，与颈内静脉走向一致穿刺，但此点易误伤颈总动脉。②中路：以胸锁乳突肌的锁骨头、胸骨头和锁骨组成的三角形（称胸锁乳突肌三角）的顶点为穿刺点。肥胖或小儿因胸锁乳突肌不清楚，可选择在锁骨内侧端上缘小切迹上方 1～1.5cm 处进针，一般进针 2～3cm 即入静脉。③后路：以胸锁乳突肌外缘中、下 1/3 交界处为穿刺点，针尖勿向内侧过深刺入，以防损伤颈总动脉。

3）穿刺：从前路进针，针身与冠状面呈 30°～50° 角，针尖指向同侧乳头；从中路进针，针身与冠状面呈 30° 角，针尖指向同侧乳头。如穿刺不成功，针尖向外倾斜 5°～10° 角再穿；从后路进针，针身水平位，针尖指向胸骨上窝。其余操作同锁骨下静脉穿刺。

4）置管：同锁骨下静脉穿刺。

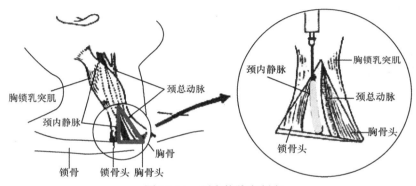

图 10-19　颈内静脉穿刺点

（二）护理及注意事项

1. 导管固定妥善，防治脱出。严密观察插管局部有无渗血、渗液。

2. 严格无菌操作，穿刺点 1～2 天消毒更换无菌贴膜一次，若有污染随时消毒更换。

3. 保持导管通畅，每天用肝素盐水冲洗导管，防止受压、扭曲和堵塞。

4. 颈内静脉穿刺置管时，一般不行左侧颈内静脉穿刺，因其紧贴胸膜顶，易致气胸及损伤胸导管。如需穿刺则宜取后路进针，并谨慎操作。

5. 锁骨下静脉插管时伤及胸膜腔和肺尖可致气胸。预防的关键是熟悉局部解剖位置，正确操作。术后要注意观察患者呼吸，一旦出现呼吸急促或呼吸困难，及时报告医生进行处理。

6. 导管留置时间，一般不超过 6～8 周，拔管后局部应加压 3～5 分钟。

7. 加强心理护理，给予患者精神鼓励、心理支持和生活的全面照顾。

案例 10-7 分析

静脉穿刺置管术主要针对外周静脉穿刺困难，需要建立静脉通路的患者。操作过程中一定要正确判断，精确操作。

第8节　动脉穿刺置管术

案例 10-8

患者，女性，51岁，车祸引发全身多处伤，昏迷。入院后初步诊断为脾破裂合并肋骨骨折。紧急建立静脉通道输血并给予剖腹探查、脾切除术及肋骨复位固定。术后ICU进一步监护生命体征、中心静脉压及电解质等情况。

请问：

由于患者失血过多，外周静脉通道难以建立，要监测中心静脉压，可以采用什么方法建立其他静脉通道？

一、适 应 证

1. 重度休克需要急救的患者，经静脉快速输血后情况未见改善，须经动脉提高冠状动脉灌注量及增加有效血容量。

2. 麻醉或手术期以及危重患者持续监测动脉血压。

3. 行特殊检查或治疗，如血气分析、选择性血管造影和治疗、心导管置入，血液透析治疗、经动脉注射抗癌药物行区域性化疗等。

二、禁 忌 证

1. Allen试验阳性者（侧支循环差）。

2. 穿刺部位有感染者。

3. 凝血功能障碍者为其相对禁忌证。

链接

Allen试验

用于检查患者的手部血液供应情况，术者用双手同时按压桡动脉和尺动脉，嘱患者反复用力握拳和张开手指5～7次至手掌变白，松开对尺动脉的压迫，继续压迫桡动脉观察手掌颜色变化。正常人手掌转红时间为5～7秒，平均3秒。＜7秒表示循环良好，＞7秒属于Allen试验阳性，不宜选择桡动脉穿刺。

三、使用及护理

（一）操作方法

1. 用物准备　注射盘、无菌注射器和针头、肝素注射液。动脉穿刺插管包（内含弯盘1个，洞巾1块、纱布4块、2ml注射器一支、动脉穿刺套管针1根），另加三通开关及相关导管、无菌手套、1%普鲁卡因、动脉压检测仪、持续冲洗装置、压力袋。

2. 操作步骤

（1）向患者说明插管的目的、必要性，尊重患者的意见，取得患者的合作。

（2）做好术前皮肤准备。

（3）穿刺部位：常选股动脉、肱动脉、桡动脉等，以左手桡动脉为首选。

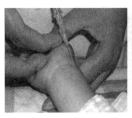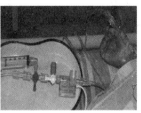

图 10-20　桡动脉穿刺

（4）常规消毒皮肤：术者戴无菌手套，铺洞巾。进针处皮肤局部浸润麻醉。

（5）于动脉搏动最明显处，用两指上下固定选定动脉，两指之间间隔 0.5～1cm 以备进针。

（6）右手持注射器或动脉插管套针（事先用肝素冲洗），将穿刺针与皮肤呈 15°～30°角朝近心方向斜刺向动脉搏动点（图 10-20），如针尖部传来搏动感，表示已触及动脉，再快速推入少许，即可刺入动脉，若见动脉血回流，应退出针芯少许，将外套管继续推进，使之深入动脉内以免脱出，然后拔出外套管，再根据需要，接上动脉压检测仪或动脉加压输血装置等。如拔出针芯后无回血，可将外套管缓慢后退，直至有动脉血回流。如无，则将套管退至皮下插入针芯，重新穿刺。

（7）操作完毕，迅速拔针，用无菌纱布按压针眼 5～10 分钟，以防出血。

（二）护理及注意事项

1. 严格执行无菌操作原则，以防感染。

2. 如抽出暗红色血液，提示误入静脉，应立即拔出，并压迫穿刺点 3～5 分钟。

3. 应做到严格、规范、准确的动脉穿刺，争取一次穿刺成功，避免反复、多次穿刺，以防损伤血管造成局部血肿。

4. 穿刺后妥善压迫止血，防治局部血栓形成。

5. 留置动脉导管期间，应当持续冲洗导管，保证其管腔通畅，防止血栓的形成，发现血块应抽出，不可注入。

6. 注意观察导管是否通畅，当管腔内有血栓形成时会导致管腔部分阻塞，动脉波形的收缩压明显下降，平均压变化较小，波形变得平坦。

案例 10-8 分析

大出血患者的抢救必须建立静脉通道，在外周静脉通道建立失败的情况下，应果断进行深静脉置管。

小结

　　常用急救技术及护理，包括球囊面罩通气术、口咽通气管、鼻咽通气管、环甲膜穿刺、气管内插管、气管切开术、静脉穿刺术、动脉穿刺术，球囊面罩通气术、气管内插管是重点操作项目，必须熟练掌握操作方法及护理要点。球囊面罩通气术操作过程中用 EC 手法固定面罩，每次送气时间为 1 秒以上，吸呼比为 1：1.5～2，潮气量按 8～10ml/kg 计算，一般 400～600ml。气管内插管是建立人工通气道的最有效及最可靠的一种方法，行气管内插管 72 小时后，患者病情仍未缓解，为解除呼吸道梗阻，应考虑行气管切开术。急救时需快速补液、输血、给药和监测中心静脉压、肺动脉压或心输出量的患者都需要进行静脉穿刺置管术。重度休克需要急救的患者，经静脉快速输血后情况未见改善，须经动脉提高冠状动脉灌注量及增加有效血容量的患者需要进行动脉穿刺置管术。

自测题

A₁ 型题

1. 球囊面罩通气术中送入的气体量以（　　）最为合适？

　　A. 300～500ml　　　　　　B. 400～600ml

　　C. 800～100ml　　　　　　D. 600～800ml

　　E. 700～1000ml

2. 口咽通气管选择时合适的长度为（　　）

　　A. 从门齿至耳垂的距离　　　　B. 从口角到耳垂的距离

　　C. 从耳垂到鼻尖的距离　　　　D. 从口角到下颌角的距离

　　E. 从下颌角到耳垂的距离

3. 鼻咽通气管选择时合适的长度为（　　）

　　A. 从鼻尖至外耳道口的距离

　　B. 从耳垂到鼻尖的距离

　　C. 从耳垂到鼻尖的距离加 2cm

　　D. 从鼻外孔至下颌角的距离

　　E. 从下颌角到耳垂的距离

4. 环甲膜穿刺术的具体位置是（　　）

　　A. 喉结与气管中间

　　B. 环状软骨与匀状软骨中间

　　C. 甲状软骨与环状软骨中间的凹陷

　　D. 甲状软骨与匀状软骨中间的凹陷

　　E. 第四、第五气管软骨中间

5. 急诊室建立人工气道最佳的方法为（　　）

　　A. 置放口咽通气管　　　　　　B. 气管切开

　　C. 环甲膜穿刺　　　　　　　　D. 气管插管

　　E. 使用简易呼吸气囊

6. 气管切开后最常见的并发症是（　　）

　　A. 皮下气肿　　　　　　　　　B. 气胸

　　C. 气管食管瘘　　　　　　　　D. 纵隔气肿

　　E. 出血

7. 机械呼吸时，常用通气方式（模式）有（　　）

　　A. 控制呼吸＋辅助呼吸　　　　B. 控制呼吸

　　C. PEEP　　　　　　　　　　D. CPAP

　　E. 辅助呼吸

8. 机械通气时，氧的吸入浓度一般开始浓度是（　　）

　　A. 20%～40%　　　　　　B. 40%～60%

　　C. 60%～80%　　　　　　D. 80%～100%

　　E. 10%～20%

9. 下列哪项不是机械通气的禁忌证（　　）

　　A. 呼吸道梗阻　　　　　　　　B. DIC

　　C. 循环衰竭　　　　　　　　　D. 心胸大手术后

　　E. 以上都可以

10. 插管后向气管套囊内充气 3～5ml，使气囊内压保持在（　　）以下

　　A. 15 cmH₂O　　　　　　B. 25 cmH₂O

　　C. 35 cmH₂O　　　　　　D. 45cmH₂O

　　E. 55 cmH₂O

11. 下列哪种情况可采用人工气道（　　）

　　A. 喉头水肿

B. 颈椎骨折和脱位

C. 慢性阻塞性肺疾病伴呼吸衰竭

D. 有主动脉瘤压迫气管

E. 咽喉部烧伤

12. 气管插管时应向套囊内注入空气的量为
（　　）

A. 1 ～ 3ml 　　　　B. 3 ～ 5ml

C. 5 ～ 7ml 　　　　D. 7 ～ 9ml

E. 9 ～ 11ml

13. 某患者插管完成后，听诊双肺呼吸音，左侧呼吸音清楚，右侧呼吸音几乎听不到，则可能提示（　　）

A. 导管插入过深，进入左侧支气管，致右肺不张

B. 导管插入过深，进入右侧支气管，致左肺不张

C. 导管插入过浅，应继续进管，直至呼吸音对称

D. 导管口触及气管壁，致管口堵塞

E. 导管插入过浅，应拔管重新插入

14. 为气管切开患者吸痰的做法哪项是不正确的
（　　）

A. 吸痰时选择质地柔软粗细合适的一次性吸痰管

B. 吸引器压力选择 250mmHg

C. 吸痰时间不应超过 15 秒

D. 吸痰前后应加大吸氧浓度，以防吸痰时缺氧

E. 吸痰时应动作轻柔，避免损伤

（李白煜　崔水峰）

实 训 指 导

实训1 "120"急救中心（站）见习

选择当地急救中心，预约见习时间、带教医务人员讲解时间；联系见习用车，列出见习安排表；召开见习学生会议，强调见习注意事项。

案例设计

患者，女性，58岁，早上外出晨练，突感胸部不适，头晕目眩，出冷汗，同伴急呼"120"。
讨论：
（1）急救中心接到电话该如何处理？
（2）急救中心医务人员的急救程序是什么？

【实训目的】
1. 认识院前急救的工作危急性及在EMSS中的地位。
2. 描述院前急救的整个工作程序。
3. 了解急救医疗服务体系的组织和管理。
4. 熟悉现场评估、转运及途中监护。
5. 掌握院前急救的工作原则、工作流程。

【实训准备】
1. 用物准备　记录本、笔、摄像设备。
2. 操作者准备　规范着装，划分见习小组，选出小组长。
3. 患者准备　院前急救患者。

【操作流程及护理配合】

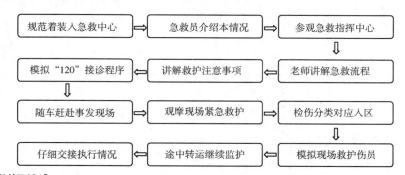

【实训评价】

评价方式为自评、他评、师评。评价内容如下：
1. 案例讨论过程是否认真、全员参与、小组合作，讨论结果是否有价值、有创新性与开拓性。是否明确实训目的，并能准确描述。

2. 接到"120"电话是否能按院前急救程序进行救援。

【操作要诀】

急救电话一响起，调度中心调度忙；

医护人员随车行，检查评估要仔细；

紧急处理危重急，病情平稳速转送；

途中不忘细监护，随时联系目的地；

入院交接需仔细，记录签字莫忘记；

整个流程需熟记，有条不紊突出急；

技术娴熟是关键，抢救生命使命系。

【实训报告】

参观后，每位学生写出见习报告，字数在 1000 字左右。

实训 2　现场救护技术

现场救护技术是针对急危重症伤员由救护人员或目击者现场对其实施必要的救治，达到稳定患者生命体征，减轻其痛苦，为院内继续救治赢得时间，创造有利条件。

 案例设计

患者，男性，在骑摩托车上班路上，遭遇车祸不幸致多处外伤。患者神志清楚，痛苦面容，左侧面部裂伤流血，右前臂流血及成角畸形。

讨论：

在这种情况下，现场如何对伤员实施救护？

（1）如何进行电话呼救？

（2）如何脱去患者衣物和头盔？

【实训目的】

1. 了解现场救护的目的。

2. 熟悉现场救护的措施及注意事项，正确实施现场救护。

3. 掌握电话呼救的内容、松解衣物的操作方法和注意事项。

【实训准备】

1. 用物准备　医用模型人、头盔、标识分类卡（红色、黄色、绿色、黑色四种）、手电筒、剪刀、无菌纱布、卷轴绷带、三角巾、毛巾等。

2. 操作者准备　做好个人防护，态度严肃，反应敏捷；尽力创设宽敞、安静、安全的环境，就地进行救护。

3. 患者准备　仰卧于地上，去枕，戴好头盔。

【操作流程及护理配合】

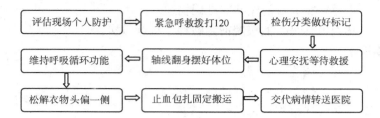

```
评估现场个人防护  ⇒  紧急呼救拨打120  ⇒  检伤分类做好标记

维持呼吸循环功能  ⇐  轴线翻身摆好体位  ⇐  心理安抚等待救援

松解衣物头偏一侧  ⇒  止血包扎固定搬运  ⇒  交代病情转送医院
```

【实训评价】

评价方式为自评、他评、师评。评价内容如下：

1. 案例讨论过程是否认真、全员参与、小组合作，讨论结果是否有价值、有创新性与开拓性。是否明确实训目的，并能准确描述。

2. 遇到突发意外情况时是否能准确对患者进行评估和判断伤情。

3. 是否能完整准备实训用物、正确摆放患者体位及确保环境安全。

4. 操作过程中是否符合操作原理、遵循操作原则及熟练准确实施现场救护技术。

5. 操作结束是否达到稳定伤员病情、减轻其痛苦并为伤员予以合适的人文关怀。

【操作要诀】

现场救护先评估，紧急呼救很重要；

病情评估要准确，红黄绿黑需分类；

先重后轻按次序，救命治伤有先后；

松解衣物有方法，及时转运须监护。

【实训作业】

1. 模拟练习现场救护技术。

2. 熟记：电话呼救内容，松解衣物的注意事项。

实训 3　创伤救护技术

创伤救护技术是针对病情紧急但短时间内尚无生命危险的急诊患者采取的初步现场处理，以达到稳定患者病情，减轻其痛苦，避免发生并发症的目的。

案例设计

患者，男性，25 岁，与他人打架致多处外伤。患者神志清楚，表情痛苦，头顶部流血，左小腿成角畸形及流血。

讨论：

现场如何对该患者实施创伤救护？

【实训目的】

1. 了解创伤救护的意义。

2. 熟悉创伤救护的操作方法流程，能有效判断创伤救护成功指征。

3. 掌握创伤止血、包扎、固定和转运的操作方法及注意事项，正确实施创伤救护术。

【实训准备】

1. 用物准备　医用模型人、治疗车、无菌纱布、无菌手套、卷轴绷带、三角巾、毛巾、橡胶止血带、气压止血带、笔、长夹板、短夹板、胶带、剪刀、止血时间记录卡、担架等。

2. 操作者准备　做好个人防护，态度严肃，反应敏捷；尽力创设宽敞、安静、安全的环境，就地救护。

3. 患者准备　仰卧于地上，去枕平卧。

【操作流程及护理配合】

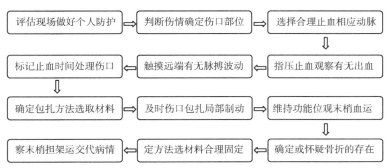

【实训评价】

评价方式为自评、他评、师评。评价内容如下：

1. 案例讨论过程是否认真、全员参与、小组合作，讨论结果是否有价值、有创新性与开拓性。是否明确实训目的，并能准确描述。

2. 遇到创伤意外情况时是否能准确对患者进行评估和判断病情。

3. 是否能完整准备实训用物、正确摆放患者体位及确保环境安全。

4. 操作过程中是否符合操作原理并遵循操作原则，是否熟练准确完成止血、包扎、固定、搬运，能否正确实施创伤救护技术。

5. 操作结束是否能有效判断创伤救护成功指征。

【操作要诀】

创伤救护先评估，判断伤情定方案；

指压止血定位准，临时止血见效快；

止血带下要衬垫，伤口血止为标准；

止血时间须记录，伤口处理再包扎；

肢体制动功能位，骨折存在应固定；

末梢循环时关注，确保肢端血运通；

转运伤员须及时，伤情稳定交病情。

【实训作业】

1. 模拟练习创伤救护技术。

2. 熟记：指压止血法压迫动脉体表位置、止血带放松时间、包扎松紧度、骨折固定注意事项、特殊患者搬运。

实训 4　医院急诊科见习

选择当地综合医院急诊科，预约急诊科见习时间、带教人员讲解时间；联系见习用车，列出见习安排表；召开见习学生会议，强调见习注意事项。

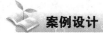**案例设计**

患者，男性，随老年团旅游，今晨突感胸部不适，加重2小时，自感胸部疼痛难忍，出冷汗，左肩左臂明显疼痛，导游及同伴送来急诊科就诊。

讨论：

（1）分诊护士应如何进行紧急评估？

（2）若评估查体：表情痛苦、面色苍白、大汗淋漓、血压78/50mmHg，脉搏122次/分，呼吸28次/分。应如何安排下一步就诊程序？

【实训目的】

1. 认识急诊急救工作的危急性及在EMSS中的地位。

2. 描述急诊科和急诊手术室的设置和布局。

3. 了解急诊科工作特点、应急措施及配合。

4. 熟悉急诊手术室感染控制的护理。

5. 掌握急诊工作的任务、程序及急诊分诊的方法要求。

【实训准备】

1. 用物准备　记录本、笔、摄像设备。

2. 操作者准备　规范着装，划分见习小组，选出小组长，查阅网络收集资料。

3. 患者准备　医院急诊患者。

【操作流程及护理配合】

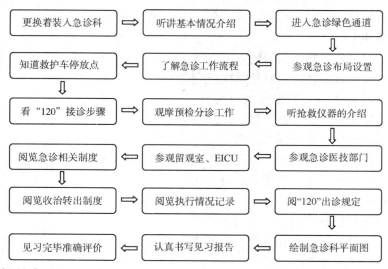

【实训评价】

评价方式为自评、他评、师评。评价内容如下：

1. 案例讨论过程是否认真、全员参与、小组合作，讨论结果是否有价值、有创新性与开拓性。是否明确实训目的，并能准确描述。

2. 遇到紧急情况时是否能准确对患者进行预检分诊。

3. 见习结束是否能绘制急诊科平面图。

【操作要诀】

仪表举止要规范，观摩听讲要仔细；

急诊标示要牢记，仪器设备要了解；

工作流程要熟悉，规章制度要遵守；

记录绘制要准确，见习报告要完成。

【实训报告】

参观后，每位学生写出见习报告，字数在 1000 字左右。

实训 5　心肺复苏术

心肺复苏（CPR）是针对心搏骤停的病人采取的一系列急救措施，使患者恢复自主心搏、呼吸和意识，以达到挽救生命的目的。

案例设计

患者，男性，60 岁，于今晨在公园晨练运动中时突然觉得心口憋闷，遂倒地，不省人事……

讨论：

（1）请对该患者进行现场评估、明确护理诊断。

（2）现场如何对该患者实施急救抢救措施？

【实训目的】

1.了解心肺复苏操作的原理，尽快恢复患者的呼吸循环功能。

2.掌握心搏骤停的判断方法、判断心肺复苏成功指征。

3.掌握现场单人心肺复苏的操作方法，正确实施心肺复苏术。

【实训准备】

1.用物准备　心肺复苏模型人、治疗车、无菌纱布、简易呼吸器、弯盘、抢救记录卡、洗手液、手电筒、脚踏垫、污物桶等。

2.操作者准备　着装规范；尽力创设宽敞、安静、安全的环境。

3.患者准备　仰卧于硬板床上或地上，去枕，头后仰，就地抢救，不宜搬动。

【操作流程及护理配合】

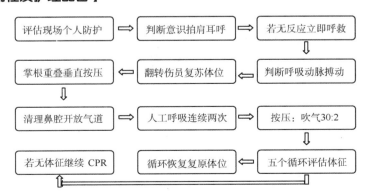

【实训评价】

评价方式为自评、他评、师评。评价内容如下：

1. 案例讨论过程是否认真、全员参与、小组合作，讨论结果是否有价值、有创新性与开拓性。是否明确实训目的，并能准确描述。

2. 遇到心搏骤停意外情况时是否能准确对患者进行评估和判断。

3. 是否能完整准备实训用物、正确摆放体位及符合环境要求。

4. 操作过程中是否符合操作原理并遵循操作原则正确实施胸外心脏按压和人工呼吸技术。

5. 操作结束是否能有效判断复苏指征并为患者予以合适的人文关怀。

6. 能否熟练完成心肺复苏术的操作和抢救程序。

【操作要诀】

评估病人要准确，意识呼吸颈动脉；

紧急呼救摆体位，掌根重叠垂直按；

清理气道要开放，手法正确用气囊；

五个循环看效果，直至复苏抢救完。

【实训作业】

1. 模拟练习心肺复苏术。

2. 熟记：按压深度 5～6cm、按压频率 100～120 次 / 分、按压位置。

实训 6　体外非同步电击除颤技术

电除颤技术是在短时间内向心脏通以高压强电流，用高功率与短时限的电脉冲通过胸壁或直接通过心脏，在短时间内使全部心肌纤维同时除极，中断折返通路，消除异位快速心律失常，使窦房结重新控制心律，转复为正常的窦房心律的方法。

　案例设计

患者，男性，76 岁，因"反复胸痛、胸闷 13 年，间断呼吸 4 年，加重 1 周"入院，患者既往明确诊断为冠心病，前壁心肌梗死，持续性房颤，全心衰。入院后第四天凌晨患者突然意识丧失，心电监护提示室颤。

讨论：

（1）请对该患者进行评估，明确护理诊断。

（2）现场如何对该患者实施急救抢救措施？

【实训目的】

1. 了解电除颤的原理，使患者尽快恢复正常的心率并配合心肺复苏的有效抢救。

2. 熟悉电除颤的适应证，室颤的心电图变化及临床表现，有效评估判断除颤的恰当时机。

3. 掌握现场电除颤的操作方法及注意事项，正确实施非同步电除颤术。

【实训准备】

1.用物准备 监护仪、除颤仪各一台、电极片（导电糊）2块、急救用物、快速消毒剂、纱布等。

2.操作者准备 着装规范。认真核对姓名、床号、医疗诊断，评估患者的年龄、体重、意识状态，颈动脉搏动，心电图状态。

3.患者准备 去枕仰卧于硬板床上或地上，检查并除去金属及导电物。

【操作流程及护理配合】

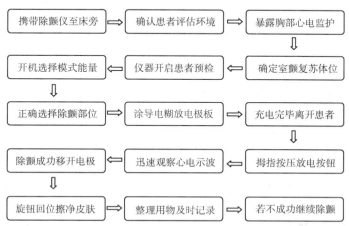

携带除颤仪至床旁 ⇒ 确认患者评估环境 ⇒ 暴露胸部心电监护 ⇓

开机选择模式能量 ⇐ 仪器开启患者预检 ⇐ 确定室颤复苏体位

正确选择除颤部位 ⇒ 涂导电糊放电极板 ⇒ 充电完毕离开患者 ⇓

除颤成功移开电极 ⇐ 迅速观察心电示波 ⇐ 拇指按压放电按钮

旋钮回位擦净皮肤 ⇒ 整理用物及时记录 ⇒ 若不成功继续除颤

【实训评价】

评价方式为自评、他评、师评。评价内容如下：

1. 案例讨论过程是否认真、全员参与、小组合作，讨论结果是否有价值、有创新性与开拓性。是否明确实训目的，并能准确描述。

2. 遇到室颤等意外情况发生时是否能准确对患者进行评估和判断。

3. 是否能快速完整准备除颤仪及相关设备，并按位置准确贴好电极片充电。

4. 操作过程中是否符合操作规程正确完成操作。

5. 操作结束是否能有效判断除颤效果并为患者予以合适的人文关怀。

【操作要诀】

确定室颤备仪器，能量设置非同步；

正确选择除颤位，涂好电糊安电极；

检查完毕充满电，远离患者电除颤；

心电监护看结果，清洁仪器并记录。

【实训作业】

1.在仿真模拟除颤仪上模拟练习非同步电击除颤技术。

2.熟记：电极板放置位置，电功率数值。

实训 7 心电监护技术

心电监护技术是用心电监护仪连续性无创监测心肌电活动，包括病人心率、心律、血压等变化，以及监测血氧饱和度，了解机体缺氧状况，是各种急危重症患者常规监测的项目之一。

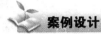案例设计

患者，男性，58岁，因反复胸闷、胸痛2周，加重2小时入院，诊为"急性心肌梗死"，急诊抢救后转入ICU……请模拟遵医嘱为患者监测心电、血压、血氧饱和度。

讨论：

（1）如何为患者连接心电监护仪？

（2）在监护过程中应注意哪些事项？

【实训目的】

1. 了解心电监护仪构造及性能。

2. 熟悉心电监护仪导联的连接。

3. 掌握心电监护仪的使用方法及注意事项。

【实训准备】

1. 用物准备　心电监护仪、各导联线、电极片、大小弯盘（内置酒精纱布如酒精过敏者换生理盐水纱布）、污物缸、护理记录单和笔。

2. 操作者准备　着装整洁、洗手、戴口罩。

3. 患者准备　用肥皂和水彻底清洁皮肤，除去皮屑和油脂，必要时，去除电极放置处的体毛。

【操作流程及护理配合】

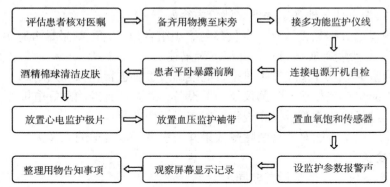

【实训评价】

评价方式为自评、他评、师评。评价内容如下：

1. 案例讨论过程是否认真、全员参与、小组合作，讨论结果是否有价值、有创新性与开拓性。是否明确实训目的。

2. 是否能正确进行心电监护仪连接。

3. 是否能完整准备实训用物、正确摆放患者体位及符合环境要求。

4. 操作中是否符合操作原理、遵循操作原则、正确实施心电监护技术。

5. 操作过程中是否能有效为患者予以合适的人文关怀。

【操作要诀】

用物准备要齐全，评估要在操作前；

机器用前先自检，正确放置电极片；

还有血氧和血压，也要一一放置好；

设置参数报警声，观察显示并记录。

【实训作业】

1．写出心电监护技术实训报告。

2．熟记：心电监护电极片放置位置及与心电监护仪的连接方法。

实训 8　中心静脉压监测技术

中心静脉压是指胸腔内上、下腔静脉的压力。严格地说是指腔静脉与右心房交界处的压力，是反映右心前负荷的指标。主要适于各种严重创伤、休克、急性循环衰竭等危重患者。

 案例设计

患者，男性，38 岁，因大面积烧伤 5 小时入院，已置中心静脉导管，正在进行抗休克补液治疗……请模拟为患者进行中心静脉压监测。

讨论：

（1）在补液治疗过程中，如何判断补液是否已足？

（2）在中心静脉压测压过程中应注意哪些事项？

【实训目的】

1．了解三通管的使用方法。

2．掌握中心静脉压监测步骤。

【实训准备】

1．用物准备　中心静脉测压包（内有中心静脉测压计、三通管、套管针、5ml 和 20ml 注射器等）及相关仪器（换能器、多功能监护仪），无菌手套、静脉输液装置等。

2．操作者准备　着装整洁、洗手、戴口罩、态度和蔼。

3．患者准备　置中心静脉导管模拟患者，取平卧位。

【操作流程及护理配合】

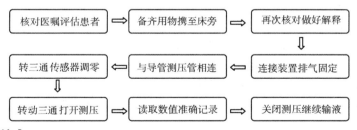

【实训评价】

评价方式为自评、他评、师评。评价内容如下：

1．案例讨论过程是否认真、全员参与、小组合作，讨论结果是否有价值、有创新性与开拓性；是否明确实训目的。

2．是否能正确进行三通管连接。

3．是否能完整准备实训用物、正确摆放患者体位及相关环境要求适宜。

4. 操作中是否符合操作原理、遵循操作原则、正确实施中心静脉压测压步骤。

5. 操作过程中是否能有效为患者予以合适的人文关怀。

【操作要诀】

用物准备要齐全，评估要在操作前；

三查八对操作前，正确连接三通管；

转动三通测压管，归零传感器数据；

再转三通测压管，读取数据并记录。

【实训作业】

1. 模拟练习中心静脉压测压技术。

2. 熟记：中心静脉测压管与三通管连接方法、调零和测压操作要点。

实训 9　急性中毒的紧急救护

急性中毒起病急、发展快、病死率高，急救医护人员只有及时明确诊断，争分夺秒、紧张有序的救治，才能有效地控制中毒症状，降低死亡率和致残率。

 案例设计

案例一：患者，女性，50 岁。1 小时前因与家人吵架，自服农药（药名不详）一瓶，5分钟后出现腹痛、恶心、呕吐，逐渐神志不清，大小便失禁，家人发现后急送入院。查体：血压 110/80mmHg，呼吸 30 次/分，角膜反射消失，瞳孔如针尖样，呼气有蒜臭味，多汗，流涎，两肺布满湿啰音。急查：全血胆碱酯酶活力 30 %。

案例二：患者，男性，61 岁。一人独住，室内煤炉取暖，昨晚一切正常，未服用任何药物，今晨其儿子发现患者呼之不醒，室内有刺鼻煤烟味，忙打"120"电话急诊入院。查体：体温 38℃，呼吸 28 次/分，心率 90 次/分，血压 100/65mmHg，面色苍白，口唇呈樱桃红色。急查：碳氧血红蛋白 40 %。

讨论：

（1）请进一步对患者评估，明确护理诊断。

（2）如何对患者实施紧急救护？

【实训目的】

1. 树立对急性中毒病人紧急救护的意识。

2. 培养急救过程中医护合作能力。

3. 学会对有机磷杀虫药中毒和一氧化碳中毒患者进行护理评估。

4. 掌握对有机磷杀虫药中毒和一氧化碳中毒患者的急救方法及护理。

【实训准备】

1. 用物准备　模拟人、洗胃机、呼吸机、听诊器、手电筒、血压计等、急救药物。

2. 操作者准备　认真阅读实训案例，查阅资料，复习有机磷杀虫药和一氧化碳中毒救护的相关知识；划分实训小组，分配情景模拟角色；衣帽整洁、仪表大方、举止端庄、快速开放静脉通道。

3. 患者准备　解开衣领；昏迷时取平卧位，头偏向一侧；洗胃时取左侧卧位。

【操作流程及护理配合】

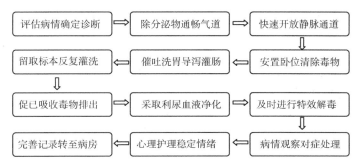

评估病情确定诊断 ⟹ 除分泌物通畅气道 ⟹ 快速开放静脉通道

留取标本反复灌洗 ⟸ 催吐洗胃导泻灌肠 ⟸ 安置卧位清除毒物

促已吸收毒物排出 ⟹ 采取利尿血液净化 ⟹ 及时进行特效解毒

完善记录转至病房 ⟸ 心理护理稳定情绪 ⟸ 病情观察对症处理

【实训评价】

评价方式为自评、他评、师评。评价内容如下：

1. 案例讨论过程是否认真、全员参与、小组合作，讨论结果是否有价值。是否明确实训目的，并能准确描述。

2. 遇到有机磷杀虫药中毒和一氧化碳中毒时是否能准确对患者进行评估和救护。

3. 操作者是否符合职业要求，是否能完整准备实训用物等。

【操作要诀】

典型表现可初诊，脱离现场要紧急；

气道通畅放首位，清除毒物要及时；

催吐洗胃早彻底，导泻灌肠也如此；

利尿透析排毒物，特效解毒有奇效；

抢救患者争分秒，医护合作要和谐。

【实训作业】

1. 演练有机磷杀虫药中毒和急性一氧化碳中毒的救护。

2. 熟记：有机磷杀虫药中毒后有瞳孔缩小和大蒜样气味；特效解毒剂是胆碱酯酶复能剂和阿托品；"阿托品化"的表现等。一氧化碳中毒最先受损的器官是脑，典型体征是口唇呈樱桃红色，首要的治疗原则是纠正缺氧。

实训 10 气管异物梗阻紧急救护技术

海姆立克急救法是有效解决气管异物梗阻患者所采取的一套急救手法。

案例设计

患儿，女性，5岁，在家中边吃杨梅干边看电视，一声大笑后面色涨红，口唇发紫，其母见到后急忙拨打"120"……

讨论：

如果你在现场对该患者实施何种急救措施？

【实训目的】

1. 了解海姆立克急救法的原理。

2. 熟悉气管异物梗阻的原因及表现。

3. 掌握海姆立克急救法的操作方法。

【实训准备】

1. 用物准备　成年患者模型、儿童患者模型、婴儿患者模型各一具，或者自设情景角色扮演者、椅子、病床等。

2. 操作者准备　做好个人防护；尽力创设宽敞、安静、安全的环境，就地救护。

3. 患者准备　角色扮演者或各类患者模型，进入情景，等待紧急救护。

【操作流程及护理配合】

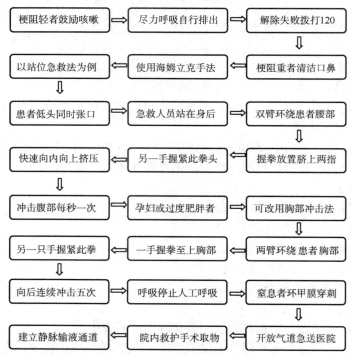

【实训评价】

评价方式为自评、他评、师评。评价内容如下：

1. 案例讨论过程是否认真、全员参与、小组合作，讨论结果是否有价值、有创新性与开拓性。是否明确实训目的，并能准确描述。

2. 能否充分利用案例讨论气管异物的原因。

3. 能否正确认识到气管异物梗阻的社会危害。

4. 操作手法是否正确，动作是否敏捷、熟练。

5. 施救前有无良好的医患沟通。

6. 操作结束检查患者施救有无造成其他损伤。

【急救要诀】

现场判断要迅速，自我救护莫忽视；

定位快速又准确，冲击动作要稳准。

【实训作业】

1. 在模型或角色扮演者练习海姆立克急救法操作。

2. 熟记：海姆立克急救法的操作程序、动作要领。

实训 11 淹溺紧急救护技术

淹溺是日常生活中较常见的意外伤害事故，正确掌握倒水法可有效地解除湿性淹溺患者气道梗阻，预防肋骨骨折及呕吐物误吸入气道。

 案例设计

患者，男性，56岁，江边游泳时突然用力拍打水面，渐渐淹没水中……
讨论：
（1）提出患者目前存在的主要护理问题。
（2）作为目击者，如何实施紧急救护？

【实训目的】
1. 了解淹溺常见的原因。
2. 熟悉淹溺现场紧急救护原则。
3. 掌握淹溺现场倒水法的操作方法。

【实训准备】
1. 用物准备　模型、杂草、手套、注射器、石蜡油、棉签、牙垫、听诊器、气管导管、呼吸气囊、气管切开包。
2. 操作者准备　做好个人防护；尽力创设宽敞、安静、安全的环境，就地救护。
3. 患者准备　角色扮演者或模型俯卧并头偏向一侧。

【操作流程及护理配合】

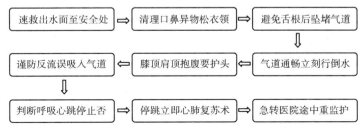

```
速救出水面至安全处 ⇒ 清理口鼻异物松衣领 ⇒ 避免舌根后坠堵气道
                                              ⇓
谨防反流误吸入气道 ⇐ 膝顶肩顶抱腹要护头 ⇐ 气道通畅立刻行倒水
    ⇓
判断呼吸心跳停止否 ⇒ 停跳立即心肺复苏术 ⇒ 急转医院途中重监护
```

【实训评价】
评价方式为自评、他评、师评。评价内容如下：
1. 案例讨论过程是否认真、全员参与、小组合作，讨论结果是否有价值、有创新性与开拓性。是否明确实训目的，并能准确描述。
2. 是否能及时正确实施倒水法。
3. 是否就现场倒水法实施所产生的意外损伤及并发症做紧急预案。
4. 操作是否熟练、有无做适当的安全防护及操作后是否体现人文关怀。

【急救要诀】
预防淹溺安全教育放第一，救出水面清理气道行倒水；
呼吸心跳停止心肺复苏救，急救技术操作步骤要掌握。

【实训作业】
1. 模型练习淹溺倒水方法。

2. 熟记：倒水法的顶压位置，注意保护头部。

实训 12 球囊、面罩通气术

球囊、面罩又称简易呼吸器，是进行人工通气的简易工具，与口对口呼吸比较供氧浓度高，且操作简便。尤其是病情危急，来不及行气管插管时，可通过球囊 - 面罩直接给氧，使患者得到充分氧气供应，改善组织缺氧状态。

 案例设计

患者，男性，59 岁，慢支并发肺气肿。医生查房时发现患者呼吸急促，鼻翼煽动，面色青紫。执行医嘱：立即对患者进行球囊面罩通气。

讨论：

（1）球囊、面罩通气术应如何操作？

（2）操作过程中需要注意什么？

【实训目的】

1. 熟悉球囊、面罩通气术的适应证及禁忌证。

2. 掌握球囊、面罩通气术的单人操作 EC 手法。

【实训准备】

1. 用物准备 纱布 2 块，弯盘 1 个，简易呼吸器及面罩 1 套，压舌板或口咽管 1 个，听诊器 1 个，治疗盘 1 个，必要时另备氧气。

2. 操作者准备 查阅资料，学习相关知识，着装整洁、洗手、戴口罩。

3. 患者准备 去枕，仰卧，取出活动义齿。

【操作流程及护理配合】

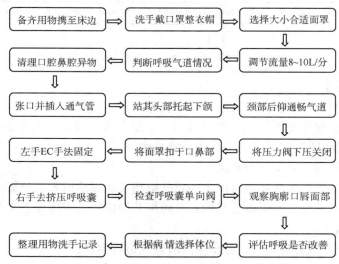

【实训评价】

评价方式为自评、他评、师评。评价内容如下：

1. 能否做到仪表端庄、态度认真严肃。操作过程中是否做到动作规范、迅速准确、观察病情细致入微。

2. 操作过程中是否符合操作原理、遵循操作原则、正确实施通气技术。

3. 操作结束是否能有效判断通气效果并为患者予以合适的人文关怀。

【操作要诀】

判断指征最为先，物品备齐最关键；

检查连接紧随后，清理气道摆体位；

ＥＣ手法置面罩，挤压气囊不宜过；

最后整理床单位，人文关怀不能忘。

【实训作业】

1. 模拟练习球囊 - 面罩通气术中的"EC"手法。

2. 熟记：球囊面罩通气术的通气量及速度。挤压气囊时，压力适中，挤压气囊的 1/3 ～ 2/3 为宜，每次送气时间为 1 秒，吸呼比为 1：1.5 ～ 2。

实训 13　口咽通气管置入术

口咽通气管又称口咽导气管或口咽通气道，为一种非气管导管性通气管道，是最简单、有效且经济的气道辅助物。在临床急救时及全麻术后复苏中应用广泛。

 案例设计

患者，男性，30 岁，建筑工人。因电击所致呼吸、心跳停止 10 分钟急来医院。患者于 10 分钟前电焊时，手持钢筋触到电源，当即被击倒，昏迷抽搐片刻，呼吸心跳停止，马上切断电源，现场未做抢救，由出租车送往医院。急查：面色青紫，昏迷，双瞳孔散大，对光反射消失，触颈动脉无搏动，口鼻无呼吸气流，胸部无起状。

讨论：

1. 对于有发生抽搐、呼吸抑制的患者，如何保持呼吸道通畅？

2. 置于口咽通道后，如何做好口腔护理？

【实训目的】

1. 了解放置口咽通气管的固定方法。

2. 熟悉口咽通气技术的适应证及禁忌证。

3. 掌握不同患者口咽通气管型号的选择。

4. 掌握口咽通气管放置的两种方法。

【实训准备】

1. 用物准备　口咽通气管 1 个，压舌板或舌钳 1 个，开口器 1 套，听诊器 1 个，手套 1 副，纱布 2 块，弯盘 1 个，治疗车 1 个。

2. 操作者准备　着装整洁、洗手、戴口罩。选择合适的鼻咽通气管、置入方法。检查口咽通气管是否完整。

3. 患者准备　去枕，仰卧，取出活动义齿。

【操作流程及护理配合】

1. 直接放置法

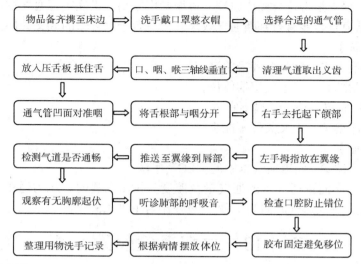

2. 反向插入法

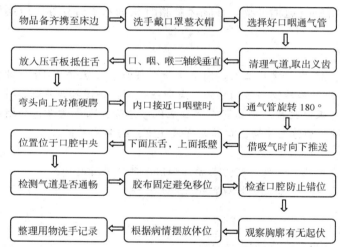

【实训评价】

评价方式为自评、他评、师评。评价内容如下：

1. 能否做到仪表端庄、态度认真严肃。操作过程中能否做到动作规范、迅速准确、观察病情细致入微。

2. 能否迅速选出适合患者的口咽通气导管并按照操作流程实施操作，插入后有无判断通气效果，固定是否牢固。

3. 操作过程中是否有爱伤意识，操作结束是否能有效判断通气效果并为患者予以合适的人文关怀。

【操作要诀】

呼吸抑制不要怕，建立通道是关键；

通气管道分型号，男女老幼非常全；

直接插入借舌钳，气管凹面对准咽；

反向插入需旋转，借助吸气向下送；

放完之后要检测，通气是否有改善。

【实训作业】

1. 模拟练习口咽通气术的直接放置法及反向插入法。

2. 熟记：不同患者口咽通气管的型号选择及放置的两种方法。

实训 14 鼻咽通气管置入术

鼻咽通气置入术是经鼻腔安置的通气道，刺激小，恶心反应轻，容易固定，患者端可有侧口，气路端加粗，可防止滑入鼻腔。

 案例设计

患者，女性，39 岁，晚上用煤气取暖因通风不畅引起一氧化碳中毒。早晨家人发现呼之不应现送入医院救治。患者昏迷，对光反射迟钝，呼吸不畅。执行医嘱：立即对患者进行鼻咽通气置入术。

讨论：

（1）鼻咽通气管针对不同的患者应如何选择？

（2）鼻咽通气植入术和口咽通气置入术两者比较有何优缺点？

【实训目的】

1. 了解不同患者鼻咽通气管应如何选择。

2. 熟悉放置鼻咽通气管后如何做好护理。

3. 掌握鼻咽通气管插入时的操作要领。

【实训准备】

1. 用物准备　鼻咽通气管 1 套，血管收缩药（呋麻合剂或麻黄素稀释液）和局部麻醉药（利多卡因），听诊器 1 个，手套 1 副，纱布 2 块，弯盘 2 个，治疗车。

2. 操作者准备　着装整洁、洗手、戴口罩。根据患者情况选择合适的鼻咽通气管并检查鼻咽通气管是否完好。

3. 患者准备　去枕，仰卧。

【操作流程及护理配合】

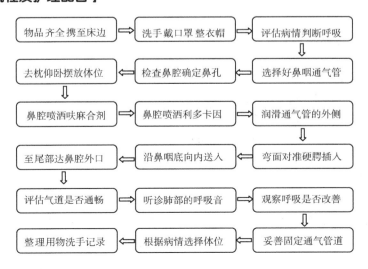

【实训评价】

评价方式为自评、他评、师评。评价内容如下：

1. 操作过程中动作是否规范、迅速准确、观察病情细致入微。

2. 能否迅速选出适合患者的鼻咽通气导管、按照操作流程实施操作，插入后有无判断通气效果，固定是否牢固。

3. 操作过程中是否有爱伤意识，操作结束是否能有效判断通气效果并为患者予以合适的人文关怀。

【操作要诀】

口咽禁忌选鼻腔，检查鼻孔并清洁；

长度合适很关键，选择鼻尖到耳垂；

收缩鼻腔局麻药，同时应用莫慌张；

导管弯面对硬腭，缓慢插入到尾部；

遇到阻力莫逞强，鼻咽鼻道处旋转；

评估气道看呼吸，固定导管在外侧。

【实训作业】

1. 模拟练习鼻咽通气术的插入方法。

2. 熟记：鼻咽通气术导管的选择、插入的长度。

实训 15 环甲膜穿刺术

环甲膜穿刺术是发生突然呼吸窒息等意外情况时的临时性抢救措施。在医院急诊抢救应用较少，主要在院外急救或有人因各种原因引起喉梗塞而快速建立人工气道的一种有效手段。

 案例设计

患儿，男性，6 岁，因急性呼吸道感染引起喉头水肿，现患儿面色发绀，呼吸急促，双眼圆瞪。医生口头医嘱：立即行环甲膜穿刺术。

讨论：

（1）环甲膜穿刺术具体穿刺位置如何定位？

（2）环甲膜穿刺术中如何判断穿刺成功？

【实训目的】

1. 了解环甲膜穿刺术的适应证及禁忌证。

2. 熟悉环甲膜穿刺针的选择。

3. 掌握环甲膜穿刺术穿刺的具体位置。

4. 掌握环甲膜穿刺术操作过程及护理配合。

【实训准备】

1. 物品准备　7～9 注射针头或做通气的粗针头，无菌注射器，1% 丁卡因（地卡因）溶液或所需的治疗药物，消毒液（碘伏）1 瓶，必要时准备支气管留置给药管、环甲膜穿刺包，手套 1 副、纱布、弯盘、治疗车。

2. 操作者准备

（1）详细了解病史，进行体格检查和必要的实验室检查，如血常规、血小板计数、出凝血时间、活化部分凝血活酶时间及凝血酶原时间等。

（2）向患者或家属详细说明环甲膜穿刺术的目的、意义、安全性和可能发生的并发症。简要说明操作过程，消除患者顾虑，取得配合，并签署知情同意书。

（3）穿刺前，检查插管用具是否齐全。

（4）术者及助手常规洗手，戴好帽子和口罩。

3. 患者准备　去枕，垫肩，头后仰。

【操作流程及护理配合】

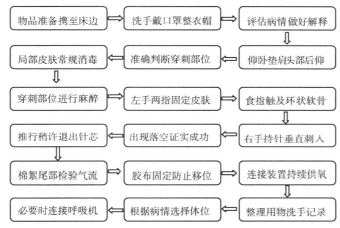

【实训评价】

评价方式为自评、他评、师评。评价内容如下：

1. 是否做到仪表端庄、态度认真严肃。操作过程中是否做到动作规范、定位准确操作娴熟、手法正确，观察病情是否细致入微。

2. 能否迅速找到环甲膜穿刺的具体位置并按照操作流程实施操作，穿刺后检查通气是否改善，固定是否牢固。

3. 操作过程中是否有爱伤意识，操作结束是否能有效判断通气效果并为患者予以合适的人文关怀。

【操作要诀】

操作之前先定位，喉结环软中点穿；

局部皮肤先消毒，减轻疼痛需麻醉；

左手固定穿刺点，右手持针把膜穿；

出现落空稍后退，退出针芯再固定；

紧急情况要灵活，切记不可乱阵脚。

【实训作业】

1. 模拟练习环甲膜穿刺的手法。

2. 熟记：环甲膜穿刺的定位方法。

实训16 气管内插管术

气管内插管是指将一种特制的气管内导管经声门置入气管的一项技术,经口明视插管术是临床应用最广泛的一种气管内插管方法。

 案例设计

患者,男性,68岁,早上起床时突然倒地,呼之不应。家属送往医院急诊科,查体:意识丧失,大动脉搏动消失,立即行气管内插管术。

讨论:

(1)如何为患者行气管内插管术?

(2)气管内插管术的护理要点有哪些?

【实训目的】

1.了解气管内插管术的适应证。

2.熟悉气管内插管术的操作流程。

3.掌握气管内插管术的护理要点。

【实训准备】

1.用物准备 喉镜、气管导管、导丝、灭菌凡士林或液状石蜡、无菌纱布、无菌手套、胶布、牙垫、注射器、听诊器、吸引器、吸痰管、简易呼吸器、氧气等。

2.操作者准备 着装整洁,洗手,戴口罩,戴手套,戴防护面罩。

3.患者准备 仰卧、头后仰,使口、咽、气管于同一轴线。如喉头暴露仍不好,可在患者肩部或颈部垫一小枕,使头部尽量后仰。对清醒患者,给予解释并取得患者的配合,必要时进行咽部局部麻醉。

【操作流程及护理配合】

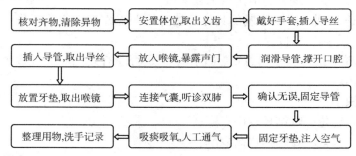

【实训评价】

评价方式为自评、他评、师评。评价内容如下:

1.案例讨论过程是否认真、全员参与、小组合作,讨论结果是否有价值、有创新性与开拓性。是否明确实训目的,并能准确描述。

2.选择导管是否合适,插入导丝、导管、气囊内充气是否准确。

3.能否及时取出义齿,判断呼吸,如有呼吸困难,能否做到先给予纯氧吸入,再行插管。

4. 插管时动作是否轻柔，能否正确使用喉镜。

5. 是否能定时测定气囊压力及插管深度并记录。

【操作要诀】

患者准备要牢记，仪器设备要了解；

插管体位要正确，暴露声门要清晰；

确认导管注空气，整理用物要记录。

【实训作业】

1. 模拟练习气管内插管术。

2. 熟记：导丝前端距离导管前端开口约 1cm；气管导管前端的套囊注入 3～5ml 空气；保持气囊内压力在 25cmH$_2$O 以下。插管深度：成人门齿距气管隆凸 22～23cm，插管深度在隆凸上 1～2cm；拔管前以纯氧过度通气 10 分钟，放掉气囊内气体。

实训 17　气管切开术

气管切开术是切开颈段气管前壁，使患者能够通过新建立的人工气道进行呼吸的一种手术。可迅速解除或防止呼吸道梗阻，维持有效通气量。

 案例设计

患者，男性，40 岁，建筑工人，施工过程中不慎从高楼坠落。急诊入院时意识丧失，大动脉搏动消失。行气管内插管不能有效改善患者的通气功能。请你协同其他医护人员为该患者行气管切开术。

讨论：

（1）为什么要给患者行气管切开术？

（2）气管切开术的护理要点有哪些？

【实训目的】

1. 了解气管切开术的操作流程。

2. 熟悉气管切开术的术前准备。

3. 掌握气管切开术的术后护理。

【实训准备】

1. 用物准备　气管切开盘一个、气管切开包一个、一次性气管切开套管一套或金属套管一套、一次性吸痰管数根、无菌手套、消毒物品、注射器、局麻药、负压吸引器及吸氧装置。

2. 操作者准备　着装整洁，洗手，戴口罩，戴手套，戴防护面罩。

3. 患者准备　仰卧位肩下垫一小枕，头后仰并固定于正中位，使者下颌、喉结、胸骨切迹在同一直线上；若为小儿，由助手固定其头部；严重呼吸困难者，可取半卧位，头略向后仰。

【操作流程及护理配合】

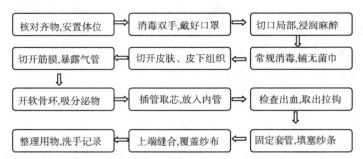

```
核对齐物,安置体位 ➡ 消毒双手,戴好口罩 ➡ 切口局部,浸润麻醉
                                                    ⬇
切开筋膜,暴露气管 ⬅ 切开皮肤、皮下组织 ⬅ 常规消毒,铺无菌巾
  ⬇
开软骨环,吸分泌物 ➡ 插管取芯,放入内管 ➡ 检查出血,取出拉钩
                                                    ⬇
整理用物,洗手记录 ⬅ 上端缝合,覆盖纱布 ⬅ 固定套管,填塞纱条
```

【实训评价】

评价方式为自评、他评、师评。评价内容如下：

1. 案例讨论过程是否认真、全员参与、小组合作，讨论结果是否有价值、有创新性与开拓性。是否明确实训目的，并能准确描述。

2. 局部浸润麻醉，是否采用 1% 普鲁卡因或 2% 利多卡因。

3. 切开气管环的位置是否在第 3～4 或 4～5 气管软骨环。

4. 插入外管后，能否立即取出管芯，放入内管，吸净分泌物，是否将气管套管上的带子以外科结缚于颈后固定。

5. 是否关心体贴患者，给予精神安慰。

【操作要诀】

无菌操作要牢记，切开气管要小心

插入套管要证实，取出拉钩要固定

处理伤口免漏气，整理用物要规范。

【实训作业】

1. 模拟练习气管切开术及术后护理。

2. 熟记：吸痰时间不应超过 15 秒，吸引器压力不宜超过 200mmHg；气管内套管，每 1～4 小时取出清洗消毒；内管取出的时间不可超过 30 分钟。

实训 18　静脉穿刺置管术

 案例设计

患者，女性，48 岁，以"乳腺癌"收住入院治疗。查体：体温 36.9℃，脉搏 86 次／分，呼吸 22 次／分，血压 98/62mmHg，血、尿、便常规及各项生化检查正常，全身骨扫描无转移。为防止化疗药物引发皮下组织坏死现象，需行静脉穿刺置管术。

讨论：

（1）为什么要给患者行静脉穿刺置管术？

（2）静脉穿刺置管术的护理要点有哪些？

【实训目的】

1. 了解静脉穿刺置管术操作流程。

2. 熟悉锁骨下静脉穿刺置管术的定位要点。

3. 掌握静脉穿刺置管术的护理要点。

【实训准备】

1.用物准备 清洁盘、深静脉穿刺包、中心静脉导管、穿刺套管针、扩张管、生理盐水、5ml注射器及针头、1%普鲁卡因等。

2.操作者准备 着装整洁，洗手，戴口罩。

3.患者准备 以锁骨下静脉穿刺置管术为例，患者取头低足高位，头偏向穿刺对侧，使静脉充盈，减少空气栓塞发生的机会。重度心衰可取半坐卧位。

【操作流程及护理配合】

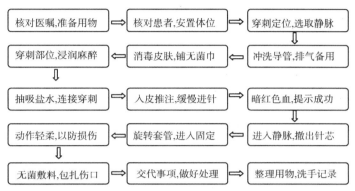

【实训评价】

评价方式为自评、他评、师评。评价内容如下：

1.案例讨论过程是否认真、全员参与、小组合作，讨论结果是否有价值、有创新性与开拓性。是否明确实训目的，并能准确描述。

2.是否给予患者取头低足高位、头偏向穿刺对侧。

3.穿刺点首选定位是否在右锁骨下静脉。

4.导管能否妥善固定，防治脱出。

5.能否严格无菌操作。

【操作要诀】

仪表举止要规范，核对讲解要耐心；

体位安置要合理，无菌操作要牢记；

穿刺定位要准确，进针角度要小心；

置管深度要把握，敷料包扎要无菌。

【实训作业】

1.模拟练习静脉穿刺置管术。

2.熟记：穿刺点定位；导管留置时间一般不超过6～8周，拔管后局部应加压3～5分钟，1～2天更换无菌贴膜一次。

实训 19　动脉穿刺置管术

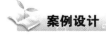

患者，女性，51岁，车祸引发全身多处伤，昏迷。入院后初步诊断为脾破裂合并肋骨骨折。紧急建立静脉通道输血并给予剖腹探查、脾切除术及肋骨复位固定。术后 ICU 进一

步监护生命体征、中心静脉压及电解质等情况。

讨论：

（1）给患者行静脉穿刺置管术还是动脉穿刺置管术？

（2）动脉穿刺置管术的护理要点有哪些？

【实训目的】

1. 了解动脉穿刺置管术适应证及禁忌证。

2. 熟悉动脉穿刺置管术的操作流程。

3. 掌握动脉穿刺置管术的护理要点。

【实训准备】

1. 用物准备　注射盘、无菌注射器和针头、肝素注射液。动脉穿刺插管包（内含弯盘 1 个，洞巾 1 块、纱布 4 块、2ml 注射器一支、动脉穿刺套管针 1 根），另加三通开关及相关导管、无菌手套、1% 普鲁卡因、动脉压检测仪、持续冲洗装置、压力袋。

2. 操作者准备　着装整洁，洗手，戴口罩。

3. 患者准备　患者取舒适卧位。

【操作流程及护理配合】

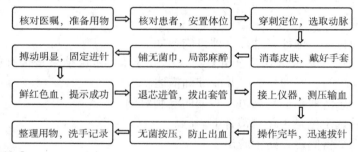

核对医嘱，准备用物 ⇒ 核对患者，安置体位 ⇒ 穿刺定位，选取动脉

搏动明显，固定进针 ⇐ 铺无菌巾，局部麻醉 ⇐ 消毒皮肤，戴好手套

鲜红色血，提示成功 ⇒ 退芯进管，拔出套管 ⇒ 接上仪器，测压输血

整理用物，洗手记录 ⇐ 无菌按压，防止出血 ⇐ 操作完毕，迅速拔针

【实训评价】

评价方式为自评、他评、师评。评价内容如下：

1. 案例讨论过程是否认真、全员参与、小组合作，讨论结果是否有价值、有创新性与开拓性。是否明确实训目的，并能准确描述。

2. 留置动脉导管期间，是否持续冲洗导管，保证其管腔通畅，防止血栓的形成，发现血块应抽出，不可注入。

3. 操作完毕，迅速拔针，是否用无菌纱布按压针眼，以防出血。

4. 能否严格按操作规程进行操作。

【操作要诀】

仪表举止要规范，核对讲解要耐心；

手桡动脉为首选，消毒皮肤要铺巾；

进针位置要准确，血液须是鲜红色；

退芯进管免脱出，整理用物要记录。

【实训作业】

1. 模拟练习动脉穿刺置管术。

2. 熟记：用两指上下固定选定动脉，两指之间间隔 0.5 ～ 1cm 以备进针；穿刺针与皮肤呈 15°～ 30°；操作完毕，用无菌纱布按压针眼 5 ～ 10 分钟，以防出血。

急救护理技术教学大纲

（54课时）

一、课程性质和课程任务

急救护理技术是中等卫生职业教育护理、助产专业的一门专业方向课程。本课程主要内容包括院前急救、基本救护技术、医院急诊科、重症监护、心脏骤停与心肺脑复苏、中毒的紧急救护、常见意外伤害紧急救护、灾害紧急救护、常用急救技术及护理。课程主要任务是通过案例教学的方式，使学生对急救护理的基本理论、基本知识、基本技能的理解更加直观、更加具体，以便于加深记忆，在各种急救情境中对急危重患者进行快速护理评估，并能正确有效地运用急救护理技术配合医生完成急救工作任务，为今后从事或参与急救护理工作奠定基础。先修课程包括解剖学基础、生理学基础、药理学基础、内科护理、外科护理等，开设在中职护理、助产专业第四学期，后续是临床教学实习。

二、课程教学目标

（一）职业素养目标

1. 具有良好的急诊护士职业素质、行为习惯和职业道德修养。

2. 具有良好的护患沟通能力和团队合作精神。

3. 具有健康的心理和认真负责的职业态度，能予服务对象以人文关怀。

（二）专业知识和技能

1. 掌握我国急诊医疗服务体系的概念、组成、管理和任务。

2. 掌握院前急救的原则及基本程序。

3. 掌握医院急诊科（室）工作任务、护理工作流程。

4. 掌握意外伤害、各种急性中毒的急救原则及救护措施。

5. 熟悉院前急救的概念、任务、管理。

6. 熟悉医院急诊科（室）设置、工作特点及管理。

7. 熟悉灾难现场的医护救援。

8. 了解急救护理学的范畴和发展史。

9. 了解重症监护病房及患者的各系统功能监测。

10. 熟练掌握心肺复苏术、非同步电除颤术，并能在不同急救情境中正确实施。

11. 熟练掌握基本救护技术并能正确实施。

12. 熟练掌握气管内插管术、气管切开术操作中护理配合与术后护理。

13.学会各项基本监护技术。

三、教学内容和要求

教学内容	教学要求			教学活动参考	教学内容	教学要求			教学活动参考
	了解	熟悉	掌握			了解	熟悉	掌握	
一、绪论				理论讲授 多媒体	1. 适应证			√	
(一)概述					2. 物品准备			√	
1. 急救护理学的起源 与发展	√				3. 包扎方法			√	情景练习 真人操作
2. 急救护理工作范畴	√				4. 注意事项			√	
3. 急救护理人员的素 质要求	√				(四)固定				
(二)急救医疗服务体 系					1. 适应证			√	
1. 急救医疗服务体系 的组成		√			2. 物品准备			√	
2. 急救医疗服务体系 的管理	√				3. 固定方法			√	
实训一　"120"急救 中心(站)见习				实地参观	4. 注意事项			√	
二、院前急救					(五)搬运				
(一)概述					1. 徒手搬运法			√	
1. 院前急救的概念和 性质	√				2. 担架搬运法			√	
2. 院前急救的功能和 特点		√		理论讲授 多媒体	3. 特殊患者的搬运方法			√	
3. 院前急救的任务和 原则			√		4. 注意事项			√	
(二)院前急救的基本 要素和工作模式					实训二　现场救护技术				
1. 院前急救的基本要素	√				实训三　创伤救护技术				
2. 院前急救的工作模式	√				四、医院急诊科(室)				理论讲授 多媒体
3. 院前急救的质量评价		√			(一)急诊科(室)设置 与任务				
4. 院前急救的基本程序		√			1. 急诊科(室)设置	√			
三、基本救护技术					2. 急诊科(室)任务			√	
(一)现场基本救护					(二)急诊科(室)护理 工作				
1. 现场评估与紧急呼救			√		1. 急诊科(室)护理工 作特点		√		
2. 现场救护措施			√		2. 急诊科(室)护理工 作要求		√		
(二)止血				理论讲授 多媒体	3. 急诊科(室)护理工 作程序			√	
1. 适应证			√		(三)急诊科(室)管理				
2. 物品准备			√		1. 急诊科(室)人员管 理	√			
3. 止血方法			√		2. 急诊科(室)主要管 理制度	√			
4. 注意事项			√		3. 急诊科(室)设备管理	√			
(三)包扎					实训四　医院急诊科 见习				实地参观

续表

教学内容	教学要求			教学活动参考	教学内容	教学要求			教学活动参考
	了解	熟悉	掌握			了解	熟悉	掌握	
五、心脏骤停与心肺脑复苏				理论讲授	5. 肾功能监测	√			
(一)心脏骤停				多媒体	(四)常用重症监护技术				
1. 心脏骤停的原因		√			1. 心电监护技术			√	
2. 心脏骤停的类型及心电图特征			√	情景教学	2. 中心静脉压监测技术			√	
3. 心脏骤停的临床表现及诊断			√		3. 颅内压监测技术		√		
(二)心肺脑复苏					4. 呼吸机的使用			√	
1. 急救生存链					实训七　心电监护技术				实践数学
(1)院外急救生存链	√				实训八　中心静脉压监测技术				情景练习
(2)院内急救生存链		√			七、中毒的紧急救护				理论讲授
2. 心肺脑复苏					(一)概述				多媒体
(1)基础生命支持			√		1. 中毒的发病机制	√			案例分析
(2)高级心血管生命支持		√			2. 急性中毒的救治原则			√	
(3)延续生命支持		√			3. 急性中毒的救护措施			√	
(三)复苏后的监测与护理	√				(二)常见急性中毒的救护				情景教学
实训五　心肺复苏术				实践操作	1. 有机磷类杀虫药中毒的救护			√	
实训六　体外非同步电击除颤技术				情景练习	2. 急性一氧化碳中毒的救护			√	
六、重症监护				理论讲授	3. 镇静催眠药中毒的救护		√		
(一)重症监护病房(ICU)的组织与管理				多媒体	4. 急性酒精中毒的救护		√		技能操作
1. ICU的组建	√				5. 其他	√			情景模拟
2. ICU的管理	√			案例教学	实训九　急性中毒的紧急救护				
3. ICU收治对象及程序	√				八、常见意外伤害紧急救护				多媒体
4. 监护内容	√				(一)气管异物梗阻紧急救护			√	案例分析
(二)监护系统					(二)中暑紧急救护		√		模型人演示
1. 基本原理	√				(三)淹溺的紧急救护			√	单项急救技能
2. 监护系统类型		√			(四)触电患者紧急救护		√		模拟训练
3. 监护系统功能		√			实训十　气管异物梗阻紧急救护技术				实践操作
(三)各系统功能检测					实训十一　淹溺紧急救护技术				情景模拟
1. 体温监测	√				九、灾害紧急救护				
2. 呼吸系统功能监测	√				(一)概述				
3. 循环系统功能监测	√				1. 概念		√		
4. 中枢神经系统功能监测	√								

续表

教学内容	教学要求			教学活动参考	教学内容	教学要求			教学活动参考
	了解	熟悉	掌握			了解	熟悉	掌握	
2. 灾害产生原因		√			2. 禁忌证		√		
3. 灾害防治原则			√		3. 使用及护理		√		
4. 灾害现场紧急救护技能			√		(四)环甲膜穿刺术				
(二)自然灾害的紧急救护				项目教学	1. 适应证	√			
1. 自然灾害的特点	√			病案教学	2. 禁忌证	√			
2. 自然灾害紧急救护原则			√	计算机综合院前	3. 使用及护理	√			
3. 救援人员的安全防护			√	救护模拟训练	(五)气管内插管术				
4. 各类灾害的紧急救护		√			1. 适应证			√	
(三)突发公共事件的紧急救护				急救中心实习	2. 禁忌证			√	
1. 突发公共事件的特点	√				3. 使用及护理			√	
2. 突发公共事件的紧急救护原则			√		(六)气管切开术				综合技能训练
3. 突发公共事件的安全防护			√		1. 适应证		√		实践操作
4. 各种突发公共事件的紧急救护		√			2. 禁忌证		√		情景模拟
(四)灾难心理救援					3. 使用及护理			√	
1. 群体性灾难心理应急反应		√			(七)静脉穿刺置管术				
2. 心理救援系统的建立与运作		√			1. 适应证		√		
3. 灾民社区心理救援服务		√			2. 禁忌证		√		
4. 非专业人员的心理救援意识与技能		√			3. 使用及护理			√	
十、常用急救技术及护理				情境教学	(八)动脉穿刺置管术				
(一)球囊、面罩通气术				理论讲授	1. 适应证	√			
1. 适应证		√		示范教学	2. 禁忌证	√			
2. 禁忌证			√		3. 使用及护理	√			
3. 使用及护理			√		实训十二 球囊、面罩通气术				
(二)口咽通气管置入术				单项护理技能	实训十三 口咽通气管置入术				
1. 适应证		√		实践计算机综合	实训十四 鼻咽通气管置入术				
2. 禁忌证		√		技能模拟训练	实训十五 环甲膜穿刺术				
3. 使用及护理		√			实训十六 气管内插管术				
(三)鼻咽通气管置入术					实训十七 气管切开术				
1. 适应证		√			实训十八 静脉穿刺置管术				
					实训十九 动脉穿刺置管术				

四、学时分配建议（54学时）

教学内容	学时数		
	理论	实践	小计
一、绪论	1	2	3
二、院前急救	1	0	1
三、基本救护技术	4	6	10
四、医院急诊科（室）	2	2	4
五、心脏骤停与心肺脑复苏	2	4	6
六、重症监护	4	4	8
七、中毒的紧急救护	2	2	4
八、常见意外伤害紧急救护	2	2	4
九、灾害紧急救护	2	0	2
十、常用急救技术及护理	4	8	12
合计	24	30	54

五、教学大纲说明

（一）教学安排

本教学大纲可供护理、助产专业使用，第四学期开设，共54学时，其中理论教学24学时，实践教学30学时。

（二）教学要求

1. 本课程对理论教学部分要求有掌握、理解、了解三个层次。掌握是指对基本知识、基本理论具有深刻的认识，并能综合、灵活地应用所学知识分析、解决实际问题。理解是指能够领会概念、原理的基本含义，解释生活现象。了解是指能够简单理解、记忆所学知识的要点。

2. 本课程突出以岗位胜任力为导向、培养能力为本位的教学理念，在实践技能方面分为熟练掌握和学会两个层次。熟练掌握是指能够独立、娴熟、正确、规范地解决急救护理问题，完成急救护理技术技能操作。学会是指能够在教师指导下初步实施急救护理技术技能操作。

（三）教学建议

1. 在教学过程中要积极采用现代化教学手段、模型、模拟患者、数字化资源等，加强直观教学，充分发挥教师的主导作用和学生的主体作用。注重理论联系实际，并组织学生开展必要的临床案例分析讨论，以培养学生的分析问题和解决问题的能力，使学生加深对教学内容的理解和掌握。

2. 实践教学要充分利用教学资源，结合挂图、模型、模拟患者、多媒体等，采用理论讲授、多媒体演示、情景教学、案例分析讨论等教学形式，充分调动学生学习的积极性和主观能动性，强化学生的动手能力和专业实践技能操作。

3.教学评价应通过课堂提问、布置作业、单元目标测试、案例分析讨论、情景实践考核、期末考试等多种形式，对学生进行学习能力、实践能力和应用新知识能力的综合考核，体现多元化，不仅关注学生对知识的理解和技能的掌握，更要关注知识在急救护理现实中的运用，重视急救护理职业素质形成。

自测题参考答案

第1章

1.E 2.D 3.E 4.E 5.B

第2章

1.B 2.A 3.A 4.B 5.A 6.E 7.E

第3章

1..E 2.B 3.C 4.C 5.A 6.B 7.B 8.D 9.B 10.C 11.E 12.B 13.D 14.D

第4章

1.E 2.D 3.E 4.E 5.C 6.D 7.A 8.B 9.B

第5章

1.B 2.A 3.B 4.A 5.B 6.B 7.B 8.A 9.B 10.C 11.B 12.D 13.B 14.A
15.D 16.C

第6章

1.A 2.A 3.B 4.D 5.D 6.E 7.A 8.C 9.B 10.B

第7章

1.C 2.D 3.E 4.B 5.A 6.A 7.D 8.D 9.A

第8章

1.A 2.E 3.B 4.E 5.B 6.E 7.C 8.E 9.D 10.D 11.C 12.E 13.A .14.D

第9章

1.C 2.B 3.E 4.B 5.D 6.E 7.E 8.A 9.E 10.A 11.D 12.B 13.A 14.E
15.C 16.D 17.E 18.E 19.E 20.B

第10章

1.B 2.D 3.D 4.C 5.D 6.A 7.A 8.C 9.D 10.B 11.C 12.B 13.A 14.B

参 考 文 献

葛均波，徐永健.2014.内科学.北京：人民卫生出版社

龚富山.2015.急救护理与重症监护技术.郑州：河南科技出版社

关青，江智霞.2015.急危重症护理学.北京：人民卫生出版社

胡颖辉.2014.急救护理学.北京：科学出版社

贾丽萍.2012.急救护理技术.西安：第四军医大学出版社

李相中，蒋淑昆.2013.急危重症护理学.北京：军事医学科学出版社

罗先武，王冉.2016.护士执业资格考试随身记.北京：人民卫生出版社

沈洪，刘中民.2013.急诊与灾难医学.北京：人民卫生出版社

王惠珍.2015.急危重症护理学.北京：人民卫生出版社

王丽华.2014.急危重症护理技能实训.北京：科学出版社

王为民，来和平.2015.急救护理技术.北京：人民卫生出版社

王卫，王辉.2013.急救护理.北京：高等教育出版社

五显和.2012.急危重症护理技术.西安：第四军医大学出版社

张凤梅，王海平.2014.急救护理技术.北京：科学出版社

周秀华.2010.急危重症护理学.北京：人民卫生出版社